Receituário de Bolso
Emergências Médicas

Nota: O conhecimento médico está em constante evolução. À medida que a pesquisa e a experiência clínica ampliam o nosso saber, pode ser necessário alterar os métodos de tratamento e medicação. Os autores e editores deste material consultaram fontes tidas como confiáveis a fim de fornecer informações completas e de acordo com os padrões aceitos no momento da publicação. No entanto, em vista da possibilidade de erro humano por parte dos autores, dos editores ou da casa editorial que traz à luz este trabalho, ou ainda de alterações no conhecimento médico, nem os autores, nem os editores, nem a casa editorial nem qualquer outra parte que se tenha envolvido na elaboração deste material garantem que as informações aqui contidas sejam totalmente precisas ou completas, tampouco se responsabilizam por quaisquer erros ou omissões ou pelos resultados obtidos em consequência do uso de tal informação. É aconselhável que os leitores confirmem em outras fontes as informações aqui contidas. Sugere-se, por exemplo, que verifiquem a bula de cada medicamento que pretendam administrar, a fim de certificar-se de que as informações contidas nesta publicação são precisas e de que não houve mudanças na dose recomendada ou nas contraindicações. Essa recomendação é especialmente importante no caso de medicamentos novos ou pouco utilizados. Alguns dos nomes de produtos, patentes e *design* a que nos referimos neste livro são, na verdade, marcas registradas ou nomes protegidos pela legislação referente à propriedade intelectual, ainda que nem sempre o texto faça menção específica a esse fato. Portanto, a ocorrência de um nome sem a designação de sua propriedade não deve ser interpretada como uma indicação, por parte da editora, de que ele se encontra em domínio público.

Todos os direitos reservados. Nenhuma parte desta publicação poderá ser reproduzida ou transmitida por nenhum meio, impresso, eletrônico ou mecânico, incluindo fotocópia, gravação ou qualquer outro tipo de sistema de armazenamento e transmissão de informação, sem prévia autorização por escrito.

Receituário de Bolso
Emergências Médicas

Anthony FT Brown MB ChB FRCP FRCSEd FACEM FCEM
Professor of Emergency Medicine, Discipline of Anaesthesiology and Critical Care, School of Medicine, University of Queensland, Brisbane, Australia
Senior Staff Specialist, Department of Emergency Medicine, Royal Brisbane and Women's Hospital, Brisbane, Australia

Timothy RJ Nicholson MBBS BSc MSc PhD MRCP MRCPsych
Academic Clinical Lecturer, Section of Cognitive Neuropsychiatry, Institute of Psychiatry, London, UK

Donald RJ Singer BMedBiol MD FRCP
Professor of Clinical Pharmacology and Therapeutics, Clinical Sciences Research, Warwick Medical School, University of Warwick and University Hospitals Coventry and Warwickshire, Coventry, UK

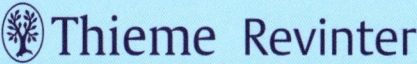

Dados Internacionais de Catalogação-na-Publicação (CIP)

B877r

Brown, Anthony FT
Receituário de bolso: emergências médicas / Anthony FT Brown; Timothy RJ Nicholson e Donald RJ Singer; tradução de Nelson Gomes de Oliveira. – 1. Ed. – Rio de Janeiro – RJ: Thieme Revinter Publicações Ltda, 2017.

352 p.: il; 11 x 15 cm.

Título original: *Pocket prescriber: emergency medicine*
Inclui Índice Remissivo.
ISBN 978-85-67661-29-2

1. Medicina de emergência. I. Nicholson, Timothy RJ. II. Singer, Donald RJ. III. Título.

CDD: 616.025
CDU: 616-083.98

Tradução:
NELSON GOMES DE OLIVEIRA
Médico, Tradutor Especializado na Área da Saúde, RJ

Revisão Técnica:
JOÃO CLAUDIO EMMERICH
Médico Especialista em Medicina Intensiva pela AMIB
Clínico Assistente do Serviço de Neurocirurgia do Hospital dos Servidores do Estado, MS-SUS – Rio de Janeiro, RJ

Título original:
Pocket Prescriber – Emergency Medicine
CRC Press
Taylor & Francis Group
Copyright © 2014 by Anthony Brown, Timothy Nicholson and Donald Singer
ISBN-13: 978-1-4441-7664-3
CRC Press is an imprint of the Taylor & Francis Group, an Informa business

© 2017 Thieme Revinter Publicações Ltda.
Rua do Matoso, 170, 20270-135, Rio de Janeiro – RJ, Brasil
http://www.ThiemeRevinter.com.br

Thieme Medical Publishers, Inc., 333 Seventh Avenue,
New York, NY 10001, USA
http://www.thieme.com

Impresso no Brasil por Blue Print Gráfica e Editora Ltda.
5 4 3 2 1
ISBN 978-85-67661-29-2

DEDICATÓRIA

A Mamãe e Papai pela sua inspiração e entusiasmo pela vida, e à minha irmã Alison por me dar tanto apoio e carinho.

Tony Brown

SUMÁRIO

Colaboradores	ix
Introdução	xi
Prefácio	xiii
Agradecimentos	xiv
Como usar este livro	xv
Lista de abreviações	xvii
Como receitar com segurança no ED	xxvii
Drogas comuns/úteis	**1**
Seleção de drogas	**171**
Analgesia no ED	172
Antieméticos no ED	173
Anestesia local	175
Sedação e analgesia para procedimentos	176
Indução em sequência rápida	177
Diretriz de infusão de drogas	179
Como prescrever	**189**
Líquidos intravenosos	190
Insulina	198
Anticoagulantes	202
Esteroides	210
Sedação no ED	212
Drogas controladas	213
Emergências clínicas	**215**
Ressuscitação cardiopulmonar e cerebral (CPR)	217
Anafilaxia	217
Síndrome coronariana aguda (ACS)	218
LVF aguda	225
Hipertensão e hipertensão acelerada	225
Fibrilação atrial	230
Asma aguda grave	232
Pneumonia	234
Exacerbação de COPD	236
Embolia pulmonar	237

Hemorragia digestiva alta aguda	238
Hipoglicemia	240
Cetoacidose diabética (DKA)	241
HHS (estado hiperglicêmico hiperosmolar)	243
Crise addisoniana	245
Crise/coma mixedematoso	245
Crise tireotóxica/tempestade tireóidea	246
Meningite	247
Convulsões	248
TIA e AVE	249
Sepse grave e choque séptico	252
Neutropenia febril	253
Infecções do trato urinário	253
Infecções GI	254
Pneumonia tuberculosa (TB)	254
Malária	255
Distúrbios eletrolíticos	256
Abstinência de álcool	258
Intoxicações exógenas	261
Emergências cirúrgicas	**271**
Abdome agudo	272
Infecções ortopédicas	272
Infecções ENT	273
Infecções oculares	274
Informação de referência	**277**
Escala de coma de Glasgow	278
Exame de estado mental	279
Nomograma ácido-base	280
Fórmulas úteis	281
Valores de referência laboratoriais comuns	283
Índice Remissivo	287
Algoritmos	313

COLABORADORES

Adam MC Archibald BSc(Hons) MBChB
FY2 Simpson Centre for Reproductive Health, Royal Infirmary of Edinburgh

Peter J Barnes DM DSc FRCP FMedSci FRS
Professor and Consultant in Respiratory Medicine, National Heart and Lung Institute, Imperial College London

Alison Bedlow BSc MBBS FRCP
Consultant Dermatologist, South Warwickshire NHS Foundation Trust

Aodhan Breathnach MD FRCPath
Consultant Medical Microbiologist, Department of Medical Microbiology St George's Hospital, London

Emma C Derrett-Smith BSc MBBS MRCP
Clinical Research Fellow, Centre for Rheumatology and Connective Tissue Diseases, UCL Medical School, London

Timothy WR Doulton BSc MBBS MRCP MD
Consultant Nephrologist, Kent Kidney Care Centre, East Kent Hospitals University NHS Foundation Trust

Thomas M Galliford MBBS BSc(Hons) MRCP
SpR Department of Diabetes and Endocrinology, Imperial College NHS Healthcare Trust, London

Beth D Harrison MA BM BCh DM FRCP FRCPath
Consultant Haematologist, University Hospital Coventry and Warwickshire NHS Trust

Steven Harsum MBBS BSc PhD FRCOphth
Consultant Ophthalmologist, Sutton Eye Unit, Epsom and St Helier NHS Trust

Robin DC Kumar MBBS BSc FRCA
Clinical Fellow in Neuroanaesthesia, National Hospital for Neurology and Neurosurgery, Queen Square, London

Simon J Little BA(Cantab) MBBS MRCP
SpR St Georges Hospital, London; and Wellcome Trust Research Fellow, Functional Neurosurgery and Experimental Neurology, Oxford University

Ramsay Singer MA(Oxon) MBBS MRCP
Registrar in General Medicine and Paediatrics, Kivunge Hospital, Zanzibar

Allison C Morton BMedSci MBChB MRCP PhD
Consultant Cardiologist, Sheffield Teaching Hospitals NHS Foundation Trust; and Clinical Research Manager, NIHR Cardiovascular Biomedical Research Unit, Northern General Hospital, Sheffield

Victor Pace FRCP
Consultant in Palliative Medicine, St Christopher's Hospice, Sydenham, London

Stephen D Quinn MB BS BSc MRCOG
Clinical Research Fellow, Imperial College London; and Honorary Specialist Registrar, Imperial College Healthcare NHS Trust, London

Ricardo Sainz-Fuertes LMS MSc MRCPsych
MRC Clinical Research Training Fellow, Institute of Psychiatry, King's College London and Honorary Specialist Registrar in Psychiatry, South London and Maudsley NHS Foundation Trust

Biba Stanton BMedSci MBBS MRCP PhD
Specialist Registrar, National Hospital for Neurology and Neurosurgery, Queen Square, London

Rudolf Uher MD PhD MRCPsych
Clinical Lecturer, Social, Genetic and Developmental Psychiatry Centre, Institute of Psychiatry, King's College London

Esther Unitt BMedSci MBBS MRCP DM
Consultant Gastroenterologist and Hepatologist at the University Hospital, Coventry and Warwickshire Hospitals NHS Trust

W Stephen Waring PhD FRCP(Edin)
Consultant in Acute Medicine and Toxicology, Acute Medical Unit, York Teaching Hospital NHS Foundation Trust

INTRODUÇÃO

Clínicos atarefados em todas as especialidades precisam, em uma época na qual todos são dominados por dados instantâneos ao toque de um botão, ser capazes de acessar informação didática direta que seja confiável, constante e útil à beira do leito. Às vezes, um pequeno livro *vade mecum* em estilo de bolso preenche a tarefa com perfeição e pode ser mais fácil e mais rápido de usar do que um equivalente digital.

Defensavelmente, a parte mais importante da prática clínica que exige este tipo de livro é a farmacologia clínica e a prescrição de drogas. Erros de drogas continuam a ser uma barreira importante ao exercício da assistência à saúde com segurança. Tentativas sistemáticas de reduzir morbidade e mortalidade desnecessárias dos pacientes estão em andamento; qualquer auxílio prático e simples que possa ajudar é bem-vindo.

Este livro cumpre a sua missão admiravelmente. Ele é o primeiro de uma nova sequência de livros com o título genérico *Receituário de Bolso*, mas cada um visa a uma audiência específica, neste caso a medicina de emergência. A seção principal sobre 500 **drogas comuns/úteis** permanece idêntica em cada volume, com outras seções adaptadas às necessidades dos grupos-alvo.

A estrutura deste novo livro é fácil de acompanhar e é lógica; toda informação relevante sobre uma droga específica pode ser facilmente absorvida e digerida, tornando mais suave e consistente a sua tradução em prescrição mais segura. Este volume inclui conteúdo importante sobre as drogas, líquidos e algoritmos usados no departamento de emergência, seções vastamente expandidas sobre emergências clínicas e cirúrgicas, bem como uma riqueza de informação prática em torno do uso e administração de medicações.

Este excelente livro se comprovará um valioso guia de prescrição para toda a equipe clínica que trabalha na linha de frente em um departamento de emergência, sendo eles membros permanentes da equipe ou em treinamento.

Geoff Hughes

Associate Professor MBBS FRCP FCEM FACEM DRCOG
Editor-in-Chief, *Emergency Medicine Journal,* BMJ Group UK
Executive Director, Critical Care Services
Central Adelaide Local Health Network,
South Australia

PREFÁCIO

Esta edição de especialidade da série imensamente popular *Receituário de Bolso* retém o mesmo formato distinto com a seção **Drogas Comuns/Úteis** essencialmente inalterada e o conteúdo das outras seções atualizado e reformatado para se encaixar melhor na prática do departamento de emergência.

Novo conteúdo foi acrescentado, incluindo CPR, anafilaxia, sedação para procedimentos, anestesia local e indução em sequência rápida, bem como seções vastamente expandidas de emergências clínicas e cirúrgicas. Finalmente, todo o conteúdo foi atualizado para incluir as mais recentes diretrizes baseadas em evidência, a fim de trazer a você a essência da prescrição em medicina de emergência dentro de uma fonte compacta.

Tony Brown

AGRADECIMENTOS

Agradecimentos em particular a Caroline Makepeace, chefe da *Postgraduate and Professional Publishing, Health Sciences*, e a Stephen Clausard, editor do projeto sênior de *Hodder Education*, pela sua eficiência, entusiasmo e conselhos – ambos são um encanto para se trabalhar.

Também a Tim e Donald por tão generosamente dividirem a sua propriedade intelectual e expandirem o seu conceito para novas áreas de especialidades – outra vez um puro prazer de se trabalhar.

A informação neste livro foi coligida de muitas fontes, incluindo os folhetos de informação dos fabricantes ("SPCs" – folhetos do Sumário de Características dos Produtos), o *British National Formulary* (BNF), as diretrizes nacionais e internacionais, bem como numerosos livros, revistas e trabalhos de farmacologia e medicina geral. Quando a informação não é coerente entre estas fontes, aquela dos SPCs foi, em geral, tomada como definitiva.

Tony Brown

COMO USAR ESTE LIVRO

DISPOSIÇÃO PADRÃO DAS DROGAS
DROGA/MARCA REGISTRADA

Classe/ação: Mais informação é dada sobre as formas genéricas, especialmente a(s) droga(s) original(is) e mais comumente usada(s) de cada classe.

Uso: uso^x (correlacionando com a dose conforme abaixo).

CI: contraindicações; **H** (insuficiência hepática), **R** (insuficiência renal), **C** (insuficiência cardíaca), **G** (gravidez), **L** (lactação, amamentação). *Alergia à droga ativa ou a quaisquer excipientes (outras substâncias na preparação) é pressuposta demasiado óbvia para mencionar.*

Precaução: H (insuficiência hepática), **R** (insuficiência renal), **C** (insuficiência cardíaca), **G** (gravidez), **L** (lactação, amamentação), **I** (pacientes idosos). Se uma contraindicação for dada para uma droga, pressupomos que é óbvio demais mencionar que uma precaução está também inerentemente implícita.

SE: efeitos colaterais; arrolados na ordem de frequência encontrada. Efeitos colaterais comuns/importantes encontram-se em **negrito**.

Advertência: informação a dar aos pacientes antes de começar a droga.

Monitorar: parâmetros que necessitam ser monitorados durante o tratamento.

Interações: incluídas apenas se muito comuns ou potencialmente sérias; ↑/↓ **P450** (induz/inibe metabolismo pelo citocromo P450), **W+** (aumenta o efeito da warfarina), **W–** (diminui o efeito da warfarina).

Dose: dose^x (para Uso^x como anteriormente). *NB: doses são para adultos unicamente.*

Pontos importantes realçados no fim do verbete da droga.

Uso/dose^{NICE}: Existem diretrizes do *National Institute of Health and Clinical Excellence* a respeito da droga (fundamentos frequentemente no BNF – ver www.nice.org.uk para detalhes completos).

Dose$^{BNF/SPC}$: esquema posológico complicado; favor consultar BNF e/ou SPC (folheto do Summary of Product Characteristics; a bula de informação do fabricante – inclusa na embalagem da droga – também pode ser vista ou *downloaded* de www.emc.medicines.org.uk).

Asteriscos (*) e **adagas** (†) denotam ligações entre informação dentro do texto local.

> **Apenas seções relevantes são incluídas** com cada droga. **Marcas registradas** (em fonte EXTERNA) são dadas apenas se a droga for encontrada regularmente nas listas de drogas ou se a droga não patenteada (nome genérico, não comercial) ainda não existir.

CHAVE

- ☠ Perigos potenciais realçados com crânio e ossos cruzados.
- ▼ Droga nova ou nova indicação sob intensa vigilância pelo *Committee on Safety of Medicines* (CSM): *importante comunicar todas as reações suspeitas à droga via esquema do Yellow Card* (este livro está preciso ao ir para impressão: conforme a lista de junho de 2013 do CSM).
- ☺ *Bom para:* razões para dar uma certa droga quando há escolha.
- ☹ *Ruim para:* razões para não dar uma certa droga quando há escolha.
- ⇒ Causas/vai para
- ∴ Portanto
- Δ Alteração/perturbação/distúrbio
- ψ Psiquiátrico
- ↑ Aumento/alto
- ↓ Diminuição/baixo

| ↑/↓ etrólitos referem-se a níveis séricos, a não ser que dito de outra maneira.

DOSES

1 v/d	uma vez ao dia	noite	à noite
2 v/d	duas vezes ao dia	manhã	pela manhã
3 v/d	três vezes ao dia	SOS	conforme necessário
4 v/d	quatro vezes ao dia	imed	imediatamente

VIAS

im	intramuscular	vo	oral
inal	inalação	vr	retal
iv	intravenosa	sc	subcutânea
ivi	infusão intravenosa	top	tópica
neb	via nebulizador	sl	sublingual

As vias são presumidamente vo, a não ser que declarado de outra forma.

LISTA DE ABREVIAÇÕES

5-ASA	ácido 5-aminossalicílico
5HT	5-hidroxitriptamina (= serotonina)
AAA	aneurisma aórtico abdominal
AAC	colite associada com antibiótico
Ab	anticorpo
ABPM	monitorização ambulatorial da pressão arterial
ACC	*American College of Cardiology*
ACCP	*American College of Chest Physicians*
ACE-i	inibidor da ACE
ACh	acetilcolina
ACS	síndrome coronariana aguda
ADP	adenosina difosfato
AF	fibrilação atrial
Ag	antígeno
AHA	*American Heart Association*
AKI	lesão renal aguda
ALL	leucemia linfoblástica aguda
ALP	fosfatase alcalina
ALS	suporte avançado da vida (algoritmo do *European Resuscitation Council*)
ALT	alanina(-amino) transferase
AMI	infarto agudo do miocárdio
AMTS	escore de teste mental abreviado (o mesmo que MTS)
ANA	antígenos antinucleares
APTT	tempo de tromboplastina parcial ativada
ARB(s)	bloqueador(es) dos receptores à angiotensina
ARDS	síndrome de angústia respiratória adulta
ASAP	tão logo seja possível (*as soon as possible*)
assoc	associado(a)
AST	aspartato transaminase
AV	arteriovenoso(a)
AVE	acidente vascular encefálico

LISTA DE ABREVIAÇÕES

AVM	malformação arteriovenosa
AVN	nó atrioventricular
AZT	zidovudina
BBB	bloqueio de ramo
BCSH	*British Committee for Standards in Haematology*
BCT	taquicardia de complexos largos
BF	fluxo sanguíneo
BG	glicose sanguínea sérica em mmol/l; *ver também* CBG
BHS	*British Hypertension Society*
BIH	hipertensão intracraniana benigna
BIPAP	pressão positiva de dois níveis/bifásica na via aérea
BLS	suporte básico da vida (algoritmo do *European Resuscitation Council*)
BM	medula óssea (NB: BM é muitas vezes usado para significar glicose de picada no dedo, causando confusão; CBG – glicose no sangue capilar – é usado em seu lugar neste livro)
BMI	índice de massa corpórea
BNF	*British National Formulary*
BP	Pressão arterial
BPH	hipertrofia prostática benigna
BTS	*British Thoracic Society*
Bx	biópsia
C	constipação
Ca	câncer (NB: notar que cálcio é escrito Ca^{2+})
Ca^{2+}	cálcio
CAH	hiperplasia suprarrenal congênita
cAMP	adenosina monofosfato cíclico
CAP	pneumonia adquirida na comunidade
CBF	fluxo sanguíneo cerebral
CBG	glicose no sangue capilar em mmol/l em teste de picada no dedo. (NB: BM é muitas vezes usado para denotar isto, mas causa confusão e é menos preciso, assim não será usado neste livro)
CCF	insuficiência cardíaca congestiva

cf	comparado com
CI	contraindicado
CK	creatina cinase
CKD	doença renal crônica
CLL	leucemia linfocítica crônica
CML	leucemia mielógena crônica
CMV	citomegalovírus
CNS	sistema nervoso central
CO	débito cardíaco
CO_2	dióxido de carbono
COPD	doença pulmonar obstrutiva crônica
COX	ciclo-oxigenase
CPR	ressuscitação cardiopulmonar
CRF	insuficiência renal crônica
CRP	proteína C-reativa
CSF	líquido cerebroespinhal
CSM	*Committee on Safety of Medicines*
CVA	acidente vascular cerebral
CVP	pressão venosa central
CXR	radiografia de tórax
CYP	citocromo P450
D	diarreia
D&V	diarreia e vômito
DA	dopamina
DCT	túbulo convoluto distal
dfx	defeitos
DI	diabetes *insipidus*
DIC	coagulação intravascular disseminada
DKA	cetoacidose diabética
DM	diabetes *mellitus*
DMARD	droga antiartrite reumatoide modificadora da doença
DWI	imagem ponderada para difusão (IRM especialista principalmente usada em acidente vascular cerebral/TIA)
Dx	diagnóstico

LISTA DE ABREVIAÇÕES

EØ	eosinófilos
e'lito	eletrólito
EBV	vírus de Epstein-Barr
ECG	eletrocardiograma
ECT	eletroconvulsoterapia
ED	departamento de emergência
EF	fração de ejeção
ENT	ouvido, nariz e garganta
EPSE	efeitos colaterais extrapiramidais
ESC	*European Society of Cardiology*
esp	especialmente
ESR	velocidade de hemossedimentação
EST	teste de esforço de exercício
ETT	tubo endotraqueal
exac	exacerba
excs	excesso
FBC	hemograma completo
Fe	ferro
FFP	plasma fresco congelado
FHx	história familial
FiO_2	concentração de O_2 inspirada
fx	efeito(s)
G6PD	glicose-6-fosfato desidrogenase
GABA	ácido gama-aminobutírico
GCS	Escala de Coma de Glasgow
GFR	taxa de filtração glomerular
GI	gastrointestinal
GIFTASUP	*Guidelines on Intravenous Fluid Therapy for Adult Surgical Patients*
GIK	infusão de glicose, insulina e K^+
GMC	*General Medical Council* (UK)
GSVM	gasometria venosa
GTN	trinitrato de glicerila
GU	geniturinário

h	hora(s)
Hb	hemoglobina
HB	bloqueio cardíaco
HBPM	monitoramento domiciliar da pressão arterial
HCM	miocardiopatia hipertrófica (antes conhecida como HOCM)
Hct	hematócrito
HDL	lipoproteína de alta densidade
HF	insuficiência cardíaca
HHS	estado hiperglicêmico hiperosmolar (antes conhecido como HONK)
Hib	*H. influenzae* tipo b
HIV	vírus de imunodeficiência humana
HLA	antígeno leucocitário humano
HMG-CoA	3-hidroxi-3-metilglutaril-coenzima A
HONK	estado não cetótico hiperosmolar (ver HHS anteriormente)
HR	frequência cardíaca
HSV	vírus herpes simplex
HTN	hipertensão
HUS	síndrome hemolítico-urêmica
Hx	história
IBD	doença intestinal inflamatória
IBS	síndrome de intestino irritável
IBW	peso corporal ideal
ICH	hemorragia intracraniana
ICP	pressão intracraniana
IHD	cardiopatia (doença cardíaca) isquêmica
IL-2	interleucina-2
im	intramuscular
inal	inalação
inc	incluindo, inclusive
INR	razão normalizada internacional (razão de protrombina)
IOP	pressão intraocular
IRM	imagem de ressonância magnética
ITU	unidade de terapia intensiva

iv	intravenoso(a)
ivi	infusão intravenosa
Ix	investigação
K^+	potássio (níveis séricos, exceto se dito de outra forma)
LØ	linfócitos
LA	de ação longa
LBBB	bloqueio de ramo esquerdo
LDL	lipoproteína de baixa densidade
LF	insuficiência hepática
LFTs	testes de função hepática
LMWH	heparina de baixo peso molecular
LP	punção lombar
LVF	insuficiência ventricular esquerda
MØ	macrófagos
MAOI	inibidor de monoamina oxidase
MAP	pressão arterial média
MCA	artéria cerebral média
metab	metabolizado(a)
MG	miastenia grave
Mg^{2+}	magnésio
MHRA	*Medicines and Healthcare Products Regulatory Authority (UK)*
MI	infarto do miocárdio
MMF	micofenolato mofetil
MMSE	Miniexame de Estado Mental (contado dentro de 30*)
MR	liberação modificada (preparação de droga)†; relaxante muscular
MRSA	*Staphylococcus aureus* resistente à meticilina
MS	esclerose múltipla
MSU	urina do meio da micção
MTS	Escore de Teste Mental (abreviado) (contado dentro de 10*)
MUST	ferramenta de triagem universal de desnutrição
Mx	tratamento
NØ	neutrófilos
N	náusea

N&V	náusea e vômito
NA	noradrenalina (norepinefrina)
Na$^+$	sódio (níveis séricos, exceto se dito de outra forma)
NB	*nota bene* (observe bem)
NBM	nada via oral
NCT	taquicardia de complexos estreitos
NDRI	inibidor da recaptação de noradrenalina e dopamina
neb	via nebulizador
NGT	tubo nasogástrico
NICE	Instituto Nacional de Excelência Clínica
NIHSS	*National* (US) *Institute of Health Stroke Scale* (escala de AVE dos US)
NIV	ventilação não invasiva
NMS	síndrome neuroléptica maligna
NPIS	*National Poisons Information Service* (Serviço Nacional de Informação de Venenos)
NSAID	droga anti-inflamatória não esteroide
NSTEMI	infarto do miocárdio sem elevação de ST
NYHA	*New York Heart Association*
OCD	transtorno obsessivo compulsivo
OCP	pílula contraceptiva oral
OD	*overdose*/superdose
OGD	esofagogastroduodenoscopia
P (Wt)	peso
PBC	cirrose biliar primária
PCI	intervenção coronariana percutânea (termo preferido a angioplastia coronariana transluminal percutânea (PTCA), que é um tipo de PCI
PCOS	síndrome de ovários policísticos
PCP	pneumonia por *Pneumocystis carinii*
PCR	reação de cadeia de polimerase
PCV	volume hematocrítico, hematócrito
PDA	canal arterial patente
PE	embolia pulmonar
PEA	atividade elétrica sem pulso

phaeo	feocromocitoma
PID	doença inflamatória pélvica
PML	leucoencefalopatia multifocal progressiva
PO_4	fosfato (níveis séricos, exceto se dito de outra forma)
PPI	inibidor de bomba de prótons
PSA	antígeno prostático específico
Pt	plaqueta(s)
PT	tempo de protrombina
PTH	hormônio paratireóideo
PTSD	transtorno de estresse pós-traumático
PU	úlcera péptica
PVC	pressão venosa central
PVD	doença vascular periférica
Px	profilaxia
QTc	intervalo QT (corrigido para a frequência)
RA	artrite reumatoide
RAD	desvio do eixo para a direita
RAS	estenose de artéria renal
RBBB	bloqueio de ramo direito
RF	insuficiência renal
RLS	síndrome de pernas inquietas
ROSIER	*Recognition Of Stroke In Emergency Room* – escala de reconhecimento de AVE/TIA na sala de emergência
RR	frequência respiratória
RSI	indução em sequência rápida
RSV	vírus sincicial respiratório
RTI	infecção do trato respiratório
RV	ventrículo direito
RVF	insuficiência ventricular direita
Rx	tratamento
s	segundo(s)
SAH	hemorragia subaracnóidea
SAN	nó sinoatrial
sc	subcutânea(o)

SE(s)	efeito(s) colateral(is)
sem	semana
SIADH	síndrome de hormônio antidiurético inapropriado, secreção inapropriada de ADH
SJS	síndrome de Stevens-Johnson
sl	sublingual
SLE	lúpus eritematoso sistêmico
SOA	edema de tornozelos
SOB	falta de ar
SOS (prn)	conforme necessário *(pro re nata)*
SPC	Sumário de Características do Produto (bula)
spp	espécies
SR	liberação lenta/sustentada (preparação de droga)
SSRI	inibidor seletivo da recaptação de serotonina
SSS	síndrome do seio doente
STEMI	infarto do miocárdio com elevação de ST
SVT	taquicardia supraventricular
$t_{1/2}$	meia-vida
T_3	tri-iodotireonina/liotireonina
T_4	tireoxina ($\uparrow$/$\downarrow T_4$ = hiper/hipotireóideo)
TBG	globulina ligadora de tireoide
TC	tomografia computadorizada
TCA	antidepressivo tricíclico
TE	tromboembolismo
TEDS	meias de prevenção de tromboembolismo
TEN	necrólise epidérmica tóxica
TFTs	testes de função tireóidea
TG	triglicerídeo
TIA	crise isquêmica transitória
TIBC	capacidade de ligação de ferro total
TIMI	escore de risco de UA/NSTEMI denominado a partir da experiência TIMI (trombólise em MI)
TNF	fator de necrose tumoral
top	tópico(a)

TPMT	tiopurina metiltransferase
TPR	resistência periférica total
TTA(s)	(drogas) para levar, *i. e.,* prescrições para pacientes internos, quando de alta/licença (também chamadas TTO)
TTO(s)	ver TTA
TTP	púrpura trombocitopênica trombótica
U&Es	ureia e eletrólitos
UA(P)	angina instável *(pectoris)*
UC	colite ulcerativa
USS	ultrassonografia
UTI	infecção do trato urinário
UV	ultravioleta
V	vômito
VF	fibrilação ventricular
vit	vitamina
VLDL	lipoproteína de muito baixa densidade
vo	via oral *(per os)*
vr	via retal *(per rectum)*
VT	taquicardia ventricular
VTE	tromboembolismo venoso
VZV	vírus varicela-zóster (catapora/herpes-zóster)
WCC	leucocitometria
WE	encefalopatia de Wernicke
WPW	síndrome de Wolff–Parkinson–White
ZE	síndrome de Zollinger–Ellison

COMO RECEITAR COM SEGURANÇA NO ED

Dedique tempo/cuidado para ↓ o risco aos pacientes (e proteger-se).

Sempre checar que os seguintes itens estejam corretos em *todas* as prescrições:

Paciente, indicação e droga, formato **legível** (nome genérico, clareza, caligrafia, **assinatura identificável**, seu número de registro profissional), posologia, frequência, hora(s) do dia, data, duração do tratamento, via de administração.

Saiba onde encontrar informação, se não tiver certeza:

Consulte a dose da droga, contraindicação, precaução, efeito colateral ou interação, sempre que não estiver seguro. Quer em um livro (este!), *on-line, smartphone, app* ou mesmo perguntando a um colega, adquira o hábito de checar, e, em seguida, rechecar.

FAÇA
- Fazer um registro claro, preciso, nas anotações de todas as medicações prescritas, escrito no momento da prescrição
- Completar o quadro de alergia e rótulos de alerta, quando relevante
- Incluir em todos os prontuários de drogas e TTAs o sobrenome do paciente e o primeiro nome, data de nascimento, data de admissão e nome do médico-assistente (se possível usar uma etiqueta impressa para detalhes do paciente)
- **IMPRIMIR** (*i.e.*, usar maiúsculas) todas as drogas conforme os nomes aprovados (genéricos), p. ex., "IBUPROFENO" *não* "nurofen"
- Escrever a dose, via e frequência, dando a concentração de soluções/cremes
- Escrever a palavra micrograma por extenso; e vitar abreviações como mcg ou μ
- Abreviar a palavra grama com "g" (em vez de "gm" que é facilmente confundido com mg)
- Escrever a palavra "unidades" por extenso, precedida por um espaço; abreviar com "U" pode ser lida erradamente como zero (um erro de 10 vezes)
- Documentar o peso quando a posologia for dependente do peso
- Escrever quantidades < 1 g em mg (p. ex., 400 mg *não* 0,4 g)

- Escrever quantidades < 1 mg em microgramas (p. ex., 200 microgramas *não* 0,2 mg)
- Não usar zero depois da vírgula (10 mg *não* 10,0 mg)
- Preceder vírgula decimal com outro algarismo (p. ex., 0,8 mL *não*, 8 mL) e só usar decimais quando inevitável
- Checar e rechecar cálculos
- Fornecer instruções adicionais claras, *e.g.,* para acompanhamento, rever via e duração do antibiótico, dose diária/24 h máxima para drogas conforme prescrição
- Especificar solução a ser usada e duração de quaisquer infusões/injeções iv
- Evitar usar nomes de drogas abreviados/não padrão
- Evitar escrever "T" (sinal de *tablet* = comprimido) para formulações não em comprimidos, p. ex., *sprays*
- Corrigir uma droga prescrita traçando uma linha através dela, datar e assinar isto, então reescrever como uma nova receita
- Checar e contar o número de drogas ao reescrever um mapa de medicações

CONSELHOS ADICIONAIS IMPORTANTES

1. Assegurar-se de que a escolha de droga e dose é correta para o paciente, sua condição e comorbidade significativa, com particular atenção à idade*, sexo, raça, disfunção renal ou hepática, risco de interações droga–droga e droga–doença, e riscos na gravidez (e naquelas mulheres em idade reprodutiva que podem engravidar) e durante amamentação. Prever efeitos possíveis de remédios vendidos livremente ao balcão, herbáceos e do estilo de vida (p. ex., ingestão de sal na dieta e de álcool).

   *Embora arbitrária, idade de > 65 anos denota "idoso", mas os fx da idade podem ocorrer mais cedo/mais tarde e são contínuos através da faixa etária.

2. Contextos comuns nos quais ocorrem problemas de drogas são frequentemente previsíveis se você compreender a patologia relevante, vias do metabolismo de drogas (hepático, P450, renal, etc.) e os mecanismos de ação das drogas. Tomar cuidado particular com:
   - Doença renal ou hepática
   - Gestação/aleitamento: usar as opções mais seguras (no UK considerar consulta ao *National Teratology Information Service*; tel: 0191 232 1525)
   - NSAIDs/bifosfonatos e doença ulcerosa péptica
   - Asma e β-bloqueadores

- Condições pioradas por drogas antimuscarínicas (ver p. 276); retenção urinária/BPH, glaucoma, íleo paralítico
- Condições raras nas quais drogas comumente impõem risco, p. ex., porfiria, miastenia, deficiência de G6PD, feo

3 Sempre obter consentimento informado; concordância de prescrições propostas com o paciente (ou cuidador se o paciente tiver autorizado seu envolvimento no seu cuidado ou tiver perdido capacidade), explicando benefícios propostos, natureza e duração do tratamento, esclarecendo preocupações, avisando sobre possíveis efeitos adversos, especialmente graves, salientando a monitoração recomendada, revendo os arranjos e estabelecendo o que o paciente não deve fazer no caso de uma reação adversa suspeitada.

- Somente em emergências extremas é justificado não fazer isto. Com drogas de efeitos colaterais comuns potencialmente fatais/graves, documentar que estes riscos foram explicados ao paciente, e por ele aceitos, como com trombólise (ver p. 230).

4 Verificar que medicações prévias apropriadas sejam continuadas e seja registrado o uso de medicação livremente comercializada e herbácea.

5 Certificar-se de que você está sendo objetivo. Receitar deve ser em benefício do paciente, não de quem receita.

6 Manter-se atualizado acerca dos medicamentos que você está prescrevendo e das condições correlatas que você está tratando.

7 Obedecer à orientação do CSM sobre notificação de suspeitadas reações adversas a medicamentos (ver *link* em cima à direita em www.mhra.gov.uk para detalhes do esquema de comunicação do *Yellow Card* e notificação de reações adversas a drogas descritas sobre medicamentos específicos).

8 Assegurar continuidade do cuidado mantendo o GP do paciente (ou outro conselheiro médico preferido) informado sobre prescrição, acompanhamento e arranjos e responsabilidades de acompanhamento. Escrever uma carta/resumo.

9 Admitir que uma carta dada ao paciente será aberta e lida, portanto enviar por e-mail, fax ou correio qualquer carta de alta que possa conter informação confidencial.

10 Procurar o conselho legal sobre elegibilidade para prescrever e usar medicações não licenciadas no *website* GMC (www.gmc-uk.org).

Drogas comuns/úteis

DROGAS COMUNS/ÚTEIS

ABCIXIMAB/REOPRO

Agente antiplaquetas – Ab monoclonal contra receptor glicoproteína IIb/IIIa das plaquetas (envolvido na agregação das plaquetas).

Uso: Px de complicações isquêmicas de PCI e Px de MI em angina instável que não responde a Rx convencional aguardando PCI^{NICE} (ver p. 224).

CI: sangramento interno ativo, CVA dentro de 2 anos, neoplasia intracraniana, aneurisma ou AVM. Grande cirurgia, cirurgia ou trauma intracraniano/intramedular dentro de 2 meses. Retinopatia hipertensiva, vasculite, ↓Pt, diátese hemorrágica, ↑BP grave.**H** (se grave)**R** (se necessitando hemodiálise)**L**.

Precaução: drogas que ↑ risco de sangramento,**H R G L**.

SE: sangramento*/↓Pt*, N&V, ↓BP, ↓HR dor torácica (tórax, região dorsal ou pleurítica), cefaleia, febre, edema. Raramente, hipersensibilidade, tamponamento, ARDS.

Monitorar: FBC* (básico mais 2–4 h, 12 h e 24 h depois de dar) e coagulação (básica pelo menos).

Dose: 250 microgramas/kg iv em 1 minuto, a seguir, 0,125 micrograma/kg/min (máx. 10 microgramas/min) ivi; ver BNF/literatura do produto para cronologia das doses. *NB: usar filtro iv não pirogênico, baixa ligação de proteína. Necessita de heparina concomitante.* Uso por especialista, unicamente; obter conselho sênior ou contatar cardiologia de plantão.

ACAMPROSATO/CAMPRAL EC

Modifica transmissão pelo GABA ⇒ ↓fx agradáveis do álcool ∴ ↓ a procura e a taxa de recidiva.

Uso: manutenção de abstinência de álcool suportada por aconselhamento.

CI:H (apenas se grave),**R G L**.

SE: desarranjo GI, prurido, erupção, Δ libido.

Dose: 666 mg 3 v/d vo se idade entre 18–65 anos (evitar fora desta faixa etária) e > 60 kg (se < 60 kg dar 666 mg de manhã a seguir 333 mg meio-dia e à noite). *Começar ASAP depois de parar o álcool. Geralmente usar durante 1 ano.*

ACARBOSE

Hipoglicêmico oral: inibidor de α-glicosidase intestinal. Retarda digestão e ↓ absorção de amilo e sacarose.

Uso: IDDM não controlado por outros hipoglicemiantes orais e/ou dieta.

CI: IBD, hérnia, Hx de cirurgia abdominal ou obstrução. **R** (se grave)/ **H/G/L**.
SE: flatulência, diarreia, raramente hepatite e íleo.
Monitorar: LFTs.
Interações: pode ↑fx hipoglicemiantes como sulfonilureias e insulina.
Dose: inicialmente 50 mg 1 v/d vo, ↑ até 200 mg 3 v/d vo.

ACETATO DE CIPROTERONA

Antiandrogênio; bloqueia receptores a androgênios. Também ↑ progestogênios.
Uso: Ca de próstata[1] como adjunto), acne[2] (esp 2° a PCOS, quando frequentemente usado com etinilestradiol sob forma de co-cyprindiol), raramente para hipersexualidade/desvio sexual[3] *(homens somente!)*.
CI: *(nenhuma se aplica se para Ca de próstata)* DM avançado (se doença vascular), anemia falciforme, malignidade/doenças consuntivas, Hx de TE, idade < 18 anos (⇒ ↓ desenvolvimento ósseo/testicular), depressão grave, **H/G/L**.
SE: fadiga, ginecomastia, ↑ ou ↓P, hepatotoxicidade, distúrbios hematológicos, hipersensibilidade, osteoporose, ↓ espermatogênese (reversível), TE, depressão, Δ do metabolismo dos carboidratos.
Monitorar: FBC, LFTs, função corticossuprarrenal.
Advertência: dirigir e outras tarefas especializadas podem ser prejudicadas.
Dose: 200–300 mg vo diariamente em doses divididas[1], 50 mg 2 v/d vo[3].

ACETAZOLAMIDA/DIAMOX

Inibidor de anidrase carbônica (semelhante à sulfa).
Uso: glaucoma (fechamento de ângulo agudo, primário de ângulo aberto não respondendo a Rx tópico máximo, ou secundário), ↑ICP. Raramente convulsão ou diurese.
CI: ↓K⁺, ↓Na⁺, acidose ↑Cl⁻, alergia à sulfa, insuficiência corticossuprarrenal **H/R**.
Precaução: acidose, obstrução pulmonar **R/G/l**.
SE: náusea/diarreia, parestesia, sonolência, Δ humor, cefaleia, Δ LFTs. Se uso prolongado, acidose (metabólica) e Δs de eletrólitos. Raramente distúrbios sanguíneos e reações cutâneas (inc SJS/TENS).
Monitorar: FBC, U&E se uso prolongado.

Interações: muitas, p. ex., ↑ níveis de carbamazepina e fenitoína. Pode ↑ toxicidade cardíaca (via ↓K⁺) da disopiramida, flecainida, lidocaína e glicosídeos cardíacos. ↓fx da metenamina e ↑fx da quinidina.
Dose: 0,25–1 g/dia vo ou iv^{SPC} (doses divididas acima de 250 mg). Também disponível como preparação MR 250 mg (como DIAMOX SR ; máx. 2 cápsulas/dia). Epilepsia: ver BNF.

☠ Extravasamento no local de injeção pode ⇒ necrose ☠.

ACETILCISTEÍNA/PARVOLEX
Precursor do glutatião, que detoxifica metabólitos do paracetamol.
Uso: OD de paracetamol.
Precaução: asma* e atopia.
SE: alergia: erupção, broncospasmo*, reações anafilactoides (esp se ivi demasiado rápida**).
Dose: inicialmente, 150 mg/kg em 200 mL glicose 5% sob forma de ivi ao longo de 60 min, a seguir, 50 mg/kg em 500 mL ao longo de 4 h, a seguir, 100 mg/kg em 1 L ao longo de 16 h. NB: usar peso máx. de 110 kg para cálculo de dose, mesmo se o paciente pesar mais. Assegurar que não seja aplicada demasiado rápido**. Ver p. 265 para Mx de OD de paracetamol e gráfico linear de tratamento.

ACICLOVIR (anteriormente ACYCLOVIR)
Antiviral. Inibe DNA polimerase *somente em células infectadas:* necessita de ativação pela timidina cinase viral (produzida por herpes spp).
Uso: *iv:* infecções graves por HSV ou VZV, p. ex.; meningite, encefalite e em pacientes imunocomprometidos (esp HIV – também usado para Px); *vo/tóp:* infecções de membranas mucosas, genitais, oculares.
Precaução: desidratação*, R/G/L.
SE: a ↑doses: **AKI, encefalopatia** (esp se desidratado*). Também **hipersensibilidade**, convulsões, diarreia, distúrbios hematológicos, reações cutâneas (incluindo fotossensibilidade), cefaleia, muitos sintomas neurológicos não específicos, ↓Pt, ↓WBCs. Raramente reações Ψ e hepatotoxicidade.
Interações: níveis ↑ por probenecida e cimetidina.
Dose: 5 mg/kg 3 v/d ivi ao longo de 1 h (10 mg/kg se encefalite por HSV ou VZV em pacientes imunocomprometidos); vo/top$^{SPC/BNF}$.

☠ Vazamentos ivi ⇒ inflamação local grave/ulceração ☠.

ACIDEX

Suspensão oral de alginato formadora de sobrenadante *(raft)* para refluxo ácido.
Dose: 10–20 mL após refeições e ao deitar (NB: 3 mmol Na^+/5 mL).

ÁCIDO FÓLICO (= FOLATO)

Vitamina: tijolo de construção de ácidos nucleicos. Cofator essencial para síntese de DNA $\Rightarrow$ eritropoese normal.
Uso: Rx/Px de ↓Hb megaloblástica em casos de hemólise/diálise[1] (ou má-absorção GI, quando ↑ doses podem ser necessárias), Px contra dfx de tubo neural na gravidez[2] (esp se sob antiepilépticos), Px de mucosite e transtorno GI se sob metotrexato[3].
CI: malignidade (a não ser que ↓Hb megaloblástica em decorrência de ↓ folato seja uma complicação importante).
Precaução: ↓Hb megaloblástica não diagnosticada (*i. e.,* ↓B_{12}, como encontrada em anemia perniciosa) – nunca dar isoladamente se houver *deficiência de B_{12}, uma vez que pode precipitar degeneração combinada subaguda da medula espinal.*
SE: perturbação GI (rara).
Dose: 5 mg 1 v/d[1] (em manutenção, ↓ frequência de dose, muitas vezes para semanalmente); 400 microgramas 1 v/d desde antes da concepção até 12ª semana de gravidez[2] (a não ser que a mãe tenha, ela própria, defeito de tubo neural ou tenha previamente tido um filho com um defeito de tubo neural, quando 5 mg 1 vd é necessário); 5 mg 1 vez por semana[3].

ÁCIDO FUSÍDICO 1% COLÍRIO/FUCITHALMIC

Antibiótico tópico (esp vs. *Staphylococcus*); comumente usado para blefarite.
Dose: 1 gota 2 v/d.

ÁCIDO FUSÍDICO/FUCIDINA

Antibiótico; boa penetração óssea e atividade contra *S. aureus.*
Uso: osteomielite, endocardite (2° a estafilococos resistentes à penicilina) – necessário 2° antibiótico para prevenir resistência.
Precaução: doença ou obstrução biliar ($\Rightarrow$ ↓ eliminação), H/G/L.
SE: desarranjo GI, hepatite*. Raramente: distúrbios cutâneos/hematológicos, AKI.
Monitorar: LFTs* (esp se Rx crônico, ↑ doses ou LF).

Dose: 500 mg 3 v/d vo (equivalente a 750 mg 3 v/d se usando suspensão) – em infecção grave ↑ para 1 g 3 v/d vo; 500 mg 3 v/d iv (6–7 mg/kg 3 v/d se P < 50 kg). **NB:** ↓ **dose em LF.**

ÁCIDO MEFENÂMICO/ PONSTAN

NSAID de efeito moderado; inibidor não seletivo de COX.

Uso: dor musculoesquelética, dismenorreia, menorragia.

CI/Precaução/SE/Interações: como ibuprofeno, mas também CI se IBD, precaução se epilepsia ou porfiria aguda. Pode ⇒ diarreia grave, reações cutâneas, estomatite, parestesia, fadiga, ↓Hb hemolítica/aplástica, ↓Pt. Nenhuma interação conhecida com baclofeno ou triazóis. Brandamente **W +**.

Dose: 500 mg 3 v/d.

ÁCIDO NICOTÍNICO/NIASPAN

Vitamina hidrossolúvel do complexo B; ↓ síntese de colesterol/TGs e ↑HDL-colesterol.

Uso: dislipidemia (↑ colesterol, ↑TG, ↓HDL-colesterol) *adicionado a estatina ou se estatina não tolerada.*

CI: sangramento ativo, doença PU ativa, **H** (se grave)/**L**.

Precaução: ACS, gota, história de PU, ↑ ingestão de álcool, DM. **R/G**.

SE: desarranjo GI, dispepsia, ruborização, prurido, erupção cutânea, cefaleia, ↑HR, ↓BP, síncope, SOB, edema, ↑ ácido úrico, ↑INR, ↓Pt, ↓ fosfato, DM, distúrbios musculares. Raramente rabdomiólise, anorexia.

Advertência: evitar álcool ou bebida quente em torno da hora do comprimido (↑ ruborização e prurido); resultado falso-positivo de glicose na urina. Rubor mediado por prostaglandina; pode ser evitado se ↓ dose inicial tomada com refeições, ou se tomando aspirina dar 30 min antes de ácido nicotínico.

Monitorar: BG, CK (se ↑ risco de miopatia) e LFTs (se LF branda-moderada).

Interações: ↑ risco de miopatia com estatinas.

Dose: 375 mg (comprimidos MR) 1 v/d à noite após lanche com baixa gordura; ↑ dose semanalmente por 4 semanas, a seguir mensalmente se necessário. Dose de manutenção 1–2 g 1 v/d à noite.

ÁCIDO ÔMEGA-3 ETIL ÉSTERES 90/OMACOR
Combinação de ácidos graxos essenciais: 1 g cápsula = ácido eicosapentaenoico 460 mg e ácido docosa-hexaenoico 380 mg.
Uso: adjunto à dieta em ↑TG tipo IIb e III[1] (com estatina) ou tipo IV. Adicionada para prevenção 2ª dentro de 3 meses de MI agudo[2].
CI: L.
Precaução: distúrbios hemorrágicos, anticoagulantes, DM H/G.
SE: GI; mais raros: distúrbio do paladar, nariz seco, tonteira, hipersensibilidade, hepatotoxicidade, cefaleia, erupção, ↓BP, DM ↑WBCs.
Monitorar: LFTs, INR.
Dose: Cápsulas: 2–4 g 1 v/d[1]/1 g 1 v/d[2]. Tomar com alimento.

ÁCIDO TRANEXÂMICO
Antifibrinolítico: inibe ativação de plasminogênio para plasmina.
Uso: sangramento: sangramentos agudos[1] (esp 2º a anticoagulantes, agentes trombolíticos/anti-Pt, epistaxe, hemofilia), menorragia[2], angioedema hereditário[3].
CI: doença TE, Hx de convulsões, R (se grave, caso contrário precaução).
Precaução: hematúria macroscópica (pode coagular e obstruir ureteres), DIC, G.
SE: desarranjo GI, Δ visão de cores (parar droga), TE.
Dose: 15–25 mg/kg 2 v/d–3 v/d vo (se grave, 0,5–1 g 3 v/d iv)[1]; 1 g 3 v/d vo por 4 dias (máx. 4 g/dia)[2]; 1–1,5 g 2 v/d–3 v/d vo[3]. **NB:** ↓ **dose se RF**.

ÁCIDO ZOLEDRÔNICO/ ZOMETA
Bisfosfonato: ↓ reabsorção óssea osteoclástica.
Uso: Px de dano ósseo[1] em malignidade óssea avançada, dano ou Rx de ↑Ca^{2+} em malignidade[2], Rx de doença de Paget do osso[3], Rx de osteoporose (pós-menopáusica ou em homens)[4].
CI: G/L.
Precaução: doença cardíaca, desidratação*, ↓Ca^{2+}/PO_4^{2-}/Mg^{2+}. H (se grave)/R/C.
SE: síndrome semelhante a gripe, febre, dor óssea, fadiga, N&V. Também artr/mialgia, ↓Ca^{2+}/PO_4^{2-}/Mg^{2+}, prurido/erupção, cefaleia, conjuntivite, RF, hipersensibilidade, distúrbios hematológicos (esp ↓Hb) e osteonecrose (esp da mandíbula; considerar exame dentário ou Rx preventivo antes de começar a droga).

Monitorar: Ca^{2+}, PO_4^{2-}, Mg^{2+}, U&E. Assegurar paciente adequadamente hidratado pré-dose* e aconselhar boa higiene dentária.

Dose: 4 mg ivi cada 3–4 semanas[1]; 4 mg ivi como dose única[2]. Também disponível como preparação 1 vez por ano (▼ Aclasta) 5 mg ivi ao longo de ≥ 15 min[3,4]. **NB:** ↓ **dose em RF**.

ACTRAPID Insulina solúvel de ação curta; ver p. 198 para uso.

ADENOSINA

Nucleosídeo purina. Retarda tempo de condução no AVN, dilata artérias coronárias; atua sobre seus receptores específicos próprios.

Uso: Rx de SVT paroxística (esp se vias acessórias, p. ex., WPW) e Dx de SVT (NCT ou BCT; ↓ frequência para revelar ritmo subjacente).

CI: ☠ **asma***, COPD (considerar verapamil). ☠ **C**, ↓BP, ↑QTc, bloqueio AV 2°/3° grau ou síndrome do seio doente (a não ser que instalado marca-passo).

Precaução: transplante cardíaco (↓ dose), AF/*flutter* atrial (↑ condução por via acessória).

SE: broncospasmo*, ↓BP. Raramente ↓HR/assistolia/arritmias (predominantemente transitórias), angina (descontinuar, se ocorrer), ruborização, insuficiência respiratória.

Advertência: pode ⇒ sensações desagradáveis transitórias: rubor facial, dispneia, sensação de sufocação, náusea, dor torácica e tonteira.

Interações: fx ↑ por **dipiridamol:** ↓ dose inicial de adenosina para 0,5–1 mg e vigiar quanto a ↑ sangramento (*fx anti-Pt do dipiridamol ↑ pela adenosina*). fx ↓ por **teofilinas** e cafeína. Uso com digoxina pode ↑ risco de VF.

Dose: 6 mg iv em 2 s; se necessário, 12 mg após 1–2 min, repetida após 1–2 min; parar se bloqueio AV importante (máx. 12 mg/dose); ↓ 1/4 a dose usual, se dipiridamol for essencial. *NB: conectar monitor cardíaco e dar por veia central (ou grande periférica), a seguir, irrigar*. $t_{1/2}$ < 10 s: frequentemente necessita de readmissão (esp se dada para Rx cf Dx).

ADRENALINA (im/iv)

Simpaticomimético: estimulação poderosa de α (vasoconstrição), $β_1$ (↑HR), (↑ contratilidade) e $β_2$ (vasodilatação, broncodilatação, relaxamento uterino). Também ↓ de liberação imediata de citocina dos mastócitos.

H/R/C = Insuficiência Hepática, Renal e Cardíaca (convenção completa ver p. xv)

Uso: CPR e anafilaxia (ver algoritmos 1, 2 e 3, respectivamente). Raramente para outras causas de broncospasmo ou choque (p. ex., secundários à anestesia raquidiana/epidural).

Precaução: doença vascular cerebral* e cardíaca (esp arritmias e HTN), DM, ↑T$_4$, glaucoma (de ângulo fechado), trabalho de parto (esp 2° trimestre), phaeo. C/I/R.

SE: ↑HR, ↑BP, ansiedade, suores, tremor, cefaleia, vasoconstrição periférica, arritmias, edema pulmonar (↑ doses), N&V, fraqueza, tonteira, perturbação Ψ, hiperglicemia, retenção urinária (esp se ↑ próstata), reações locais. Raramente CVA* (2° a HTN: monitorar BP).

Interações: fx ↑ dopexamina, TCAs, ergotamina e oxitocina. Risco de: 1. ↑↑BP e ↓HR com β-bloqueadores não cardiosseletivos (também pode ⇒ ↓HR, TCAs, MAOIs e moclobemida; 2. arritmias com digoxina, quinidina e anestésicos líquidos voláteis (p. ex., halotano) e TCAs,. Evitar uso com tolazina ou rasagilina.

Dose: CPR: 1 mg iv = 10 mL de 1:10.000 (100 microgramas/mL) a seguir lavar com ≥ 20 mL soro fisiológico. Se sem acesso iv, ou retardado, tentar via intraóssea. Repetir conforme algoritmo ACLS (ver algoritmo 1). **Anafilaxia:** 0,5 mg **im** (ou sc) = 0,5 mL de 1:1.000 (1 mg/mL); repetir após 5 min se não houver resposta. (Se parada cardíaca parecer iminente ou houver preocupações com absorção im, dar 0,5 mg **iv** lentamente = 5 mL de 1:10.000 (100 microgramas/mL) a 1 mL/min até resposta — obter ajuda sênior primeiro se possível uma vez que via iv ⇒ ↑ risco de arritmias.)

☠ Não confundir soluções 1 em 1.000 (im) com 1:10.000 (iv) ☠.

ADVIL ver Ibuprofeno.

AGGRASTAT ver Tirofiban; inibidor de IIb/IIIa (droga anti-Pt) para IHD.

AGOMELATINA/VALDOXAN

Antidepressivo: análogo sintético da melatonina; agonista dos receptores da melatonina (MT1/MT2) (também antagonista de 5HT$_{2C/B}$); sem efeito sobre recaptação de monoamina; ressincroniza ritmos circadianos e ↑NA/DA no córtex frontal via antagonismo a 5HT$_{2C}$.

Uso: depressão; esp se risco de uso inconstante (baixo risco de síndrome de abstinência à descontinuação) ou se reversão proeminente de insônia/sono.
CI: demência e ver interações abaixo H/L.

Precaução: idoso, história de mania (bipolar). R/G/I.

SE: náusea, diarreia, constipação, dor abd, Δ LFTs (↑ transaminases em 5%; geralmente transitório), sonolência, cefaleia, sudorese, ansiedade, comportamento suicida.

Monitorar: LFTs antes e 3, 6, 12 e 24 semanas após iniciar.

Interações: níveis ↑↑ por inibidores fortes de CYP1A2 (p. ex., fluvoxamina, ciprofloxacina – evitar) e ↑ por inibidores moderados (p. ex., propranolol, enoxacina, estrogênios, fumo). ↑ Risco de convulsões com atomoxetina. Evitar com artemether/lumefantrina.

Dose: 25 mg à noite (pode ↑ para 50 mg à noite após 2 semanas).

ALENDRONATO (ÁCIDO ALENDRÔNICO)/FOSAMAX

Bisfosfonato: ↓ reabsorção óssea pelos osteoclastos.

Uso: Rx e Px de osteoporose (esp se sob corticosteroides).

CI: esvaziamento GI retardado (esp acalasia e estenose/outras anormalidades esofágicas), ↓Ca^{2+}, incapacidade de sentar/ficar de pé ereto ≥ 30 min, R (se grave)/G/L.

Precaução: distúrbios GI superiores (inc gastrite/PU) R.

SE: reações esofágicas*, diarreia/distensão GI, ↓Ca^{2+}, ↓PO_4^{2-} transitória), PU, hipersensibilidade (esp reações cutâneas), mialgia. Raramente osteonecrose e fratura de estresse femoral (descontinuar droga e não deve receber mais bisfosfonatos).

Advertência: tomar ereto com copo cheio de água em estômago vazio; permanecer ereto ≥ 30 min até desjejum* ou outra medicação oral. Parar comprimidos e procurar atenção médica se houver sintomas de irritação esofágica.

Dose: 10 mg de manhã$^{SPC/BNF}$ (posologia 10 mg 1 v/d pode ser dada sob forma de comprimido de 70 mg 1 vez por semana *se para osteoporose pós-menopáusica*).

ALFACALCIDOL

1-α-hidroxicolecalciferol: vitamina D parcialmente ativada (grupo 1α-hidróxi normalmente adicionado pelo rim), mas ainda requer (25)-hidroxilação hepática para ativação completa.

Uso: deficiência grave de vitamina D 2° a CRF.

CI/SE: ↑Ca^{2+}.

Precaução: nefrolitíase, amamentação I.

Monitorar: Ca^{2+}: monitorar níveis semanalmente, vigiar sintomas (esp N&V), erupção cutânea, nefrocalcinose.
Interações: fx ↓ por barbitúricos, anticonvulsivos; ↑ por tiazidas.
Dose: inicialmente 1 micrograma (= 1.000 nanogramas) 1 v/d vo; manutenção 250–1.000 nanograma 1 v/d vo. **NB:** ↓ dose em idoso (dose inicial 500 nanogramas).

▼ ALISKIREN
Inibidor direto da renina (↓ angiotensinogênio ⇒ angiotensina I).
Uso: HTN essencial (*para conselho sobre Mx HTN ver p. 226*).
CI: inibidores potentes de glicoproteína P (*ciclosporina, itraconazol, verapamil, quinidina) **G/L**.
Precaução: não recomendado com ACE-i, ARBs, desidratação (risco de ↓ BP), RAS, diuréticos, dieta ↓Na^+, **↑K^+, inibidores moderadamente potentes de glicoproteína P (*cetoconazol, clari/teli/eritromicina, verapamil, amiodarona), DM***, **R** (se GFR < 30 mL/min)/**C/G/L/I**.
SE: diarreia, tonteira, ↓BP, ↑K^+, ↓GFR. Raramente erupção, angioedema, ↓Hb.
Monitorar: U&Es esp **↑K^+ se tomando ACE-i, ARBs, diuréticos poupadores de K^+ sais de K^+ (inc substitutos de sal da dieta) ou heparina. Checar BG/HbA$_{1C}$ regularmente***.
Interações: metab por/↓/↑**P450** ∴ muitas; ↓ níveis de furosemida. Níveis ↓ por irbesartana; níveis ↑ por ceto/itraconazol. fx ↓ por dieta ↓Na^+ e NSAIDs. fx ↑ por inibidores de glicoproteína P (ver *CI/Precaução).
Dose: inicialmente 150 mg 1 v/d, ↑ para 300 mg 1 v/d se necessário.

ALOPURINOL
Inibidor de xantina oxidase: ↓ síntese de ácido úrico.
Uso: Px de **gota**, cálculos renais (urato ou oxalato Ca^{2+}) e outros estados de ↑ urato (esp 2° a quimioterapia).
CI: gota aguda: pode piorar – não começar a droga durante ataque (mas não parar a droga se ataque agudo ocorrer durante Rx).
Precaução: **R** (↓ dose), **H** (↓ dose e monitorar LFTs), **G/L**.
SE: desarranjo GI, ☠ **reações cutâneas graves** ☠ (*parar a droga se erupção se desenvolver e alopurinol estiver implicado – pode-se reintroduzir cautelosamente se reação branda e nenhuma recorrência*). Raramente, neuropatia

(e muitos sintomas neurológicos inespecíficos), distúrbios hematológicos, RF, hepatotoxicidade, ginecomastia, vasculite.

Advertência: notificar erupções, manter boa hidratação.

Interações: incluem ↑fx/toxicidade de **azatioprina** (e, possivelmente, outros citotóxicos, esp ciclosporina), clorpropamida e teofilinas. Nível ↓ por salicilatos e probenecida. ↑ Erupção com ampicilina e amoxicilina. **W +**.

Dose: inicialmente 100 mg od vo (↑ se necessário até máx. de 900 mg/dia em doses divididas de até 300 mg) após alimento. Dose usual 300 mg/dia.

NB: ↓ dose se ↑fx de outras drogas ou LF ou RF.

Rx inicial pode ↑ hiperuricemia: dar colquicina ou NSAID (p. ex., indometacina ou diclofenaco – *não aspirina*) Px até ≥ 1 mês depois de normalizado urato.

ALPHAGAN ver Brimonidina; colírio α-agonista para glaucoma.

ALTEPLASE (ativador do plasminogênio tipo tecidual [recombinante], rt-PA, TPA). Fibrinolítico recombinante.

Uso: MI agudo, **PE** maciça aguda (com instabilidade hemodinâmica). CVA isquêmico agudo dentro de 4,5 h de início (uso por especialista somente).

CI/Precaução/SE: ver p. 221 para uso em MI (para uso em PE/CVA, ver SPC. **H** (evitar se grave).

Dose: MI: dose total de 100 mg – esquema depende do tempo desde o início da dor: *0–6 h:* 15 mg *bolus* iv, a seguir, 50 mg ivi ao longo de 30 min, a seguir, 35 mg ivi ao longo de 60 min; *6–12 h:* 10 mg *bolus* iv, a seguir, 50 mg ivi ao longo de 60 min, a seguir, 4 ivis de 10 mg adicionais, cada uma ao longo de 30 min.

PE: 10 mg iv em 1–2 min, a seguir, 90 mg ivi ao longo de 2 h.

☠ ↓ doses se paciente < 65 kg; ver SPC ☠. Se MI concomitante, heparina não fracionada iv é necessária durante ≥ 24 h; ver p. 223. Heparina também necessária, se administrando para PE; ver SPC.

AMANTADINA

Agonista fraco de DA; ↑ liberação e ↓ recaptação de DA. Também propriedades antivirais; ↓ liberação de ácido nucleico viral.

Uso: doença de Parkinson e discinesias. Também usada para Px de gripe A (se imunocomprometido, CI à vacina, ou em profissionais de saúde expostos).

CI: úlcera gástrica (inc Hx de), epilepsia, **R** (se *clearance* de creatinina < 15 mL/min), **G/L**.
Precaução: estados confusos ou alucinatórios **H/C/I**.
SE: confusão, alucinações, edema de pernas.
Advertência: pode ↓ desempenho de tarefas especializadas (esp dirigir). Parar droga lentamente*.
Interações: memantina ↑ risco de toxicidade no CNS, anticolinérgicos.
Dose: 100–400 mg diariamente$^{SPC/BNF}$. **NB: ↓ dose em RF, idade ≥ 65 anos**.
NB: reduzir dose lentamente*: risco de síndrome de abstinência.

AMILORIDA

Diurético (fraco) poupador de K^+: inibe reabsorção de Na^+ e excreção de K^+ no DCT.
Uso: edema (2° a HF cirrose ou ↑ aldosterona), HTN (esp em conjunção com diuréticos que ↑ perda de K^+, sob forma de preparações de combinação; ver Co-amilofruse e Co-amilozida). *Para conselho sobre Mx HTN por degraus ver p. 226.*
CI: ↑K^+, Addison, anúria **R**.
Precaução: DM (como risco de RF; monitorar U&Es), ↑ risco de acidose, ↓Na^+, drogas causando baixo Na^+, alto K^+ **G/L/I**.
SE: ↑K^+, **diarreia**, cefaleia, boca seca, ↓BP (esp postural), ↓Na^+, erupção, confusão. Raramente encefalopatia, disfunção hepática/renal.
Interações: ↑ níveis de lítio. Pode ↑ nefrotoxicidade de NSAIDs.
Dose: 2,5–20 mg 1 v/d (ou dividir em doses 2 v/d).

> ☠ Cuidado se sob outras drogas que ↑K^+, p. ex., espironolactona, trianteren, ACE-i, ARBs e ciclosporina. Não dar suplementos orais de K^+ em comprimidos de substituto de sal da dieta. ☠

AMINOFILINA

Broncodilatador metilxantina: como teofilina porém ↑ solubilidade H_2O (é misturado com etilenodiamina) e ↓ hipersensibilidade.
Uso/CI/Precaução/SE/Interações: ver Teofilina; também disponível iv para uso em broncospasmo grave agudo; ver p. 233. ☠ NB: tem muitas interações importantes (pode ser necessário ajustar a dose) e pode ⇒ arritmias (usar monitor cardíaco se administrando iv). ☠
Monitorar: níveis séricos às 6, 18 e 24 h após começar ivi. Também fazer níveis inicialmente se tomando vo.

Dose: vo: preparação MR (**Phyllocontin continus**) ⇒ ↓SEs, tem diferentes doses a 225–450 mg 2 v/d (ou 350–700 mg 2 v/d se comprimidos FORTE – para fumantes e outros com t$_{1/2}$ curto. *Se com uma marca particular, assegurar que esta seja receitada, uma vez que elas têm farmacocinética diferente.* **iv:** carga* com 5 mg/kg (geralmente = 250–500 mg) ao longo de ≥ 20 min, a seguir, 0,5 mg/kg/h ivi, a seguir ajustada para manter níveis plasmáticos em 10–20 mg/L (= 55–110 micromol/L). Se possível, fazer contato com farmácia para aconselhamento sobre administração a fim de considerar interações, obesidade e função hepática/cardíaca.

☠ Se já tomando manutenção vo aminofilina/teofilina, omitir dose de carga* e checar níveis tão logo seja possível para orientar a posologia ☠.

AMIODARONA

Antiarrítmico classe III: ↑ período refratário do sistema de condução; útil uma vez que tem ↓fx inotrópico negativo do que outras drogas e pode ser dada quando outros inefetivos/CI.

Uso: taquiarritmias: esp SVT paroxística, AF, *flutter* atrial, taquicardias nodais, VT e VF. Também em CPR/arritmias periparada.

CI: ↓HR (sinusal), HB sinoatrial, doença SAN ou distúrbio grave da condução sem marca-passo, Hx de doença da tireoide/sensibilidade ao iodo, **G/L**.

Precaução: porfiria, ↓K$^+$ (↑ risco de torsades), **H/R/C/I**.

SE: *Agudos:* **N&V** (dependentes da dose), ↓**HR/BP**. *Crônicos:* raramente mas seriamente ↑ **ou** ↓**T**$_4$, **doença pulmonar intersticial** (p. ex., fibrose, *mas reversível se identificada precocemente*), **hepatotoxicidade**, **perturbações da condução** esp ↓HR). *Comuns:* **mal-estar**, **fadiga**, pele fotossensível (raramente "cinza-ardósia"), depósitos corneanos ± "diminuição da acuidade visual noturna" (reversível), tremor, distúrbios do sono. *Menos comumente:* neurite óptica (rara mas pode ↓ visão), neuropatia periférica, distúrbios hematológicos, hipersensibilidade.

Monitorar: TFTs e LFTs (básicos, a seguir, cada 6 meses). Também K$^+$ e CXR básicos (vigiar ↑SOB/alveolite).

Advertência: evitar luz solar/usar filtro solar (inc vários meses depois de parar).

Interações: ↑fx da fenitoína e digoxina. Outros antiarrítmicos classe III e muitos classe Ia, antipsicóticos, TCAs, lítio, eritromicina, cotrimoxazol, antimaláricos, nelfinavir, ritonavir ⇒ ↑ risco de arritmias ventriculares. Vera-

H/R/C = Insuficiência **H**epática, **R**enal e **C**ardíaca (convenção completa ver p. xv)

pamil, diltiazem e β-bloqueadores ⇒ ↑ risco de ↓HR e HB; ↑ miopatia de estatinas dependentes de CYP 3A4 **W +**.

Dose: vo: carga com 200 mg 3 v/d na 1ª semana, 200 mg 2 v/d na 2ª semana, então (geralmente 1 v/d) dose de manutenção de acordo com a resposta (longo $t_{1/2}$: meses antes de concentração plasmática constante) *NB: iniciar no hospital ou serviço ambulatorial especializado;* **iv:** (emergências extremas unicamente) 150–300 mg em 10–20 mL glicose 5% ao longo de ≥ 3 min (não repetir durante pelo menos 15 min); **ivi:** 5 mg/kg ao longo de 20–120 min (máx. 1,2 g/dia). Para uso em parada cardíaca/arritmias periparada ver algoritmos ACLS e de taquicardia 1 e 4 respectivamente.

> ☙ Doses iv: dar por linha central (se sem tempo para inserção, dar via maior cânula possível) com monitoramento ECG. Evitar dar se insuficiência respiratória grave ou ↓BP (a não ser que causada por arritmia) uma vez que pode piorá-la. Evitar *bolus* iv em CCF/cardiomiopatia ☙.

AMITRIPTILINA

Antidepressivo tricíclico (TCA): bloqueia recaptação de NA (e 5HT).

Uso: depressão[1] (esp se insônia, ↓ apetite, retardo psicomotor ou agitação proeminente. NB: ↑ perigo em OD cf outros antidepressivos), dor neuropática[2], profilaxia de enxaqueca.

CI: MI recente (dentro de 3 meses), arritmias (esp HB), mania, **H** (se grave).

Precaução: doença cardíaca/tireóidea, epilepsia*, glaucoma (ângulo fechado), ↑ próstata, fhaeo, porfiria, anestesia. Também Hx de mania, psicose ou retenção urinária, **H/C/G/L/I**.

SE: fx antimuscarínicos (ver p. 262), **fx cardíacos** (arritmias, HB, HR, ↓BP postural, tonteira, síncope: **perigosa em OD**), ↑**P**, **sedação**** (frequentemente ⇒ "ressaca"), convulsões*. Raramente mania, febre, distúrbios hematológicos, hipersensibilidade, ΔLFTs, ↓Na^+ (esp em idoso), síndrome neuroléptica maligna.

Advertência: pode prejudicar direção**.

Interações: ☙ **MAOIs** ⇒ HTN e excitação do CNS. *Nunca dar com, ou < 2 semanas depois, MAOI* ☙. Níveis ↑ por SSRIs, fenotiazinas e cimetidina. ↑ Risco de arritmias com **amiodarona**, **pimozida** (é CI), tioridazina e alguns antiarrítmicos classe I. ↑ Risco de íleo paralítico com antimuscarínicos. ↑fx sedativos do álcool. ↑ Toxicidade CNS com **sibutramina** (é CI).^

Dose: inicialmente 75 mg (30–75 mg em idoso) à noite ou em doses divididas (↑ se necessário até máx. 200 mg/dia)[1]; inicialmente 10 mg à noite ↑ se necessário até 75 mg à noite[2].

AMLODIPINA/ISTIN

Bloqueador dos canais de Ca^{2+} (di-hidropiridina): semelhante à nifedipina, mas ⇒ não ↓ contratilidade ou ↑HF.

Uso: HTN (*para orientação sobre Mx gradativo de HTN ver p. 220*), angina (esp de Prinzmetal = vasospasmo coronariano).

CI: ACS, choque cardiogênico, estenose aórtica importante, **G**/**L**.

Precaução: BPH (poli/nictúria), porfiria aguda, **H**.

SE: como os da nifedipina mas ↑ edema de tornozelos e possivelmente ↓fx vasodilatadores (cefaleia, rubor facial e tonteira).

Interações: pode ↑fx de teofilinas; cuidado com indutores de citocromo 3A4; ↓ dose máx. 20 mg 1 v/d.

Dose: inicialmente 5 mg 1 v/d vo (↑ se necessário para 10 mg). **NB: considerar ↓ dose em LF.**

AMOXICILINA

Penicilina de amplo espectro; boa absorção GI (pode-se dar vo e iv).

Uso: pneumonias de pequena gravidade[1] (esp adquiridas na comunidade), UTI, meningite por *Listeria*, Px de endocardite e muitas infecções ENT/dentárias/outras. *Frequentemente usada com ácido clavulânico como co-amoxiclav.*

CI/Precaução/SE/Interações: ver Ampicilina.

Dose: 500–1.000 mg 3 v/d vo/iv[1]; para outras infecções graves ver SPC/BNF (infecções brandas/moderadas geralmente 250–500 mg 3 v/d vo). **NB: ↓ dose em RF.**

AMPICILINA

Penicilina de amplo espectro para uso iv: tem ↓ absorção GI cf amoxicilina, que é preferida vo.

Uso: meningite (esp *Listeria*; ver p. 247)[1], Px pré-operatória ou para endocardite durante procedimentos invasivos se lesões/próteses valvulares, infecções do trato respiratório/ENT (esp pneumonia adquirida na comunidade decorrente de *Haemophilus influenzae* ou *Streptococcus pneumoniae*),

UTIs (não para Rx às cegas, uma vez que *Escherichia coli* frequentemente resistente).
CI: hipersensibilidade à penicilina (NB: reatividade cruzada com cefalosporinas).
Precaução: infecções EBV/CMV, ALL, CLL (todos ↑ risco de erupção cutânea), R.
SE: erupção (eritematosa, maculopapular: frequentemente não reflete alergia verdadeira) mais comum em RF ou nefropatia de cristais **N&V&D** (raramente AAC), **hipersensibilidade**, distúrbios CNS/hematológicos.
Interações: níveis ↑ por probenecida. ↑ Efeitos da warfarina. ↑ Risco de erupção com alopurinol. Pode ↓fx de OCP (avisar paciente); ↑ níveis de metotrexato.
Dose: maioria das indicações 0,25–1 g 4 v/d vo, 500 mg 4 v/d im/iv[SPC/BNF] (meningite 2 g cada 4 h ivi[1]). **NB: ↓ dose em RF**.

ANFEBUTAMONA ver Bupropiona; auxílio à cessação do tabagismo.

ANTABUSE ver Dissulfiram; adjunto para supressão de álcool.

ANTIÁCIDOS ver Alginatos (p. ex., Acidex, Gastrocote, Gaviscon ou Peptac) ou Co-magaldrox.

▼ ARIPIPRAZOL/ABILIFY
Antipsicótico atípico (terceira geração); agonista *parcial* D_2 (e de $5HT_{1A}$) ⇒ ↓ atividade dopaminérgica neuronal. Também antagonista potente de $5HT_{2A}$.
Uso: esquizofrenia, mania (Px e Rx agudo).
CI: coma, depressão CNS, fhaeo **L**.
Precaução: doença cerebrovascular, Hx ou ↑ risco de convulsões, Hx familial de ↑QT **C/G/I**.
SE: EPSE (esp acatisia/agitação, embora geralmente ⇒ ↓EPSE do que outros antipsicóticos), tonteira, sedação (ou insônia), visão turva, fadiga, desarranjo gastrointestinal, ansiedade e ↑ salivação. Raramente ↑HR, depressão, ↓BP ortostática. Muito raramente distúrbios cutâneos/hematológicos, ↑QTc, DM, NMS, discinesia tardia, convulsões e CVA.
Interações: metab por p450 ∴ muitas; mais importantes, níveis ↑ itraconazol, HIV protease/itraconazol, inibidores de protease de HIV e níveis ↓ pela carbamazepina, rifampicina, rifabutina, fenitoína, primidona, efavirenz, nevirapina e erva-de-são-joão.

Dose: 10–15 mg vo 1 v/d (máx. 30 mg/1 v/d); 5,25–15 (geralmente 9,75) mg im como dose única repetida após ≥ 2 h se necessário (máx. 3 injeções/dia ou dose combinada im/vo de 30 mg/dia. **NB:** ↓ **dose em idoso.**

ARTHROTEC
Comprimidos de combinação de diclofenaco com misoprostol (200 microgramas/comprimido) para ↓SEs GI (esp PU/sangramentos).
CI/Precaução/SE/Interações: ver Diclofenaco e Misoprostol.
Dose: 50 mg 2 v/d/3 v/d vo ou 75 mg 2 v/d (prescrito como dose de diclofenaco).

ASACOL
ver Mesalazina: aminossalicilato "novo" para UC com ↓SEs. Disponível vo (3–6 comprimidos de 400 mg por dia em doses divididas), como supositórios (0,75–1,5 diariamente em doses divididas) ou como enema de espuma (1–2 g diariamente).

ASPIRINA
NSAID. Inibe COX-1 e COX-2 ⇒ ↓ síntese de PG (∴ anti-inflamatório e antitérmico) e ↓ tromboxano A_2 (∴ antiagregação das Pt).
Uso: dor/pirexia branda a moderada[1], Px[2] e Rx[3] agudo de IHD e CVA tromboembólico.
CI: < **16 anos de idade, a não ser que especificamente indicada** (pode ⇒ síndrome de Reye), **PU** (**ativa ou HxP de**), hipersensibiidade a qualquer NSAID, hemofilia, **R** (GFR < 10 mL/min)/**H** (se grave)/**L**.
Precaução: asma, qualquer doença alérgica*, desidratação, HA não controlada, gota, deficiência de G6PD, **H/R** (evitar se qualquer das duas grave)/**G/I**.
SE: irritação GI, **sangramento (esp GI: ↑↑ risco se também anticoagulado)****. Raramente hipersensibilidade* (anafilaxia, broncospasmo, reações cutâneas), AKI, hepatotoxicidade, ototóxica em OD.
Interações: ↑ sangramento GI com anticoagulantes**, outras **NSAIDs** (**evitar**), **SSRIs e venlafaxina. W +** Pode ⇒ ↑ níveis de metotrexato, ↑fx anticonvulsivos e ↓fx espironolactona.
Dose: 300–900 mg cada 4–6 h (máx. 4 g/dia)[1], 75 mg 1 v/d[2], 300 mg stat[3].

> Parar 7 dias antes da cirurgia se for esperado sangramento importante. Se cirurgia cardíaca ou paciente tiver ACS, considerar continuação.

ATENOLOL

β-Bloqueador: (brandamente) cardiosseletivo* ($β_1 > β_2$), ↑ solubilidade H_2O ∴ ↓fx centrais** e ↑ excreção renal***.

Uso: HA[1] (*para orientação sobre Mx gradativo de HTN ver p. 226*), angina[2], MI (dentro de 12 h como intervenção precoce)[3], arritmias[4].

CI/Precaução/SE/Interações: ver Propranolol ⇒ ↓ broncospasmo* (mas evitar em toda asma/só usar em COPD se nenhuma outra escolha) e ↓ perturbação do sono/pesadelos**.

Dose: 25–50 mg 1 v/d vo[1]; 100 mg 1 v/d vo[2]; 5 mg iv ao longo de 5 min, 50 mg vo 15 min mais tarde, 50 mg vo após 12 h, a seguir, 100 mg 1 v/d vo[3]; 50–100 mg 1 v/d vo[4] (para doses iv ver SPC/BNF). **NB: considerar ↓ dose em RF***.

ATORVASTATINA/LIPITOR

Inibidor de HMG-CoA redutase.

Uso/CI/Precaução/SE: ver Sinvastatina.

Interações: ↑ risco de miopatia inclui com ☠ fibratos ☠, daptomicina, ciclosporina, ácido nicotínico, itra/posaconazol. Níveis ↑ por clari/telitromicina.

Dose: inicialmente 10 mg à noite (↑ se necessário, a intervalos ≥ 4 sem, até máx. 80 mg). Dose pós-ACS 80 mg por dia.

ATRACÚRIO

Uma mistura de 10 isômeros. Bloqueador neuromuscular benzilisoquinolínio. Duração de ação intermediária. Metabolizado não enzimaticamente (∴ independente da função hepática/renal).

Uso: bloqueamento neuromuscular para cirurgia[1] ou durante tratamento intensivo (esp em LF ou RF)[2].

CI: anestesista não confiante na manutenção da via aérea.

Precaução: doença neuromuscular (MG, síndrome de Eaton-Lambert, pólio antiga), hipersensibilidade a outros bloqueadores neuromuscular (reatividade cruzada alérgica), queimaduras (resistência pode-se desenvolver).

SE: liberação de histamina (ruborização da pele, ↓BP, ↑HR, broncospasmo, reações anafilactoides), convulsões.

Monitorar: função cardíaca e respiratória.

Interações: fx ↑ por aminoglicosídeos, clindamicina e polimixinas. Pode ⇒ hemólise se dado com transfusão de sangue.

Dose: inicialmente 300–600 microgramas/kg iv, a seguir, 100–200 microgramas/kg iv conforme necessário *ou* inicialmente 200–600 microgramas/kg iv, a seguir, 300–600 microgramas/kg/h ivi[1]; inicialmente 300–600 microgramas/kg iv (opcional), a seguir, 270–1.770 microgramas/kg/h ivi (geralmente 650–780 microgramas/kg/h)[2]. ***NB: se obeso [peso 30% acima do peso corporal ideal (IBW; ver p. 282)] usar IBW; para calcular a dose.***

☠ Uso por especialista somente; respiração necessita de assistência/controle até droga inativada ou antagonizada e anestésico/sedativo para evitar percepção. ☠

ATROPINA (SULFATO) iv

Antagonista muscarínico: bloqueia estimulação vagal do SAN e do AVN, broncodilata e ↓ secreções orofaríngeas.

Uso: grave ↓HR (ver algoritmo 5) ou HB[1], CPR [atropina NÃO recomendada para assistolia], OD/envenenamento[2] por organofosfato/anticolinesterase* e usos especializados por anestesiologista.

CI: (*não aplicar se condição ameaçadora à vida/CPR!*): glaucoma (fechamento do ângulo), MG (*a não ser superdosagem de anticolinesterase*, quanto atropina é indicada*), íleo paralítico, estenose pilórica, obstrução do colo da bexiga (p. ex., ↑ próstata).

Precaução: síndrome de Down, refluxo gastroesofágico, diarreia, UC, MI agudo, HTN, ↑ HR (esp 2° a ↑↑T_4, insuficiência cardíaca ou cirurgia), hipertermia, G/L/I.

SE: transitória ↓HR (seguida por ↑HR, palpitações, arritmias), fx antimuscarínicos (ver p. 262), N&V, confusão (esp em idoso), tonteira.

Dose: 0,3–0,6 mg iv[1]; 1–2 mg im/iv cada 10–30 min[2] (cada 5 min em casos graves) até máx. 100 mg nas 1ªˢ 24 h, até resposta sintomática (pele ruboriza e seca, pupilas dilatam-se, HR↑).

ATROVENT ver Ipratrópio; broncodilatador para COPD/asma.

AUGMENTIN ver Co-amoxiclav (amoxicilina + ácido clavulânico) 375 ou 625 mg 3 v/d vo (1,2 g v/d iv).

AZATIOPRINA

Imunossupressor antilinfoproliferativo: inibe vias de recuperação de purinas; pró-droga da 6-mercaptopurina.

Uso: prevenção de rejeição de transplante, doença autoimune (esp como agente poupador de esteroide, mas também Rx manutenção para SLE/ vasculite).

CI: hipersensibilidade (à azatioprina *ou mercaptopurina*), **G/L**.

Precaução: H/R/I.

SE: mielossupressão (dependente da dose, ⇒ ↑ infecções, esp HZV), **hepatotoxicidade**, **reações de hipersensibilidade** (inc nefrite intersticial: *parar a droga!*), N&V&D (esp inicialmente), pancreatite. Raramente colestase, alopecia, pneumonite, risco de neoplasia, veno-oclusão hepática.

Advertência: relatar imediatamente infecções ou equimose/sangramento inesperado.

Monitorar: FBC (inicialmente ≥ c. semana ↓ para ≥ c. 3 meses), LFTs, U&Es.

Interações: fx ↑ por **alopurinol**, ACE-i, ARBs, trimetoprim (e Septrin), fx ↓ por rifampicina. **W–**.

Dose: inicialmente 1–3 mg/kg por dia durante ≤ 12 sem$^{SPC/BNF}$ (preferivelmente vo uma vez que iv é muito irritante). **NB: ↓ dose em RF**.

> ☤ Antes de começar Rx, fazer triagem para defeito genético comum que ↓ atividade da enzima TPMT (que metaboliza azatioprina): se heterozigoto, ↓ dose (esp se tomando derivados aminossalicilatos, p. ex., olsalazina, mesalazina ou sulfasalazina) ☤

AZITROMICINA

Antibiótico macrolíteo: ver Eritromicina.

Uso: ver Eritromicina (mas com ↑ atividade contra organismos Gram-negativos e ↓ atividade contra Gram-positivos). Também clamídia genital e tifoide não grave.

CI: como eritromicina, mais **H** (se grave).

Precaução/SE/Interações: como eritromicina (NB: ↑**P450** ∴ muitas interações) mas ⇒ ↓SEs GI.

Dose: 500 mg 1 v/d vo *por 3 dias somente* (continuar 7 dias para tifoide); para infecções GU 1 g 1 v/d vo *em dose única*.

AZOPT ver Brinzolamida; colírio para glaucoma.

AZT ver Zidovudina; antirretroviral para HIV.

BACLOFENO

Relaxante muscular esquelético: ↓ reflexos medulares, inibição geral do CNS a ↑ doses.
Uso: espasticidade, se crônica/grave (esp 2° a MS ou patologia da medula).
CI: PU, porfiria, intolerância hereditária à galactose.
Precaução: distúrbios Ψ, epilepsia, Hx de PU, Parkinson, porfiria, DM, esfíncter vesical hipertônico, doença respiratória/cerebrovascular, H/R/G/I.
SE: sedação, ↓ **tônus muscular, náusea, disfunção urinária,** transtorno GI, ↓BP. Outros raros: ↑ espasticidade (*parar a droga!*), múltiplos sintomas neurológicos/Ψ, disfunção cardíaca/hepática/respiratória.
Advertência: pode ↓ tarefas delicadas (esp dirigir), ↑fx do álcool.
Interações: fx ↑ por TCAs. Pode ↑fx de anti-hipertensivos.
Dose: 5 mg 3 v/d vo (após alimento) ↑, se necessário, até máx. de 100 mg/dia. **NB:** ↓ **dose em RF**. Em casos graves, pode-se dar por bomba intratecal (ver SPC/BNF).

Reduzir a dose gradualmente ao longo de ≥ 1–2 sem. para evitar sintomas de abstinência: confusão, ↑ espasticidade, Ψ reações, ↑HR.

BACTROBAN ver Mupirocina; antibiótico tópico (esp para MRSA nasal).
Ver orientação local para controle de infecção.

BECLOMETASONA

Corticosteroide inal: ↓ edema da via aérea e secreções mucosas.
Uso: asma crônica não controlada por β_2-agonistas unicamente.
Precaução: TB (inc quiescente).
SE: candidíase oral (2° a imunossupressão: ↓ enxaguando a boca com H_2O após uso), **voz rouca.** Raramente glaucoma, hipersensibilidade. ↑ Doses podem ⇒ supressão suprarrenal, Cushing, ↓ densidade óssea, RTI inferior, ↓ crescimento (controvertido).
Dose: 200–2.000 microgramas por dia inal (normalmente começar a 200 microgramas 2 v/d). Usar nebulizador de alta dose se necessidades diárias forem > 800 microgramas[SPC/BNF]. Especificar nome do produto para inaladores de disco dosímetro de CFC uma vez que a dose varia de 50 a 400 microgramas/aplicação. Inaladores dosímetros pressurizados isentos de CFC não são intercambiáveis.

Raramente ⇒ broncospasmo paradoxal: pode ser evitado mudando de aerossol para formas de inalador de pó seco ou usando β_2-agonistas Inal.

BECOTIDE ver Beclometasona.

BENDROFLUMETIAZIDA

Diurético tiazida: ↓ reabsorção de Na^+ (e Cl) do DCT ⇒ perda de Na^+ e H_2O e estimula excreção de K^+.

Uso: edema[1] (2º a IC ou estados de hipoproteinemia), HTN[2] (a curto prazo ↓volume hídrico e CO; a longo prazo ↓TPR; *para orientação sobre Mx gradativo de HTN ver p. 226*), Px contra cálculos renais em hipercalciúria[3].

CI: ↓K^+ (refratária a Rx), ↓Na^+, ↓Ca^{2+}. Doença de Addison, ↑ urato (se com sintomas), **H/R** (se qualquer um grave, de outro modo precaução).

Precaução: porfiria, e pode piorar gota, DM ou SLE, **G/L/I**.

SE: desidratação (esp em idoso), ↓**BP** (esp postural), ↓K^+, desarranjo GI, **impotência**, ↓Na^+, alcalose (com ↓Cl), ↓Mg^{2+}, ↑Ca^{2+}, ↑ urato/gota, ↑ glicose, metabolismo lipídico (esp ↑ colesterol), erupção cutânea, fotossensibilidade, distúrbios hematológicos (inc ↓Pt, ↓N∅), pancreatite, colestase intra-hepática, reações de hipersensibilidade (inc reações respiratórias e cutâneas graves), arritmias.

Interações: ↑ níveis de **lítio**. efx ↓ por **NSAIDs** e estrogênios. Se ↓K^+ pode ↑fx tóxicos de muitas drogas (esp digoxina, NSAIDs, corticosteroides e muitos antiarrítmicos). ↑ Risco de ↓Na^+ com carbamazepina ↑ risco de ↓K^+ com anfotericina.

Dose: inicialmente 5–10 mg de manhã vo[1], a seguir, ↓ *frequência* de dose (*i. e.*, omitir dias) se possível; 2,5 mg 1 v/d vo[2,3] (pouco benefício de ↑ doses).

BENZILPENICILINA (= PENICILINA G)

Penicilina com pouca absorção vo ∴ apenas dada im/**iv**: usada principalmente contra infecções estreptocócicas (esp *S. pneumoniae*) e por neissérias (esp *N. gonorrhoeae*, *N. meningitidis*).

Uso: (geralmente em conjunção com outros agentes) infecções graves da pele (esp celulite, infecções de feridas, gangrena gasosa) (ver p. 273), meningite, endocardite, infecções ENT, pneumonia pneumocócica.

CI: hipersensibilidade a penicilina (NB: comum reatividade cruzada com cefalosporinas).

Precaução: Hx de alergia, falso-positivo para glicosúria, **R***.

SE: hipersensibilidade (inc febre, artralgia, erupções, urticária, angioedema, anafilaxia, reações semelhantes à doença do soro, ↓ hemolítica de Hb, nefrite intersticial), **diarreia** (raramente AAC). Raramente distúrbios he-

matológicos ($\downarrow$Pt, $\downarrow$N$\varnothing$, distúrbios da coagulação), toxicidade no CNS (inc convulsões, esp a $\uparrow$ doses ou se RF*). $\uparrow$ Doses podem $\Rightarrow$ $\downarrow$K$^+$ (e $\downarrow$Na$^+$).
Interações: níveis $\uparrow$ por probenecida. $\uparrow$ Risco de erupção com alopurinol. Pode $\downarrow$fx de OCP.
Dose: 0,6–1,2 g 4 v/d iv (ou im/ivi). Se muito grave, dar 2,4 g cada 4 h (só como iv/ivi). **NB: $\downarrow$ dose em RF**.

BETAISTINA/SERC

Análogo da histamina (antagonismo H1 e antagonismo H3): $\uparrow$ microcirculação na orelha média $\Rightarrow$ $\downarrow$ pressão endolinfática.
Uso: doença de Ménière (se zumbido, vertigem ou perda auditiva).
CI: phaeo.
Precaução: asma, Hx de PU, G/L.
SE: desarranjo GI. Raramente cefaleia, erupção, prurido.
Dose: 16 mg 3 v/d vo (manutenção geralmente 24–48 mg/dia).

BETAMETASONA CREME (0,1%)/POMADA

Corticosteroide tópico "potente" (raramente usado como preparações mais fracas 0,05% ou 0,025%).
Uso: condições inflamatórias da pele, em particular eczema.
CI: infecção não tratada, rosácea, acne.
SE: atrofia da pele, piora de infecções, acne.
Dose: aplicar camada fina 1–2 vezes por dia. Usar "pomada" em condições secas da pele.

BETNOVATE ver Betametasona creme 0,1% (concentração potente). Disponível como Betnovate RD (concentração moderada) 0,025%.

BEZAFIBRATO

Fibrato (redutor do nível sérico de lipídios): $\Rightarrow$ $\downarrow$**TG**, $\downarrow$LDL, $\uparrow$HDL estimulando lipoproteína lipase ($\Rightarrow$ $\downarrow$ conversão de VLDL/TG em LDL e $\Rightarrow$ $\uparrow$ remoção de LDL da circulação). Também $\Rightarrow$ (brando) $\downarrow$ colesterol.
Uso: hiperlipidemias (esp se $\uparrow$TG $\therefore$ tipos IIa/b, III, IV, V).
CI: doença da vesícula, PBC, $\downarrow$ albumina (esp síndrome nefrótica), R*/H (se qualquer das duas grave; caso contrário, precaução), G/L.
Precaução: $\downarrow$T$_4$ (precisa ser corrigida).
SE: desarranjo GI, $\downarrow$ **apetite**, $\uparrow$ **cálculos biliares, miosite** (mais rara, porém, importante: $\uparrow$ risco em RF*). Também impotência, erupção (inc pruri-

do, urticária), cefaleia. Mais raros: tonteira, vertigem, fadiga, perda de cabelo, distúrbios hematológicos ($\downarrow$Hb, $\downarrow$WCC, $\downarrow$Pt).

Interações: ☠ "estatinas" $\Rightarrow$ $\uparrow$risco de miosite ☠. $\uparrow$fx de antidiabéticos. $\uparrow$ risco de hepatotoxicidade com MAOIs. Pode $\uparrow$ toxicidade renal da ciclosporina. **W +**.

Dose: 200 mg 3 v/d vo (após alimento). Disponíveis preps MR 400 mg 1 v/d[BNF].

NB: $\downarrow$ **dose em RF.**

BICARBONATO ver Bicarbonato de sódio.

BICARBONATO DE SÓDIO iv

Agente alcalinizante.

Uso: superdose de TCA com Δ ECG; parada cardíaca* (apenas se decorrente de $\uparrow$K$^+$ ou TCAs), raramente para acidose metabólica grave decorrente de excs perda de bicarbonato.

SE: acidose intracelular paradoxal, inotrópico negativo, $\downarrow$ distribuição de O_2 (curva de saturação de O_2 mudada para a esquerda), $\downarrow$K$^+$, $\uparrow$Na$^+$, $\uparrow$ osmolalidade sérica.

Dose: iv: disponível em soluções 1,26%, 4,2% e 8,4%; em parada cardíaca* dar 50 mmol (50 mL de solução 8,4%) repetindo se necessário. NB: *uso especialista unicamente* – considerar fortemente obter ajuda sênior antes de dar.

☠ Inflamatório se extravasar quando dado iv ($\Rightarrow$ necrose de tecido) ☠.

BIMATOPROST COLÍRIO/LUMIGAN

Análogo de PG tópico para glaucoma; ver Latanoprost.

Uso/CI/Precaução/SE: ver Latanoprost.

Dose: 1 gota 1 v/d.

BISOPROLOL

β-bloqueador cardiosseletivo ($\beta_1 > \beta_2$).

Uso: HTN[1] (*para orientação sobre Mx gradativo de HTN ver p. 226*), angina[2], HF[3].

CI/Precaução/SE/Interações: como propranolol, mas também CI em HF necessitando de inotrópicos ou se bloqueio SAN; cautela se psoríase.

Dose: 10 mg 1 v/d vo[1,2] (manutenção 5–20 mg 1 v/d); inicialmente 1,25 mg 1 v/d vo[3] (↑ lentamente até máx. 10 mg 1 v/d)[SPC/BNF]. **NB:** ↓ **dose em LF ou RF**.

BOSENTANA/TRACLEER
Antagonista dos receptores à endotelina: relaxante de músculo liso vascular.
Uso: HTN[1] arterial pulmonar, Rx de úlceras digitais na esclerose sistêmica.[2]
CI: SBP < 85 mmHg, porfiria aguda, G/L.
Precaução: ↓BP, **H** (evitar se grave).
SE: Δ **LFTs**, ↓**BP**, palpitações, edema, cefaleia, rubor, sangramento/↓Hb, ↓NO (O necessita símbolo com traço diagonal para dizer neutrófilos), ↓Pt, reações de hipersensibilidade, dispepsia, D.
Advertência: evitar suspensão súbita e relatar sintomas de LF.
Monitorar: LFTs mensalmente (e 2 sem após ↑ dose) e Hb mensalmente durante 1ªs 4 sem, a seguir trimestralmente. INR ao início ou alteração da dose.
Interações: metab por e ↑P450. Níveis ↑ por ciclosporina, ceto/flu/itraconazol. Níveis ↓ por rifampicina. ↓fx de OCP e sinvastatina. ↑ Risco de hepatotoxicidade com glibenclamida.
Dose: *uso por especialista somente:* inicialmente 62,5 mg vo 2 v/d por 4 sem a seguir ↑ para 125 mg 2 v/d[1,2] (pode ↑ até 250 mg 2 v/d[1])[SPC/BNF].

BRICANYL ver Terbutalina (β_2-agonista para asma). Vários aparelhos de aplicação disponíveis [SPC/BNF].

BRIMONIDINA COLÍRIO/ALPHAGAN
α_2-Agonista tópico: ↓ produção de humor aquoso ∴ ↓IOP.
Uso: glaucoma de ângulo aberto, hipertensão ocular (esp se β-bloqueador ou análogo de PG for CI ou falhar em ↓IOP).
Precaução: ↓BP/HR postural, Raynaud, doença cardiovascular (esp IHD), insuficiência cerebral, depressão*, G/L R/H.
SE: **sedação**, **cefaleia**, **boca seca**, HTN, visão turva, **reações locais** (esp desconforto, prurido, hiperemia, conjuntivite folicular). Raramente, palpitações, depressão*, hipersensibilidade.
Interações: ☠ **MAOIs**, **TCAs**, mianserina (ou outros antidepressivos que afetam a transmissão por NA) constituem CI ☠.

Dose: 1 gota 2 v/d de solução 0,2%. Também disponível como colírio de combinação com timolol 0,5% (COMBIGAN).

BRINZOLAMIDA/AZOPT
Inibidor de anidrase carbônica tópico para glaucoma. Similar a dorzolamida (↓ produção de humor aquoso).
CI: acidose hiperclorêmica, **R** (GFR < 30 mL/min)
Precaução: G/L.
Dose: 1 gota 2 v–d/3 v/d. Também disponível como gotas em combinação com timolol 0,5% (Azarga).

BROMIDRATO DE HIOSCINA (= ESCOPOLAMINA)
Antimuscarínico: fx predominantes sobre CNS (↓ atividade vestibular[1]). Também ↓ secreções respiratórias/orais[2,3].
Uso: doença de movimento[1], cuidado terminal/deglutição ↓ crônica[2] (p. ex., CVA), hipersalivação 2° a antipsicóticos[3] (uso não licenciado).
CI: glaucoma (ângulo fechado).
Precaução: obstrução GI, ↑ próstata/retenção urinária, doença cardiovascular, porfiria, Down, MG, **H/R/G/L/I**.
SE: fx antimuscarínicos (ver p. 262), geralmente sedativos (embora raramente ⇒ agitação paradoxal quando dado como infusão sc).
Advertência: dirigir pode ser prejudicado, ↑ fx do álcool.
Interações: ↓ fx de nitratos sublinguais (p. ex., GTN).
Dose: 300 microgramas cada 6 h vo (máx. 3 doses/24 h)[1] (ou como adesivos transdérmicos; liberam 1 mg em 72 h); 0,6–2,4 mg/24 h como infusão sc[2]; 300 microgramas 2 v/d vo[3] (pode ↑ para 3 v/d).

Não confundir com *butilbrometo* de hioscina: diferentes fx e doses!

BROMOCRIPTINA
Agonista da DA; ↓ liberação hipofisária de prolactina e hormônio de crescimento.
Uso: doenças endócrinas[1] (p. ex., prolactinoma, galactorreia, acromegalia) e NMS. Raramente usada para parkinsonismo se L-dopa insuficiente/não tolerada.
CI: valvopatia cardíaca, hipersensibilidade aos alcaloides do ergot, HTN incontrolada. Também HTN/IHD pós-parto ou no puerpério.

Precaução: doença cardiovascular, PU, porfiria, doença de Raynaud, doenças Ψ sérias (esp psicose), G/L.
SE: diarreia GI, ↓ postural da **BP** (esp inicialmente e se ↑ ingestão de álcool), Δs **comportamentais** (estados confusionais, distúrbios Ψ), ↑ **sono** (início súbito/diurno). Raramente mas seriamente **fibrose***: pulmonar**, cardíaca, retroperitoneal*** (pode ⇒ AKI).
Advertência: de ↑ sono. Relatar tosse** persistente ou dor torácica/abdominal.
Monitorar: BP, ESR*, U&Es***, CXR**; tamanho hipofisário e campos visuais (gravidez e^1)**.
Interações: níveis ↑ por eri/claritromicina e octreotídeo.
Dose: 1–30 mg/dia$^{SPC/BNF}$. **NB: considerar** ↓ **dose em LF**.

BUCCASTEM Proclorperazina (antiemético) em comprimidos bucais: absovidos rapidamente de baixo do lábio superior ∴ não necessita ser deglutido e retido no estômago para absorção se N&V.
Precaução: ver Proclorperazina H.
Dose: 3–6 mg 2 v/d.

▼ BUDESONIDA

Corticosteroide Inal para asma[1]; similar à beclometasona, porém mais forte (aproximadamente o dobro da potência por micrograma). Também disponível vo ou como enema para IBD[2] (ver BNF).
Precaução: H.
Dose: 200–800 microgramas 2 v/d Inal (aerossol ou pó) ou 1–2 mg 2 v/d neb[1].

BUMETANIDA

Diurético de alça: inibe bomba de Na$^+$/K$^+$ na alça de Henle ascendente.
Uso/CI/Precaução/SE/Monitorar/Interações: como furosemida; também cefaleias, ginecomastia e em ↑ doses pode ⇒ mialgia.
Dose: 1 mg manhã vo (500 microgramas pode ser suficiente no idoso), ↑ se necessário (5 mg/24 h geralmente é suficiente; ↑ acrescentando uma dose à hora do almoço, a seguir ↑ de cada dose); 1–2 mg im/iv (repetir após 20 min se necessário), 2–5 mg ivi ao longo de 30–60 min.

NB: dar iv em edema grave; edema intestinal ⇒ ↓ absorção vo.

BUPROPIONA (= ANFEBUTAMONA)/ZYBAN

Inibidor da recaptação de NA e em menor extensão de DA (NDRI) desenvolvido como antidepressivo, mas também ↑ sucesso em cessação do tabagismo.

Uso: (adjunto à) cessação do fumo[NICE].

CI: tumor do CNS, abstinência aguda de álcool/benzodiazepina, Hx de convulsões*, distúrbios alimentares, transtorno bipolar, **H** (se cirrose grave)/ **G/L**.

Precaução: se ↑ risco de convulsões*: abuso de álcool, Hx de trauma craniano e DM, **R/I**.

SE: convulsões*, insônia (e outras reações do CNS, p. ex., ansiedade, agitação, depressão, febre, cefaleias, tremor, tonteira). Também ↑HR, bloqueio AV, ↑ ou ↓BP**, dor torácica, hipersensibilidade (inc reações cutâneas graves), transtorno GI, ↑P, fx antimuscarínicos leves (esp **boca seca**; ver p. 262 para outros).

Monitorar: BP**.

Interações: ↓**P450** ∴ muitas interações, mas importantemente **drogas do CNS**, esp se ↓ limiar convulsivo*, p. ex., antidepressivos (☠ MAOIs; evitar juntos, incluindo < 2 sem após MAOI ☠), antimaláricos, antipsicóticos (esp risperidona), quinolonas, anti-histamínicos sedativos, corticosteroides sistêmicos, teofilinas, tramadol. Ritonavir ⇒ ↓ nível plasmático de bupropiona. ↓ dose de antiarrítmicos mod CYP2B6.

Dose: 150 mg 1 v/d por 6 dias, a seguir, 150 mg 2 v/d por máx. 9 sem (↓ dose se idoso ou ↑ risco de convulsão[SPC/BNF]). Começar 1–2 sem antes da data de parar de fumar. **NB: máx. 150 mg/dia em LF ou RF**.

BURINEX Bumetanida comprimidos de 1 mg.

BUSCOPAN ver Butilbrometo de hioscina; antispasmódico GI.

BUTILBROMETO DE HIOSCINA/BUSCOPAN

Antimuscarínico: ↓ motilidade GI. Não cruza a BBB (diferentemente do *bromidrato* de hioscina) ∴ menos sedativo.

Uso: espasmo muscular liso GI (ou GU); esp cólica biliar, diverticulite e IBS. Raramente usado em dismenorreia.

CI: glaucoma (ângulo fechado), MG, megacólon, ↑ próstata.

Precaução: obstrução GI, ↑ próstata/retenção urinária, ↑HR (inc ↑T_4) **C/G/L/I**.

SE: fx antimuscarínicos (ver p. 262), sonolência, confusão.

Interações: ↓fx da metoclopramida (e vice-versa) e nitratos sublinguais. ↑fx taquicárdicos de β-agonistas.

Dose: 20 mg 4 v/d vo (para IBS, começar com 10 mg 3 v/d) ou 20 mg im/iv (repetindo 1 vez após 30 min, se necessário; máx. 100 mg/dia).

> Não confundir com *bromidrato* de hioscina; diferentes fx e doses!

BUTIRATO DE CLOBETASONA 0,05% CREME OU POMADA/EUMOVATE

Corticosteroide tópico de moderada potência.

Uso: condições inflamatórias da pele, esp eczema, dermatite.

CI: infecção não tratada, rosácea, acne.

SE: atrofia da pele, piora de infecções, acne.

Dose: aplicar camada fina 1 v/d/2 v/d.

BUTIRATO DE HIDROCORTISONA CREME (0,1%)

Corticosteroide tópico potente. NB: muito mais forte que hidrocortisona creme "padrão" (*i. e.,* não butirato); ver abaixo!

CACIT ver Carbonato de cálcio.

CACIT D3 Carbonato de cálcio + baixa dose de vitamina D_3.

Uso: Px de deficiência de vitamina D.

Precaução: H.

Dose: 1 comprimido 1 v/d (= 12,5 mmol Ca^{2+} + 11 microgramas de colecalciferol).

CALCICHEW ver Carbonato de cálcio.

CALCICHEW D3 Carbonato de cálcio + baixa dose de vitamina D_3.

Uso: Px de deficiência de vitamina D.

Dose: 1 comprimido 1 v/d. Cada comprimido = 12,5 mmol Ca^{2+} + 5 microgramas de vit D_3 (colecalciferol) ou 10 microgramas vit D_3 nas preparações "forte".

CÁLCIO + ERGOCALCIFEROL comprimidos de 2,4 mmol Ca^{2+} baixa dose (10 microgramas) de ergocalciferol (= calciferol = vitamina D$_2$).
Uso: Px de deficiência de vitamina D.
CI/Precaução/SE: ver Ergocalciferol.
Dose: 1 comprimido 1 v/d$^{SPC/BNF}$.

CALCIPOTRIOL POMADA E CREME

Análogo da vitamina D para psoríase em placas.
SE: reações locais da pele (prurido, vermelhidão).
Precaução: evitar exposição excessiva à luz solar usar < 100 g/semana, I.
CI: pacientes com distúrbios do metabolismo do Ca^{2+}.
Uso: aplicar 1 v/d ou 2 v/d. Também usado como pomada ou gel combinado com betametasona (Dovobet) 1 v/d ≤ 4 semanas.

CALCITONINA

Hormônio sintético (normalmente produzido pelas células C da tireoide): liga-se a receptores específicos dos osteoclastos ⇒ ↓ reabsorção de osso e ↓ Ca^{2+}. Seus fx são específicos para osso anormal (alto giro).
Uso: ↑Ca^{2+} (esp por causa de malignidade; também ↓ dor de metástases ósseas), doença de Paget (↓ dor e sintomas neurológicos, p. ex., surdez). Raramente para Px/Rx de osteoporose pós-menopáusica.
CI: ↓Ca^{2+} G/L.
Precaução: Hx de *qualquer* alergia, R/C.
SE: diarreia (esp N&V), **rubor**, ↑ **frequência urinária**, Δ paladar, visão/sensorial, hipersensibilidade (inc anafilaxia), mialgia, inflamação local, edema, erupção, malignidade (uso a longo prazo), tremor.
Dose: ver BNF/SPC.

CALCIUM RESONIUM

Resina de troca iônica de poliestireno sulfonato.
Uso: ↑K$^+$ crônico com oligoanúria (não para Mx *inicial** de ↑ agudo de K$^+$).
CI: doença intestinal obstrutiva, doenças tendentes a ter ↑ Ca^{2+} (↑PTH, mieloma múltiplo, sarcoide, câncer metastático), K$^+$ < 5 mmol/L.
Precaução: usar resina de sódio se HTN, edema ou C, G/L.
SE: desarranjo GI (inc ulceração, necrose GI, constipação grave; frequentemente necessária Px com 10–20 mL lactulose), ↓K$^+$, ↓Mg^{2+}, ↑Ca^{2+}.

Interações: ↑ risco de obstrução GI com hidróxido de alumínio, ↑ risco de alcalose com carbonato de alumínio. Pode ↓ níveis de lítio e levotireoxina. Evitar sorbitol (necrose GI).

Dose: 15 g 3 v/d/4 v/d vo. NB: leva 24–48 horas para funcionar*. Também disponível como enemas de 30 g (raramente ⇒ ulceração retal e necrose de cólon: necessário enema de limpeza primeiro e lavagem depois; ver SPC).

CALCIUM SANDOZ Suplemento de Ca^{2+} em xarope; 108,3 mg (2,7 mmol) Ca^{2+}/5 mL.

CALPOL Paracetamol (pediátrico) suspensão.
Dose: de acordo com a idade; todas as doses até cada 4 horas, máx. 4 v/d < 3 meses[BNF]: 3–6 meses 60 mg, 6–24 meses 120 mg, 2–4 anos 180 mg, 6–8 anos 250 mg, 8–10 anos 375 mg, 10–12 anos 500 mg, 12–16 anos 480–750 mg.

NB: duas potências disponíveis: INFANT "padrão" (120 mg/5 mL) e mais forte SIX Plus (250 mg/5 mL).

CANDESARTANA/AMIAS

Antagonista da angiotensina II.
Uso: HTN^1 (*para orientação sobre Mx gradativo da HTN^1 ver p. 226*) ou HF^2 (quando ACE-i não tolerado).
CI: colestase, **H** (se grave)/**G**/**L**.
Precaução/SE/Interações: ver Losartana.
Dose: inicialmente 8 mg 1 v/d^1 (4 mg se LF, 4 mg se RF/depleção de volume intravascular) ↑ a intervalos de 4 semana se necessário até máx. de 32 mg 1 v/d; inicialmente 4 mg 1 v/d^2 ↑ a intervalos ≥ 2 semanas até "dose-alvo" de 32 mg 1 v/d (ou máx. tolerada). **NB: ↓ dose em LF.**

CANESTEN
Clotrimazol 1% creme: antifúngico, esp para infecções vaginais por candida (sapinho). Também disponível como pó, solução e *spray* para áreas pilosas.
Dose: aplicar 2 v/d–3 v/d.

CAPTOPRIL

ACE-i: de ação curta; em grande parte substituído por drogas de ação mais longa.
Uso: HTN (*para orientação sobre Mx gradativo da HTN ver p. 226*), HF, pós-MI, e nefropatia diabética (*i. e., proteinúria constante*).

CARBAMAZEPINA 33

CI: doença renovascular* (RAS bilateral conhecida ou suspeitada), angioedema/outra hipersensibilidade 2° a ACE-i, porfiria, **G**.

Precaução: estenose aórtica sintomática, Hx de angioedema idiopático ou hereditário, se tomando drogas que ↑K+**, **H/R/L/I**.

SE: ↓**BP** (esp com 1ª dose, se HF, desidratado ou sob diuréticos, diálise ou dieta ↓Na+ ∴ *tomar à noite),* **RF***, **tosse seca**, ↑K+, acidose, **hipersensibilidade** (esp erupções cutâneas e **angioedema**), fotossensibilidade, Δ paladar, sintomas do trato respiratório superior (inc dor de garganta/sinusite/rinite), desarranjo GI, Δ LFTs (raramente icterícia colestática/hepatite), pancreatite, distúrbios hematológicos, muitos sintomas neurológicos inespecíficos.

Monitorar: U&Es, especialmente básicos e *2 semanas após começar**.

Interações: fx ↓ por NSAIDs (também ⇒ ↑ risco RF*). **Diuréticos**, TCAs e antipsicóticos ⇒ risco de ↓↓BP. ↑fx do **lítio** (e antidiabéticos).

Dose: 6,25–75 mg 2 v/d vo$^{SPC/BNF}$. **NB:** ↓ dose em RF.

> ☠ **Cuidado se sob outras drogas que ↑ K+, p. ex., amilorida, espironolactona, triantereno, ARBs e ciclosporina. Não dar com suplementos orais de K+ – inc substitutos de sal da dieta ☠.

CARBAMAZEPINA/TEGRETOL

Anticonvulsivante, estabilizador do humor, analgésico; ↓ transmissão sináptica.

Uso: epilepsia[1] (convulsões tônico-clônicas generalizadas e parciais, mas pode exacerbar convulsões de ausência/mioclônicas), Px de transtorno bipolar[2] (se não responsivo ao lítio), neuralgia[3] (esp pós-herpética, trigeminal e relacionada com DM).

CI: dfx de condução AV sem marca-passo, Hx de supressão da BM, porfiria aguda.

Precaução: doença cardíaca, Hx doenças da pele (HLA-B*1.502 em origem chinesa han ou tai têm ↑ risco de SE – esp SJS), Hx reações hematológicas a drogas, glucoma, **H/R**, **G** (⇒ dfx de tubo neural* ∴ ⇒ Px folato e triagem de dfx), **L**.

SEs relacionados com a dose: N&V, **cefaleia**, **sonolência**, **tonteira**, **vertigem**, **ataxia**, Δ **visuais** (esp visão dupla): controlar ↓ da dose, Δ horários de doses/espaçamento ou uso de preparações de MR**.

Outros SEs: reações cutâneas (eritema transitório comum), **distúrbios hematológicos** (esp ↓WCC*** – frequentemente transitórios, ↓Pt, anemia aplástica), ↑ gama-GT (geralmente não relevante clinicamente), edema,

↓**Na⁺** (inc SIADH), HF, arritmias. Muitos SEs mais raros[SPC/BNF], incluindo pensamento/comportamento suicida.
Monitorar: U&Es, LFTs, FBC*** ± níveis séricos (faixa terapêutica ótima = 4–12 mg/L). Nível de vit D.
Advertência: dirigir pode ser prejudicado, e vigiar sinais de doença hepática/cutânea/hematológica.
Interações: ↑**P450** ∴ muitas (ver [SPC/BNF]) – podem causar falha de OCP; fx são ↑ por **eri/claritromicina**, isoniazida, verapamil e diltiazem; e fx são ↓ por fenitoína, fenobarbital. ☠ CI com MAIOs ☠. **W–**.
Dose: inicialmente 100–200 mg 1 v/d–2 v/d (↑ lentamente até máx. de 1,6 g/dia[2,3] ou 2 g/dia[1]); formas MR** disponíveis[SPC/BNF].

CARBIMAZOL

Antitireóideo tionamida: inibidor de peroxidase; interrompe I⁻ ⇒ I₂ e ∴ ↓ produção de T_3/T_4. Possivelmente também fx imunossupressor.
Uso: ↑T_4.
CI: doenças hematológicas graves. **H** grave.
Precaução: **H**, **G**/**L** (pode causar bócio fetal/neonatal/↓T_4 ∴ usar dose mínima para controlar sintomas e monitorar estreitamente desenvolvimento neonatal – esquema "bloquear e repor" ∴ não apropriado).
SE: hipersensibilidade: **erupção** e **prurido** (se sintomas não forem tolerados ou não reduzidos por anti-histamínicos, mudar para propiltiuracil), febre, artralgia. Também perturbação GI (esp náusea), cefaleia. Raramente disfunção hepática, alopecia, distúrbios hematológicos – esp **agranulocitose*** (0,5%) e ↓WCC (muitas vezes transitória e benigna).
Advertência/monitorar: ver quadro abaixo.
Dose: 15–60 mg/dia em 2–3 doses divididas (↓ dose logo que eutireóideo; dose de manutenção geralmente 5–15 mg 1 v/d, exceto se sob esquema "bloquear e repor", em que doses ↑ usadas são mantidas). *Normalmente dar durante apenas 12–18 meses.* Remissão ocorre frequentemente; caso contrário, outro Rx (p. ex., cirurgia/radioiodo) pode ser necessário.

☠ Agranulocitose: avisar paciente para comunicar imediatamente sinais/sintomas de infecção (esp dor de garganta, mas também febre, mal-estar, úlceras na boca, equimoses e enfermidade inespecífica). Se suspeitada infecção, fazer FBC (triagem de rotina não útil porque pode ocorrer rapidamente). Parar a droga se evidência clínica ou laboratorial de ↓NØ* ☠.

CARBONATO DE CÁLCIO

Uso: osteoporose, ↓Ca^{2+}, ↑PO_4 (esp 2° a RF; liga PO_4 no tubo digestivo ⇒ ↓ absorção).

CI: condições assoc a ↑Ca^{2+} (no soro ou urina).

Precaução: sarcoide, Hx de cálculos renais, fenilcetonúria, R.

SE: transtorno GI, ↑Ca^{2+} (soro ou urina), ↓HR, arritmias.

Interações: fx ↑ por tiazidas, fx ↓ por corticosteroides, ↓ absorção de tetraciclinas (dar ≥ 2 h antes ou 6 h após) e bisfosfonatos.

Dose: conforme necessário até 40 mmol/dia na osteoporose se ↓ ingestão dietética, p. ex., Calcichew (comprimidos padrão de 12,5 mmol ou "forte" de 25 mmol), Cacit (comprimidos de 12,5 mmol), Calcium 500 (comprimidos de 12,5 mmol) ou Adcal (comprimidos de 15 mmol).

CARVÃO

Ligação e ↓ absorção de comprimidos/venenos.

Uso: ODs (até 1 h pós-ingestão; mais longo tempo se preparações MR/SR ou drogas antimuscarínicas. Ver p. 262).

Precaução: venenos corrosivos, ↓ motilidade GI (pode ⇒ obstrução), ↓GCS (risco de aspiração, a não ser com tubo endotraqueal *in situ*).

Dose: 50 g vo. Dar uma vez para paracetamol e maioria das drogas menos álcool ou íons metálicos. Doses repetidas (cada 4 h) frequentemente necessárias para barbitúricos, carbamazepina, fenitoína, digoxina, dapsona, paraquat, quinina, salicilatos, teofilina e preparações MR/SR.

CARVÃO ATIVADO ver Carvão.

CARVEDILOL

β-Bloqueador: não seletivo mas também bloqueia $α_1$ ∴ ⇒ vasodilatação arterial.

Uso: HF[1] (acrescentado ao tratamento estável). Menos comumente para angina[2] e HTN[3] (*para conselho sobre Mx gradativo de HTN ver p. 226*).

CI/Precaução: como propanolol, mais **H**. Também **C** se HF grave *e crônica* (cautela em HF grave *e não crônica*, e evitar se HF aguda ou descompensada necessitando inotrópicos iv).

SE: como propranolol, mas pior ↓ postural da BP.

Interações: como propranol, mas pode ↑ níveis de ciclosporina.

Dose: inicialmente 3,125 mg 2 v/d¹ (↑ a intervalos ≥ 2 semanas até máx. de 25–50 mg 2 v/d); inicialmente 12,5 mg bd²/1 v/d³ (pode ↑ para 50 mg/dia).

Antes de ↑ dose, checar se HF e função renal não piorando.

CEFACLOR

Cefalosporina oral de 2ª geração.

Uso: infecções respiratórias leves, UTIs, infecções externas (infecções da pele/tecidos moles, sinusite, otite média), esp na gravidez* (é um dos antibióticos mais seguros) ou decorrentes de *H. influenzae*.

CI: hipersensibilidade a cefalosporina.

Precaução: se em risco ↑ de AAC (p. ex., uso recente de outro antibiótico, ↑ idade, doença subjacente grave, ↑ internação em hospital/instituição de abrigo, cirurgia GI, condições/drogas que ↓ acidez gástrica [esp PPIs]), hipersensibilidade a penicilina (10% também alérgicos a cefalosporinas), R/G/L (mas apropriada para usar*).

SE: diarreia (esp N&D, mas também **AAC**), **alergia** (anafilaxia, febre, artralgia, reações cutâneas [inc graves]), **AKI**, **nefrite intersticial** (reversível), disfunção hepática, doenças hematológicas, perturbação CNS (inc cefaleia).

Interações: níveis ↑ por probenecida, brandamente **W +**.

Dose: 250 mg 3 v/d vo (500 mg 3 v/d em infecções graves; máx. 4 g/dia).

NB: ↓ dose em RF.

Cefalosporinas podem ⇒ testes de Coombs e glicose na urina falso-positivos.

CEFALEXINA

Cefalosporina oral de 1ª geração.

Uso/CI/Precaução/SE/Interações: ver Cefaclor e advertência sobre AAC.

Dose: 250 mg 4 v/d ou 500 mg 2 v/d–3 v/d vo (↑ em infecções graves até máx. 1,5 g 4 v/d). Para Px de UTI, dar 125 mg vo noite. NB: ↓ dose em RF.

CEFOTAXIMA

Cefalosporina parenteral de 3ª geração. Boa atividade Gram-negativa, exceto *Pseudomonas*.

Uso: infecções graves, esp meningite e tifoide, UTI, pielonefrite, infecções de tecidos moles, gonorreia.

CI/Precaução/SE/Interações: ver Cefaclor e **advertência sobre AAC**, mas também pode raramente ⇒ arritmias se dada por injeção iv rápida.
Dose: 1 g 2 v/d im/iv/ivi (↑ até máx. de 3 g 4 v/d se necessário). **NB:** ↓ **dose em RF.**

CEFRADINA
Cefalosporina de 1ª geração oral ou parenteral.
Uso: como cefaclor.
CI/Precaução/SE/Interações: ver Cefaclor e **Advertência sobre AAC**.
Dose: vo: 250–500 mg 4 v/d *ou* 0,5–1 g 2 v/d (máx 1 g 4 v/d). **NB:** ↓ **dose em RF.**

CEFTAZIDIMA
Cefalosporina parenteral de 3ª geração: boa contra *Pseudomonas*.
Uso: ver Cefotaxima (frequentemente reservada para contexto de ITU).
CI/Precaução/EC/Interações: ver Cefaclor e **Advertência sobre AAC.**
Dose: 1 g 3 v/d im/iv/ivi, ↑ (com cuidado no idoso) para 2 g 3 v/d ou 3 g 2 v/d iv (não im, quando dose isolada máx. é 1 g) se ameaçando a vida, p. ex., meningite, imunocomprometido. **NB:** ↓ **dose em RF.**

CEFTRIAXONA
Cefalosporina parenteral de 3ª geração.
Uso: como cefotaxima, mais Px[1] pré-operatória.
CI/Precaução/SE/Interações: como Cefaclor e **advertência sobre AAC**, mais H (se RF coexistente), R (se grave), cuidado se desidratado, jovem ou imóvel (pode precipitar na urina ou vesícula). Raramente ⇒ pancreatite e ↑PT.
Dose: 1 g 1 v/d im/iv/ivi (máx. 4 g/dia); 1–2 g im/iv/ivi à indução[1]. **NB:** ↓ **dose em RF.**

Dose im máxima = 1 g por local; se total > 1 g, dar em locais divididos.

CEFUROXIMA
Cefalosporina de 2ª geração parenteral e oral: boa para algumas infecções Gram-negativas (*H. influenzae, N. gonorrhoeae*) e melhor do que cefalosporinas de 3ª geração para infecções Gram-positivas (esp *S. aureus*).
Uso: vo: infecções respiratórias[1], UTIs[2], pielonefrite[3]; **iv:** infecções graves[4], Px pré-operatória[5].

CI/Precaução/SE/Interações: ver Cefaclor e **advertência sobre AAC**.
Dose: 250–500 mg 2 v/d vo[1]; 125 mg 2 v/d vo[2]; 250 mg 2 v/d vo[3]; 750 mg 3 v/d/4 v/d iv/im[4] (1,5 g 3 v/d/4 v/d iv em infecções muito graves e 3 g 3 v/d se meningite); 1,5 g iv à indução (+750 mg iv/im por 24 h se procedimento de alto risco)[5]. **NB:** ↓ **dose em RF**.

CELECOXIBE/CELEBREX
NSAID que inibe seletivamente COX-2 ∴ ↓SEs GI (mediados pela COX-1).
Uso: osteoartrite/RA[NICE], espondilite anquilosante. fx GI benéficos (↓ sangramento) perdidos se sob aspirina ∴ não usar juntos.
CI: IHD, doença vascular cerebral, sangramento *ativo*/PU, PVD, hipersensibilidade a aspirina ou qualquer outra NSAID (inc asma, angioedema, urticária, rinite), hipersensibilidade a sulfa, IBD, **H** (se grave)/**R** (GFR < 30)/**C** (moderada-grave)/**G/L**.
Precaução: Hx de PU/sangramento GI, disfunção ventricular esquerda, HTN (monitorar BP), ↑ risco cardiovascular (p. ex., DM, ↑ lipídios, fumantes), edema **C** (brando), asma. **R*/H** (se qualquer das duas branda-moderada)/**I**.
SE/Interações: como ibuprofeno, mas ⇒ ↓ **sangramento PU/GI (mas apenas se não em combinação com aspirina)** e ⇒ ↑ **risco de MI/CVA**. Muito raramente ⇒ convulsões. Também fluconazol ⇒ ↑ níveis séricos e rifampicina ⇒ ↓ níveis séricos. Brando **W +**.
Dose: 100–200 mg 2 v/d vo. ↓ **dose em RF***. Considerar Rx gastroprotetor.

> *Inibidores de COX-2 e ↑ risco de complicações cardiovasculares:* CSM (Council on Safety of Medicines) aconselha avaliação do risco cardiovascular e uso de preferência a outras NSAIDs apenas se em ↑↑ risco de úlcera, perfuração ou sangramento GI. Usar a mais baixa dose e duração efetivas.

CEPH- ver CEF-.

CETIRIZINA/ZIRTEX
Anti-histamínico não sedativo: antagonista H_1 periférico seletivo; antimuscarínico.
Uso: alívio sintomático de alergia (esp febre do feno, urticária).
CI: porfiria aguda, **G/L**.

Precaução: epilepsia, ↑ próstata/retenção urinária, glaucoma, obstrução piloroduodenal, R/H.

SE: fx antimuscarínicos brandos (ver p. 262), muito branda sedação, cefaleia.

Advertência: pode prejudicar dirigir.

Dose: 10 mg 1 v/d (ou 5 mg 2 v/d) vo. ↓ **dose em RF grave**.

CETOCONAZOL/NIZORAL

Antifúngico imidazol: boa absorção vo.

Uso: Rx de infecção fúngica (se sistêmica, grave ou resistente a Rx tópico) e Px em caso de imunossupressão; uso limitado (em decorrência de hepatotoxicidade) a dermatofitose, foliculite por *Malassezia* e candidose cutânea e orofaríngea e apenas quando agentes tópicos e orais não puderem ser usados.

CI: H/G/L.

Precaução: porfiria.

SE: hepatite*, desarranjo GI, reações cutâneas (erupção, urticária, prurido, fotossensibilidade, raramente angioedema), **ginecomastia**, distúrbios hematológicos, parestesia, tonteira, fotofobia.

Monitorar: LFTs*, esp se Rx > 14 dias.

Advertência: buscar atenção médica urgente se sinais de LF (explicar sintomas ao paciente).

Interações: ↓P450 ∴ muitas; mais importantes – ↑ risco de **miopatia com estatinas** (evitar juntos). ↑fx de ☠ **midazolam**, **quinidina**, **pimozida** ☠, vardenafil, eplerenona, cilostazol, reboxetina, aripiprazol, sertindol, felodipina, alcaloides de ergot, hipoglicemiantes orais, buprenorfina, artemether/lumefantrina, indi/ritonavir e ciclosporina (e possivelmente teofilinas). ↓fx da rifampicina (rifampicina pode também ↓fx do cetoconazol, como podem fenitoína e clopidogrel), W +.

Dose: 200 mg 1 v/d vo *com alimento* (400 mg 1 v/d em casos graves/resistentes).

CICLESONIDA/ALVESCO

Corticosteroide Inal para Px de asma, similar à beclometasona mas 1 v/d.

Precaução: H.

Dose: 80–160 microgramas 1 v/d Inal (aerosol).

CICLIZINA
Antiemético anti-histamínico.
Uso: Rx/Px de N&V (esp 2° a opioides iv/im, mas não 1ª escolha em angina/MI/LVF*), vertigem, doença de movimento, distúrbios labirínticos.
CI/Precaução/SE/Advertência: como a clorfeniramina, mas também evitar em HF* grave (pode desfazer benefícios hemodinâmicos de opioides). fx antimuscarínicos (ver p. 262) são SEs mais proeminentes.
Dose: 50 mg vo/im/iv 3 v/d.

CICLOFOSFAMIDA
Citotóxico[1] e imunossupressor[2]: agente alquilante (causa ligações cruzadas entre bases do DNA, ↓ replicação).
Uso: neoplasias[1], doenças autoimunes[2]: esp vasculite (inc artrite reumatoide, vasculite associada a ANCA e SLE [esp se comprometimento renal/cerebral]), esclerose sistêmica, doença de Wegener, síndrome nefrótica em crianças.
CI: cistite hemorrágica, **G/L**.
Precaução: supressão BM, infecções graves, **H/R**.
SE: diarreia, alopecia (reversível). Outros raros mas importantes: hepatotoxicidade, distúrbios hematológicos, malignidade (esp leucemia mieloide aguda), ↓ **fertilidade** (pode ser permanente), toxicidade cardíaca, fibrose pulmonar (com altas doses), **cistite hemorrágica** (apenas se dada **iv**: garantir boa hidratação, dar "mesna" como Px; pode ocorrer meses após Rx).
Advertência: ↓ fertilidade pode ser permanente (guardar esperma em banco se possível) — necessário aconselhamento e obter consentimento a respeito disto antes de doar.
Monitorar: FBC.
Interações: pode ↑fx de hipoglicemiantes orais. ↑ risco de agranulocitose com clozapina e toxicidade com pentostatina.
Dose: uso por especialista unicamente. **NB:** ↓ **dose se LF ou RF**.

☠ Suspender imediatamente se ocorrer erupção cutânea ou distúrbio hematológico ☠.

CICLOPENTOLATO 0,5%/1% COLÍRIO/MYDRILATE
Para dilatação pupilar (para alívio da dor e prevenção de complicações em uveíte). Também cicloplégico (paralisa a acomodação); útil para exame de refração em crianças.
SE: visão turva.

Dose: 1 gota (3 v/d para uso prolongado). 30 min para funcionar, dura várias horas.

CICLOSPORINA

Inibidor de calcineurina: $\Rightarrow \downarrow$ proliferação L$\varnothing$ mediada por IL-2.
Uso: imunossupressão (esp síndrome nefrótica e pós-transplante), dermatite atópica, psoríase, RA.
CI: *aplicam-se apenas se dada para síndrome nefrótica:* infecção ou HTN incontroladas, malignidade. Evitar cotratamento com sirolimo.
Precaução: HTN, $\uparrow$ urato, porfiria, drogas que $\uparrow$K$^+$, **H/R/G/L/I**.
SE: nefrotoxicidade e **tremor** (ambos relacionados com a dose), $\uparrow$BP, hepatotoxicidade, desarranjo GI, Δs bioquímicas ($\uparrow$K$^+$, $\uparrow$ urato/gota, $\downarrow$Mg^{2+}, $\uparrow$ colesterol, $\uparrow$ glicose), pancreatite. Raramente sintomas neuromusculares, HUS, neoplasmas (esp linfoma), BIH, encefalopatia, desmielinização (esp transplante hepático).
Advertência: hipertricose, hipertrofia gengival, evitar exc exposição solar (fotossensibilidade); sensação de ardência em mãos e pés.
Monitorar: níveis, LFTs, U&Es, Mg^{2+}, lipídios, BP.
Interações: metab por **P450**, $\therefore$ muitas, particularmente antibacterianos e antifúngicos[SPC/BNF] (cefalosporinas e penicilinas OK). Níveis esp $\downarrow$ por fenitoína, carbamazepina, fenobarbital, erva-de-são-joão, rifampicina, orlistat, ticlopidina e octreotídeo. Níveis esp $\uparrow$ por eri/claritromicina, ceto/flu/ itraconazol, inibidores de protease, diltiazem, nicardipina, verapamil, metoclopramida, amiodarona, alopurinol, danazol, ácido ursodesoxicólico, corticosteroides e OCP. Pode $\uparrow$ níveis de digoxina e diclofenaco. Drogas nefrotóxicas e miotóxicas podem-se tornar ainda mais ativas.
Dose: uso por especialista[SPC/BNF]. Necessário prescrever pelo nome comercial (**Neoral**, **Sandimmun** ou **SangCya**) uma vez que têm diferentes biodisponibilidades e mudar as marcas pode $\therefore$ $\downarrow$ imunossupressão ou $\uparrow$ toxicidade. **NB: ajustamento da dose necessário se LF ou RF.**

> ☠ Checar todas as drogas novas quanto a interações antes de as receitar se sob uso de ciclosporina. Níveis $\uparrow$ usados $\Rightarrow$ toxicidade; níveis $\downarrow$ podem $\Rightarrow$ rejeição. ☠

CIMETIDINA

Como a ranitidina, mas interações $\uparrow\uparrow$ ($\downarrow$P450 e **W +**) e $\uparrow$ ginecomastia $\therefore$ prescrita raramente. **Dose:** 400 mg 2 v/d (pode $\uparrow$ para 4/4 horas[SPC/BNF]).
NB: $\downarrow$ dose se LF ou RF.

CIPROFLOXACINA

Antibiótico (fluoro)quinolona: inibe DNA girase; "cida" com amplo espectro, mas particularmente bom para infecções Gram-negativas.

Uso: infecções GI[1] (esp salmonela, shigella, campylobacter), **infecções respiratórias** (pneumonias não pneumocócicas[2], esp *Pseudomonas*). Também infecções GU (esp UTIs[3], cistite não complicada aguda em mulheres[4], gonorreia[5], Rx inicial 1ª linha de anthrax.

CI: hipersensibilidade a qualquer quinolona, **G/L**.

Precaução: convulsões (inc Hx de, ou predisposição a), MG (pode piorar), deficiência de G6PD, crianças/adolescentes (risco teórico de artropatia), evitar ↑pH urinário ou desidratação*, **R**.

SE: transtorno GI (esp N&D, às vezes AAC), pancreatite, fx neuro-Ψ (esp confusão, **convulsões**; também cefaleia, tonteira, alucinações, Δs do sono e humor), **tendinite ± ruptura** (esp se idoso ou tomando esteroides), dor torácica, edema, **hipersensibilidade** (erupção, prurido, febre). Raramente hepatotoxicidade, RF/nefrite intersticial, cristalúria*, distúrbios hematológicos, ↑ glicose, reações cutâneas (inc fotossensibilidade**, SJS, TEN).

Advertência: evitar luz UV**, evitar ingerir produtos contendo Fe e Zn (p. ex., antiácidos***). Pode prejudicar tarefas delicadas/dirigir.

Interações: ↑ níveis de teofilinas; NSAIDs ⇒ ↑ risco de convulsões; ↑ nefrotoxicidade da ciclosporina; FeSO$_4$ e antiácidos*** ⇒ ↓ absorção de ciprofloxacina (dar 2 h antes ou 6 h depois da ciprofloxacina), **W +**.

Dose: 250–750 mg 2 v/d vo, 100–400 mg 2 v/d ivi (cada dose ao longo de 1 h) de acordo com a indicação$^{SPC/BNF}$ (100 mg 2 v/d vo por 3 dias para cistite); 500 mg vo dose única[4]; 100 mg iv dose única[5]. **NB: ↓ dose em RF grave**.

☠ Parar se houver tendinite, grave fx reação neuro-Ψ ou hipersensibilidade ☠

CITALOPRAM/CIPRAMIL

Antidepressivo SSRI.

Uso: depressão[1] (e transtorno de pânico). Útil em caso de polifarmácia, uma vez que ↓ interações e ↓ cardio/hepatotoxicidade cf outros SSRIs.

CI/Precaução/SE/Advertência: como a fluoxetina, mas ↑ risco de síndrome de abstinência se suspenso abruptamente. Também pode ↑QT$_c$ (dependendo da dose); CI se ↑QT$_c$ (ou síndrome de ↑QT$_c$ congênito ou tomando outras drogas que podem ↑QT$_c$) e cautela se ↑ risco de torsades de pointes (p. ex., HF congestiva, MI recente, bradiarritmias, predisposição a

↓K⁺ ou ↓Mg²⁺ em decorrência de enfermidade ou medicações concomitantes), epilepsia.
Interação: ☠ Nunca dar com, ou < 2 sem após, MAOIs ☠.
Dose: 20 mg 1 v/d[1] ↑ando se necessário até máx. 40 mg (máx. 20 mg **se** idoso ou **LF**).

CITRAMAG ver Preparações Intestinais.
CI: obstrução ou perfuração GI. **R** (se grave).
Precaução: risco de ↑Mg²⁺ em RF.
Dose: 1 sachê às 8 h e 15 h do dia anterior à cirurgia ou Ix GI.

CLARITROMICINA
Antibiótico macrolídeo: liga-se a ribossomos 50S.
Uso: como eritromicina (ver p. 67), parte da terapia tríplice para *H. pylori*.
CI/Precauções/SE/Interações: como a eritromicina, mas ⇒ ↓SEs GI.
Dose: 250–500 mg 2 v/d vo ou 500 mg 2 v/d iv. **NB:** ↓ **em RF**.

CLEXANE ver Enoxaparina; heparina de baixo peso molecular.

CLINDAMICINA
Antibiótico; mesma ação (mas diferente estrutura ∴ classe) que a claritromicina; boa contra estafilococos, estreptococos e anaeróbios (esp bacteroides); penetra bem no osso.
Uso: celulite, osteomielite, sepse intra-abdominal, Px de endocardite, malária falciparum. Alternativa à penicilina em caso de alergia. *Uso limitado em decorrência de SEs (esp AAC).*
CI: diarreia.
Precaução: doença GI, porfiria, atopia, **H/R/G/L**.
SE: diarreia (frequentemente ⇒ **AAC**), hepatotoxicidade, distúrbios hematológicos, reações locais no lugar de injeção, artralgia, mialgia, hipersensibilidade.
Monitorar: U&Es, LFTs.
Interações: ↑fx de agentes bloqueadores neuromusculares.
Dose: 150–450 mg 4 v/d vo; 0,6–4,8 g por dia em doses divididas im/ivi (doses > 600 mg devem ser como ivi), dose máx. isolada iv é 1,2 g.

☠ Parar a droga se desenvolver diarreia: AAC comum e potencialmente muito grave.

CLONAZEPAM

Benzodiazepina de ação longa.
Uso: epilepsia (todas as formas[1] *inc status epilepticus*[2]). Não licenciado, mas frequentemente usado para doenças Ψ[3] (esp psicose e mania).
CI/Precaução/SE/Advertência/Interações: ver Diazepam.
Dose: 0,5–1 mg ↑ de acordo com a resposta até máx. 20 mg/dia[1/3] em doses divididas; 1 mg iv (ao longo de ≥ 2 min) ou como ivi[2].

CLOPIDOGREL/PLAVIX

Agente antiplaquetário: antagonista dos receptores a ADP. ↑fx antiplaquetas cf aspirina (mas também ↑SEs).
Uso: Px de eventos aterotrombóticos se STEMI ou NSTEMI (durante 12 meses em combinação com aspirina, aspirina continuada indefinidamente), MI (dentro de "alguns" a 35 dias), CVA isquêmico (dentro de 7 dias a 6 meses) ou doença arterial periférica. Para uso em ACS (ver p. 218).
CI: sangramento ativo, **H** (se grave – de outra forma, cautela), **L**.
Precaução: ↑ risco de sangramento; trauma, cirurgia, drogas que ↑ risco de sangramento (*evitar com* **warfarina**), ↓fx por omeprazol, esomeprazol. **R/G**.
SE: hemorragia (esp GI ou intracraniana), **diarreia**, PU, pancreatite, cefaleia, fadiga, tonteira, parestesia, erupção cutânea/prurido, distúrbios hepatobiliares/respiratórios/hematológicos (↓NØ, ↑EØ, muito raramente, TTP).
Monitorar: FBC e quanto a sinais de sangramento oculto (esp após procedimentos invasivos).
Dose: 75 mg 1 v/d. Se ainda não sob clopidogrel, geralmente dar carga com 300 mg para ACS, a seguir, 75 mg 1 v/d começando no dia seguinte. Se pré-PCI, carregar com 300–600 mg geralmente na manhã do procedimento.

> Parar 7 dias antes de operações se fx antiplaquetas não for desejado (p. ex., grande cirurgia); discutir com os cirurgiões que farão a operação.

CLORANFENICOL COLÍRIO

Antibiótico tópico sem fx sistêmicos importantes, para infecções oculares bacterianas superficiais (p. ex., conjuntivite), ou como profilaxia, p. ex., pós-operatoriamente ou para abrasões da córnea. Pode raramente ⇒ anemia aplástica.
Dose: 1 gota de 0,5% 4 v/d. Pode-se dar como pomada 1% 4 v/d (ou à noite, apenas, se usando colírio de dia também).

CLORANFENICOL iv (e vo)
Antibiótico de amplo espectro: inibe síntese de proteína bacteriana; ação muito potente, mas SEs limitam o uso.
Uso: infecções graves inc *H. influenzae* e tifoide, esp quando outras drogas CI, p. ex., em decorrência de alergia.
CI: porfiria, **H** (evitar se possível)/**G/L**.
Precaução: evitar séries repetidas **R/I**.
SE: distúrbios hematológicos (inc ↓Hb aplástica), neurite (periférica, óptica), desarranjo gastrointestinal, hepatotoxicidade, hipersensibilidade, estomatite, glossite.
Monitorar: FBC, níveis séricos de droga* pré-dose (cavado) e 1 h pós-dose (crista da onda).
Interações: ↑fx de sulfonilureias, fenitoína, ciclosporina e tacrolimo. ↑ risco de agranulocitose com clozapina. Fenobarbital e primidona ↓ seus fx. **W +**.
Dose: 50 mg/kg/dia em 4 doses divididas iv (ou raramente vo), ↑ para 100 mg/kg/dia se infecção ameaçando a vida. **NB: ↓ dose/checar níveis* em RF e idoso**.

CLORDIAZEPÓXIDO
Benzodiazepina de ação longa.
Uso: ansiedade – uso a curto prazo (esp em abstinência de álcool).
CI/Precaução/SE/Interações: ver Diazepam.
Dose: 10 mg 3 v/d vo, ↑ se necessário para máx. de 100 mg/dia. **NB: ↓ dose em RF, LF e idosos**. ↑ dose se resistente a benzodiazepina ou em Rx inicial de abstinência de álcool (ver p. 259 para esquema de redução).

CLORETO DE CÁLCIO
Ca^{2+} para uso iv em emergência.
Uso: principalmente CPR uma vez que ⇒↑ irritação venosa cf gliconato de cálcio. Pode-se também usar em ↓Ca^{2+} ou ↑K^+.
CI: VF, condições assoc. a ↑Ca^{2+} (no soro ou urina).
SE: transtorno GI, ↑Ca^{2+}, ↓HR, ↓BP, arritmias.
Dose: disponível em seringas de 10 mL de solução 10% (= total de 6,8 mmol Ca^{2+}). Dar iv não mais rápido que 1 mL/min (caso contrário pode ⇒ arritmias) conforme a indicação e resposta clínica/e'litos.

P. ex., Min-I-Jet em caso de crise se Ca^{2+} necessário urgentemente.

CLOREXIDINA

Colutório desinfetante ou solução para limpeza da pele antes de procedimento invasivo e lavagem de bexiga.
CI: evitar contato com olhos, ouvido médio, cérebro, meninges, cavidades do corpo.

CLORFEN(IR)AMINA/PIRITON

Anti-histamínico: antagonista H_1 (periférico *e central* ∴ *sedativo*)
Uso: alergias[1] (esp reações a drogas, febre do feno, urticária), anafilaxia[2] (inc reação a transfusão de sangue[3]).
CI: hipersensibilidade a qualquer anti-histamínico.
Precaução: obstrução piloroduodenal, retenção urinária/↑ próstata, tireotoxicose, asma, bronquite/bronquiectasia, grave HTN/doença cardiovascular, glaucoma, epilepsia, R/H/G/L.
SE: **sonolência** (raramente estimulação paradoxal), fx **antimuscarínicos** (esp boca seca; ver p. 262), transtorno GI, arritmias, ↓BP, reações cutâneas e de hipersensibilidade (inc broncoespasmo, fotossensibilidade). Se dada iv pode causar estimulação transitória do CNS.
Advertência: dirigir pode ser prejudicado.
Interações: pode ↑ níveis de fenitoína. ☠ **MAOIs** podem ⇒ ↑↑fx antimuscarínicos (SPC diz que clorfeniramina CI se MAOI dado dentro de 2 semanas mas evidência não clara) ☠.
Dose: 4 mg cada 4–6 horas vo[1] (máx. 24 mg/24 h) ↓I; 10 mg iv ao longo de 1 min[2] (pode-se ↑ para 20 mg, máx. 40 mg/24 h); 10–20 mg sc[3] (máx. 40 mg/24 h).

CLORIDRATO DE SEVELAMER

Agente ligador de PO_4^-; não contém Al/Ca^{2+} ∴ nenhum risco de ↑ Al/Ca^{2+} (o que pode ocorrer com outras drogas, esp se sob diálise). Também ↓ colesterol.
Uso: ↑PO_4 (se sob diálise).
CI: obstrução GI.
Precaução: distúrbios GI, G/L.
SE: transtorno GI.
Interações: pode ↓ níveis plasmáticos de ciprofloxacina e imunossupressores usados em pacientes de transplante renal.
Dose: inicialmente 800–1.600 mg 3 v/d vo, a seguir ajustar à resposta[SPC/BNF].

H/R/C = Insuficiência Hepática, Renal e Cardíaca (convenção completa ver p. xv)

CLOROQUINA

Antimalárico: inibe síntese de proteína e DNA/RNA polimerases.
Uso: Px de malária[1] (apenas como Rx[2] se spp "benigna" (*i. e., P. ovale/vivax/malariae*); *P. falciparum* frequentemente resistente. Raramente para RA, SLE.
Precaução: deficiência de G6PD, doenças GI graves, pode piorar psoríase e MG, doenças neurológicas (esp epilepsia*), H (evitar outras drogas hepatotóxicas), R/G.
SE: desarranjo GI, cefaleia (branda, transitória), Δ **visual** (raramente retinopatia**), **convulsões***, reações de hipersensibilidade/cutâneas (inc Δ pigmentares), perda de cabelo. Raramente **supressão BM**, cardiomiopatia. Arritmias comuns em OD.
Monitorar: FBC, visão** (revisão de oftalmologia se Rx a longo prazo).
Interações: absorção ↓ por antiácidos. ↑ risco de arritmias com amiodarona e moxifloxacina. ↑ risco de convulsões com mefloquina. ↑ níveis de digoxina e ciclosporina. ↓ níveis de praziquantel.
Dose: Px[1]: 300 mg uma vez por semana **sob forma de base** (*especificar na prescrição: não confundir com doses de* **sal**). Usada principalmente em conjunção com outras drogas, dependendo dos padrões de resistência locais[SPC/BNF]. **Rx**[2]: ver p. 255. **NB:** ↓ dose em RF.

CLORPROMAZINA

Antipsicótico fenotiazina ("típico"): antagonista de dopamina ($D_{1\,e\,3} > D_{2\,e\,4}$). Também bloqueia receptores a serotonina ($5HT_{2A}$), histamina (H_1), adrenérgicos ($\alpha_{1\,>\,2}$) e muscarínicos, causando muitos SEs.
Uso: esquizofrenia, sedação aguda (inc mania, ansiedade grave, comportamento violento), cefaleia enxaqueca resistente[1], soluções incoercíveis.
CI: depressão do CNS (inc coma), pacientes idosos com demência, Hx de discrasia sanguínea, doença cardiovascular grave.
Precaução: doença de Parkinson, drogas que ↑QTc, epilepsia, MG, fhaeo, glaucoma (ângulo fechado), ↑ próstata, doença respiratória grave, icterícia, distúrbios hematológicos, predisposição a ↓BP postural, ↑ ou ↓ temperatura. Evitar luz solar direta (⇒ fotossensibilidade, H/R/C/G/L/I.
Classe SE: sedação, fx extrapiramidais (ver p. 264), **fx antimuscarínicos** (ver p. 262), **convulsões**, ↑**P**, ↓**BP** (esp postural), Δs ECG (↑QTc), arritmias, fx endócrinos (Δs menstruais, galactorreia, ginecomastia, disfunção sexual) ΔLFTs/icterícia, distúrbios hematológicos (inc agranulocitose, ↓WCCs),

↓ ou ↑ temperatura (esp em idoso), erupção/↑ pigmentação, **síndrome neuroléptica maligna**. Não esmagar comprimidos (hipersensibilidade de contato; também possível com solução iv).
Advertência: evitar álcool/luz solar direta, ↓ tarefas delicadas (p. ex., dirigir).
Monitorar: FBC, BP.
Interações: pode ↑ sedação causada por álcool e medicações sedativas. Pode ↑ hipotensão causada por outras medicações, fx ↑ por TCAs (esp fx antimuscarínicos), lítio (esp fx extrapiramidais ± neurotoxicidade), ritonavir, cimetidina e β-bloqueadores (esp arritmias com sotalol; fx propranolol também ↑ pela clorpromazina). ↑ risco de toxicidade no CNS com sibutramina. Evitar artemether/lumefantrina e drogas que ↑QTc ou risco de arritmias ventriculares (p. ex., disopiramida, moxifloxacina).
Dose: 25–300 mg 3 v/d vo$^{SPC/BNF}$; 25–50 mg 3 v/d/4 v/d im (dolorosa, e pode ⇒ ↓BP/↑HR); 0,2 mg/kg/iv^1. **NB: ↓ dose em idoso (aprox 1/3–1/2 dose adulta mas 10 mg 1 v/d vo pode ser suficiente) ou se RF grave.**

CLOTRIMAZOL/CANESTEN

Antifúngico imidazol (tópico).
Uso: infecções externas por cândida (esp candidíase vaginal).
Precaução: pode danificar preservativo masculino e diafragmas.
Dose: 2–3 aplicações/dia de creme 1%, continuando por 14 dias depois de curada a lesão. Também disponível como pó/solução/*spray* para áreas pilosas, como pessário, e em concentração 2%. Ver mais$^{BNF/SPC}$.

CLOZAPINA

Antipsicótico atípico: bloqueia dopamina ($D_4 > D_1 > D_{2\ e\ 3}$) e receptores $5HT_{2A}$. Também bloqueamento brando de receptores muscarínicos e adrenérgicos.
Uso: esquizofrenia, mas só se resistente ou intolerante (p. ex., fx extrapiramidais graves) a outros antipsicóticos^{NICE}.
CI: distúrbios cardíacos graves (inc Hx de colapso circulatório, miocardite, cardiomiopatia), coma/depressão grave do CNS, psicose alcoólica/tóxica, intoxicação medicamentosa, Hx de agranulocitose ou ↓N∅, doenças da medula óssea, íleo paralítico, epilepsia não controlada, **R/C** (se grave, de outra forma precaução), **H** (inc doença hepática ativa), **L**.
Precaução: Hx de epilepsia, doença cardiovascular, ↑ próstata, glaucoma (fechamento do ângulo), **G/I**.

SE: como olanzapina, mas também pode ⇒ ↓NØ* (3% dos pacientes) e ☠ **agranulocitose** ☠ (1%). Também comumente ⇒ ↑ **salivação** (Rx com bromidrato de hioscina), ↓**BP** (esp durante titulação inicial), **constipação** (pode ⇒ íleo/obstrução: ter baixo limiar para dar laxativos), ↑P, sedação. Menos comumente convulsões, incontinência urinária, priapismo, **miocardite/miocardiopatia** (*parar imediatamente!*), ↑HR, arritmias, hiperglicemia, N&V, ↑BP, delírio, RF, ↓Pt. Raramente disfunção hepática (*parar imediatamente*", ↑TG, síndrome neuroléptica maligna.

Monitorar: FBC*, BP (esp durante início do Rx), níveis séricos (pré-dose) e função cardíaca (obter ECG básico/vigiar ↑ persistente da HR).

Advertência: para relatar sintomas de infecção, p. ex., febre, dor de garganta.

Interações: como a clorpromazina, mais cuidado com todas as drogas que constipam, ↑ limiar de QT ou ↓ leucopoese (p. ex., citotóxicos, sulfas/cotrimoxazol, cloranfenicol, penicilamina, carbamazepina, fenotiazinas, esp formas de depósito). Cafeína, risperidona, SSRIs, cimetidina e eritromicina ↑ níveis de clozapina. Fumo, carbamazepina e fenitoína ↓ níveis de clozapina.

Dose: inicialmente 12,5 mg à noite, ↑ para 200–450 mg/dia$^{SPC/BNF}$, geralmente dados 2 v/d (máx. 900 mg/dia). ↓ doses se idoso.

Se perdidas as doses > 2 dias, recomeçar em 12,5 mg 1 v/d e ↑ gradualmente.

Monitoração: principalmente para evitar agranulocitose fatal, é feita pelos fabricantes: no Reino Unido Clozaril Patient Monitoring Service (tel: 0845 7698269), Denzapine Monitoring Service (tel: 01635 568500) ou Zaponex Treatment Access System (tel: 0207 3655842). Registre-se e a seguir autorize/monitore FBCs* e níveis séricos básicos e subsequentes. *Estes são recursos muito úteis para todas as questões de clozapina.*

CO-AMILOFRUSE

Preparação de combinação de diuréticos para edema que mantém K$^+$ estável: amilorida (poupadora de K$^+$) + furosemida (perdedora de K$^+$) em 3 apresentações de comprimidos sob as formas 2,5/20, 5/40 e 10/80 (refletindo mg amilorida/mg furosemida).

Monitorar: BP, U&Es.

Dose: 1 comprimido de manhã *(NB: especificar potência!)*

DROGAS COMUNS/ÚTEIS

CO-AMILOZIDA
Preparação de combinação de diuréticos para HTN (*para orientação sobre Mx gradativo de HTN ver p. 226*), CCF e edema. Mantém K⁺ estável: amilorida (poupadora de K⁺) + hidroclorotiazida (perdedora de K⁺) em 2 potências de comprimidos sob as formas 2,5/25 e 5/50 (refletindo mg amilorida/mg hidroclorotiazida).
Precaução: cristalúria esp se ↑ dose ou RF.
Monitorar: BP, U&Es.
Dose: ½–4 comprimidos por dia, de acordo com a potência do comprimido e a indicação[SPC/BNF].

CO-AMOXICLAV/AUGMENTIN
Combinação de amoxicilina + ácido clavulânico (inibidor de β-lactamase) para superar resistência.
Uso: UTIs, infecções respiratórias/da pele/de tecidos moles (mais muitas outras. Reservar para quando raças produtoras de β-lactamase forem conhecidas/fortemente suspeitadas ou outro Rx tiver falhado.
CI/Precaução/SE/Interações: como ampicilina, mais precaução se anticoagulado, **H** (↑ risco de colestase), **G**.
Dose: como amoxicilina. Dose: 250 mg 3 v/d vo (500 mg 3 v/d vo se grave); 1 g 3 v/d/4 v/d iv/ivi. Não registrado e como **Augmentin**. **NB:** ↓ dose se LF.

CO-BENELDOPA/MADOPAR
L-dopa + benserazida (inibidor de dopa-descarboxilase periférica).
Uso: Parkinsonismo.
CI/Precaução/SE/Advertência/Interações: ver Levodopa.
Dose: *(expressa como levodopa somente)* inicialmente 50 mg 3 v/d/4 v/d, ↑ dose total e número de doses, de acordo com a resposta, até manutenção usual de 400–800 mg/dia (↓ em idoso)[BNF/SPC]. Disponível em forma dispersável.

CO-CARELDOPA/SINEMET
L-dopa + carbidopa (inibidor de dopa-descarboxilase periférica).
Uso: Parkinsonismo.
CI/Precaução/SE/Advertência/Interações: ver Levodopa.
Dose: *(expressa como levodopa somente)* inicialmente 100 mg 3 v/d, ↑ dose total e número de doses, de acordo com a resposta, até manutenção usual de 400–800 mg/dia (↓ em idoso)[BNF/SPC]. Disponível em forma dispersável.

H/R/C = Insuficiência **H**epática, **R**enal e **C**ardíaca (convenção completa ver p. xv)

CO-CODAMOL (30/500) = codeína 30 mg + paracetamol 500 mg por comprimido.
Uso/CI/Precaução/SE/Interações: ver Paracetamol e Codeína.
Advertência: prescrever pela dose uma vez que também disponível como 8/500 e 15/500.
Dose: 2 comprimidos 4 v/d SOS. **NB:** ↓ **dose se LF, RF ou idoso**.

CO-DANTHRAMER ver Dantron; laxativo estimulante – cuidado paliativo.
Dose: 1–2 cápsulas ou 5–10 mL suspensão à noite (disponível em formulações regulares e fortes).

CO-DANTHRUSATE ver Dantron; laxativo estimulante – cuidado paliativo.
Dose: 1–3 cápsulas ou 5–15 mL de suspensão à noite.

CODEÍNA (FOSFATO)
Analgésico opiáceo fraco. Principalmente metabolizado para morfina.
Uso: dor branda/moderada, diarreia, antitússico.
CI: depressão respiratória aguda, risco de íleo, ↑ICP/traumatismo cranioencefálico/coma.
Precaução: todas as outras condições nas quais morfina é contraindicada ou usada com precaução.
SE: como morfina, porém mais brandos. **Constipação** é o principal problema: dependente da dose e duração do Rx; prever isto e dar laxativo Px conforme apropriado, esp em idoso. Também sedação, esp se LF.
Interações: ☠ **MAOIs: não dar dentro de 2 semanas destes** ☠. Como morfina, mas não interage com baclofeno, gabapentina e ritonavir.
Dose: 30–60 mg até cada 4 h vo/im (máx. 240 mg/24 h). Metabolizadores ultrarrápidos genéticos (3% dos europeus, 8% dos americanos, 40% dos norte-africanos) correm risco de toxicidade séria e maus metabolizadores obtêm pouca analgesia. Vigiar estreitamente ao iniciar, e ajustar dose/mudar droga de acordo. **NB:** ↓ **dose se LF, RF ou idoso**.

CO-DYDRAMOL Diidrocodeína 10/20/30 mg + paracetamol 500 mg por comprimido (10/500, 20/500, 30/500).
Dose: 1–2 comprimidos cada 4–6 h, máx 4 v/d vo. Geralmente prescrito 2 comprimidos 4 v/d (SOS). **NB:** ↓ **dose se LF, RF ou idoso**.

COLESTIRAMINA

Resina de troca aniônica. Liga-se a ácidos biliares no tubo digestivo impedindo reabsorção; ⇒ ↑ colesterol hepático ⇒ ácidos biliares; ⇒ ↑ receptores a LDL hepáticos ⇒ ↑ remoção de LDL colesterol plasmático.

Uso: prurido (2° a PBC ou obstrução biliar parcial)[1], doenças diarreicas[2]. *Se dieta e outras medidas forem insuficientes:* hiperlipidemia[3] (esp tipo IIa), Px de IHD[4], hipercolesterolemia primária[5].

CI: inefetiva em obstrução biliar completa.

Precaução: risco de ↓ vitaminas lipossolúveis. Sachês contêm sacarose ou aspartame. DM. **G/L**.

SE: ↓ vits A/D/K. ↑ risco de sangramento, Δ paladar, transtorno/obstrução GI, acidose ↑Cl⁻.

Advertência: tomar outras drogas > 1 h antes ou > 4–6 h após colestiramina*.

Monitorar: quanto a deficiência vitamínia (e INR se sob warfarina).

Interações: retardo ou ↓ absorção de drogas* inc digoxina, tetraciclina, clorotiazida, tireoxina. **W +** *ou* **W−**.

Dose: inicialmente 4 g 1 v/d, ↑ se necessário por 4 g/semana a 8 g/dia[1] (máx 36 g/dia[2,3,4,5]).

NB: tomar com ≥ 150 mL líquido adequado/sachê de 4 g.

COLÍRIO PARA DILATAÇÃO PUPILAR (para fundoscopia).

Geralmente seguros porém raramente ⇒ glaucoma de ângulo fechado (suspeitar se houver desenvolvimento de olho doloroso vermelho com ↓ visão e náusea; *emergência oftálmica*). Dilatação turva visão. Dirigir é inseguro durante pelo menos 4 horas quando ambos os olhos dilatados. Aplicar 1 gota e dar 15 min para efeito.

1 **Tropicamida 1%** Mais comum; CI em crianças < 1 ano de idade (usar 0,5%).

2 **Fenilefrina 2,5% ou 10%** Frequentemente usado em combinação com tropicamida. 2,5% mais comum. 10% ↑SEs sistêmicos. CI se doença cardíaca, HTN, ↑HR, aneurisma, ↑T_4.

Considerar formas cicloplégicas (p. ex., ciclopentolato 1%) para refração em crianças e se necessária analgesia, p. ex., abrasões corneanas e uveíte (↓ espasmo ciliar).

COLQUICINA (COLCHICINA)
Antigota: liga-se à tubulina dos leucócitos e detém sua migração para depósitos de ácido úrico ∴ ⇒ ↓ inflamação. NB: ação lenta (necessita > 6 h para operar).
Uso: gota: Rx de ataques agudos ou Px quando começando alopurinol* (o que pode inicialmente ↑ sintomas) ou aguardando que outras drogas funcionem.
CI: discrasias sanguíneas, inibidores de glicoproteína P e inibidores fortes de CYP3A4. **G**.
Precaução: doenças GI, **H/C/R/L/I**.
SE: diarreia (N&V&D) e **dor abdominal** – todos comuns e relacionados com a dose). Raramente hemorragia GI, hipersensibilidade, comprometimento renal/hepático, neurite periférica, miopatia, alopecia, ↓ espermatogênese (reversível), distúrbios hematológicos (se Rx prolongado).
Interações: ↑ nefro/miotoxicidade de ciclosporina e miopatia de sinvastatina. fx ↓ por diuréticos tiazidas. Toxicidade ↑ por eritromicina e tolbutamida.
Dose: 0,5 mg 2 v/d/4 v/d até alívio (começar ASAP após início dos sintomas). Máx. 6 mg. Existem esquemas mais agressivos[SPC/BNF] mas ⇒ ↑ transtorno GI sem ↑ importante na resposta. Continuar 0,5 mg 2 v/d ao começar alopurinol*. Não repetir tratamento dentro de 3 dias. **NB: ↓ dose se RF**.

CO-MAGALDROX antiácido (AlOH + MgOH).
Dose: 10–20 mL 20–60 min após refeições, e ao deitar ou SOS.

COMBIVENT Broncodilatador composto (salbutamol + brometo de ipratrópio).
Dose: 2,5 mL (um frasco: ipratrópio 500 microgramas + salbutamol 2,5 mg) 3 v/d–4 v/d neb[SPC/BNF].

CORSODYL Colutório de clorexidina para Rx/Px de infecções da boca (inc erradicação de MRSA); ver protocolo de infecção local.

CO-TRIANTERZIDA
Diurético para HTN[1] (*para orientação sobre Mx gradativo de HTN ver p. 226*), ou edema[2]: triantereno (↑K^+) combinado com hidroclorotiazida (↓ K^+) para manter ^+K estável.
Monitorar: BP, U&Es.

Dose: inicialmente 1 comprimido[1] (ou 2 comprimidos[2]) manhã de potência 50/25 (= 50 mg triantereno + 25 mg hidroclorotiazida), ↑ se necessário até máx. de 4 comprimidos/dia).

CO-TRIMOXAZOL/BACTRIN

Preparação antibiótica de combinação: mistura 5 para 1 de sulfametoxazol (uma sulfa) + trimetoprim ⇒ ação sinergística.
Uso: PCP; outros usos limitados em decorrência de SEs (também raramente usado para toxoplasmose e nocardiose).
CI: porfiria, **H/R** (se grave qualquer das duas, de outra forma precaução).
Precaução: distúrbios hematológicos, asma, deficiência de G6PD, fatores de risco para ↓ folato **G/L/I**.
SE: reações cutâneas (inc SJS, TEN), **distúrbios hematológicos** (↓NØ, ↓Pt, ↓ Glicose, supressão BM, agranulocitose) relativamente comuns, esp em idoso. Também N&V&D (inc AAC), nefrotoxicidade, hepatotoxicidade, hipersensibilidade, anorexia, dor abdominal, glossite, estomatite, pancreatite, artralgia, mialgia, SLE, infiltrados pulmonares, convulsões, ataxia, miocardite.
Interações: ↑ níveis de fenitoína. ↑ risco de arritmia com amiodarona, cristalúria com metenamina, fx antifolato com pirimetamina, agranulocitose com clozapina e toxicidade com ciclosporina, azatioprina, mercaptopurina e metotrexato. **W +**.
Dose: PCP Rx: 120 mg/kg/dia vo/ivi em 2–4 doses divididas (PCP Px 480–960 mg 1 v/d vo). PCP Px[BNF/SPC]. **NB:** ↓ dose se RF.

☠ Parar imediatamente se ocorrer erupção cutânea ou distúrbio hematológico ☠

CREME AQUOSO pomada emulsificante (fenoxietanol em água purificada). Creme tópico usado como emoliente em condições de pele seca e como substituto de sabão.

CYCLOSPORIN ver Ciclosporina

▼ DABIGATRANA (ETEXILATO)/PRADAXA

Anticoagulante oral; inibidor direto da trombina. Início rápido e não exige monitoramento terapêutico (diferentemente da warfarina).
Uso: Px de VTE (após THR/TKR [artropl. total de quadril/joelho])[1]; e embolia em AF não valvar[BNF,2].
CI: sangramento ativo, hemostasia prejudicada, **H** (se grave) **G/L**.

H/R/C = Insuficiência Hepática, Renal e Cardíaca (convenção completa ver p. xv)

Precaução: doenças hemorrágicas, ulceração GI ativa, cirurgia recente, endocardite bacteriana, anestesia com cateter epidural de demora pós-operatório (risco de paralisia; dar dose inicial ≥ 2 h após remoção do cateter e monitorar quanto a sinais neurológicos), peso < 50 kg, **R** (evitar se *clearance* de creatinina < 30 mL/min) **C/I**.

SE: hemorragia, doenças hepatobiliares.

Monitorar: quanto a ↓Hb ou sinais de sangramento (parar droga se grave).

Interações: NSAIDs ↑ risco de sangramento. Níveis ↑ por amiodarona*.

Dose: 110 mg (75 mg se > 75 anos de idade) 1–4 h após cirurgia, a seguir 220 mg 1 v/d (150 mg se > 75 anos de idade) durante 9 dias após prótese de joelho ou 27–34 dias após prótese de quadril[1]; 150 mg vo 2 v/d[2].

NB: ↓ **dose em RF, idoso ou tomando amiodarona***.

▼ DALTEPARINA/FRAGMIN

Heparina de baixo peso molecular (LMWH).

Uso: Rx[1] e Px[2] (inc pré-operatória) de DVT/PE, ACS (com aspirina)[3].

CI/Precaução/SE/Monitorar/Interações: ver Heparina.

Dose: *todas sc:* 200 unidades/kg (máx. 18.000 unidades) 1 v/d[1]; 2.500–5.000 unidades 1 v/d[2] (de acordo com o risco[SPC/BNF]) durante ≥ 5 dias; 120 unidades/kg 2 v/d[3] durante ≥ 5 dias (máx. 10.000 unidades 2 v/d) revendo dose se > 8 dias necessários[SPC/BNF].

> Considerar monitorar anti Xa (3–4 h pós-dose) ± ↓ dose se RF (*i. e.*, se creatinina > 150), gravidez, P > 100 kg ou < 45 kg; ver p. 202.

DANTRON

Laxativo estimulante; risco teórico de **carcinogenicidade***.

Uso: constipação (muitas vezes limitado ao paciente terminal*).

Precaução/SE: ver Sena; possível risco carcinogênico. (CI se obstrução GI, **G/L**).

Dose: ver Co-danthramer e Co-danthrusate.

DARBEPOETIN ver Eritropoetina (forma recombinante para ↓Hb).

DERMOVATE ver Propionato de clobetasol (esteroide) creme 0,05%.

DESFERRIOXAMINA

Agente quelante; liga Fe (e Al) no tubo digestivo ↓ absorção/↑ eliminação.

Uso: ↑Fe: agudo (OD/envenenamento[1]), crônico (p. ex., excessivas transfusões para distúrbios hematológicos, hemocromatose quando CI flebotomia). Também para ↑Al (p. ex., 2° a diálise).
Precaução: encefalopatia induzida por Al (pode piorar), ↑ risco de infecção por *Yersinia*/mucormicose R/G/L.
SE: ↓BP (relacionada com a velocidade da ivi), opacidades das lentes, retinopatia, transtorno GI, distúrbios hematológicos, hipersensibilidade. Também disfunção neurológica/respiratória/renal. ↑ doses podem ⇒ ↓ crescimento e Δ ósseas.
Monitorar: visão e audição durante Rx crônico.
Dose: agudamente até 15 mg/kg/h ivi (máx. 80 mg/kg/dia)[1]. De outra forma, conforme o grau de sobrecarga de Fe ou Al$^{SPC/BNF}$.

DEXAMETASONA 0,1% COLÍRIO/MAXIDEX
Corticosteroide tópico.
Uso: uveíte, Px de inflamação do segmento anterior do olho pós-cirurgia.
CI: infecção ocular.
SE: infecção ocular (agravamento de existente ou ↑ suscetibilidade) ou hipertensão ocular. Se uso prolongado, glaucoma e catarata possíveis.
Dose: 1 gota 4 v/d (máx. 1/1 h); uso por especialista apenas.

DF118 (sufixo FORTE frequentemente omitido) Diidrocodeína 40 mg.
Dose: 40–80 mg 3 v/d vo.

NB: comprimidos são dose diferente de diidrocodeína não marca registrada.

DIAMORFINA (CLORIDRATO DE HEROÍNA)
Opioide forte (1,5 × potência da morfina se ambas dadas iv).
Uso: dor grave (aguda e crônica)[1], AMI[2], LVF[3].
CI/Precaução/SE/Interações: como a morfina, porém menos náusea/↓BP, e não interage com baclofeno, gabapentina e ritonavir.
☠ **Depressão respiratória** ☠ (esp idoso).
Dose: 5–10 mg sc/im (ou 1/4–1/2 desta dose iv) até cada 4 h[1]; 5 mg iv (a 1–2 mg/min) seguida por mais 2,5–5 mg se necessário[2]; 0,5–1 mg iv (a 0,5 mg/min)[3]. Pode-se dar via bomba sc em dor crônica/tratamento paliativo.
NB: ↓ dose se idoso, LFou RF$^{BNF/SPC}$.

DIAZEMULS emulsão de diazepam iv: ⇒ ↓ irritação venosa.

H/R/C = Insuficiência **H**epática, **R**enal e **C**ardíaca (convenção completa ver p. xv)

DIAZEPAM

Benzodiazepina de ação longa.

Uso: convulsões (*esp status epilepticus*[1], convulsões febris), Rx *a curto prazo* de abstinência aguda de álcool[2], ansiedade[3], insônia[4] (se também ansiedade; se não, então preferidas formas de ação mais curta uma vez que ⇒ ↓ pós-libação alcoólica, sedação). Também usado como relaxante muscular[5].

CI: depressão respiratória, marcada fraqueza respiratória neuromuscular inc miastenia grave instável, apneia do sono, insuficiência pulmonar aguda, psicose crônica, depressão (não dar diazepam isoladamente), **H** (se grave).

Precaução: doença respiratória, fraqueza muscular (inc MG), Hx de abuso de droga/álcool, distúrbio da personalidade, porfiria, **R/G/L/I**.

SE: depressão respiratória (raramente apneia), sonolência, dependência. Também ataxia, amnésia, cefaleia, vertigem, desarranjo GI, icterícia, ↓BP, ↓HR, perturbações visuais/libido/urinárias, distúrbios hematológicos, desinibição paradoxal em transtorno Ψ.

Advertência: sedação ↑ pelo álcool e ⇒ ↓ capacidade de dirigir/tarefas delicadas.

Interações: metab por **P450** ∴ muitas: eri/clari/telitromicina, quinu/dalfopristina e flu/itra/ceto/posaconazol podem ↑ níveis. fx sedativos ↑ por antipsicóticos, antidepressivos, antiepilépticos e antirretrovirais. Pode ↑fx da zidovudina e oxibato de sódio. ↑ risco de ↓HR/BP e depressão respiratória com olanzapina im.

Dose: em *status epileptius*[1] e abstinência alcoólica[2], ver páginas 248 e 258, respectivamente; 2 mg 3 v/d vo (↑ até 30 mg/dia)[3,5]; 5–15 mg noite vo[4].

NB: ↓ **dose se idoso, LF ou RF**. Se exposição crônica a benzodiazepinas, doses ↑ podem ser necessárias; não suspender subitamente, uma vez que pode ⇒ abstinência.

> ☠ **Depressão respiratória:** se doses ↑ forem usadas (esp iv/im), monitorar sat O_2 e possuir à mão O_2 (± equipamento de intubação), mais precaução com flumazenil – ver p. 269 sobre Mx ☠.

DICLOFENACO

NSAID de média potência; inibidor não seletivo de COX.

Uso: dor/inflamação, esp musculoesqueléticas; RA, osteoartrite, gota aguda, enxaqueca, dor pós-op e odontológica.

CI/Precaução/SE/Interações: como ibuprofeno, mas um pouco ↑ risco de sangramento de PU/GI e eventos trombóticos (↓ risco sangramentos

PU/GI com isoprostol como **Arthrotec**). Doses ≥ 150 mg por dia associadas a ↑ risco trombótico. Evitar em porfiria aguda. Ciclosporina ⇒ - níveis séricos. Sem interação conhecida com baclofeno. Brando **W +**.

Dose: 25–50 mg 3 v/d vo ou 75 mg 2 v/d vo (ou im, mas por máx. de 2 dias); 75–150 mg/dia vo (**doses divididas**). Raramente usado iv$^{BNF/SPC}$. Preparações MR e top disponíveis$^{BNF/SPC}$. **NB: evitar/↓ dose em RF e considerar Rx gastroprotetor.**

DIFFLAM Benzidamina: NSAID tópica para condições inflamatórias dolorosas da orofaringe (p. ex., úlceras da boca, mucosite induzida por radio/quimioterapia). Disponível em *spray* (4–8 *sprays* cada 1,5–3 h) ou bochecho (15 mL cada 1,5–3 h, diluindo em 15 mL de água de ardendo). Raramente ⇒ reações de hipersensibilidade.

DIGIBIND Ab antidigoxina para toxicidade/OD de digoxina não respondendo a Rx suportivo. Ver SPC a respeito da dose.

DIGOXINA

Glicosídeo cardíaco: ↓HR retardando condução no AVN e ↑ tônus vagal. Também inotrópico fraco.

Uso: AF (e outras SVTs), HF.

CI: HB (completo intermitente), bloqueio AV 2º grau, VF, VT, HCM (pode-se usar com cuidado se também AF e HF), SVTs 2º a WPW.

Precaução: MI recente, ↓K^{+*}/↓T$_4$ (ambos ⇒ ↑ sensibilidade à digoxina*), SSS, ritmos semelhantes a AF (p. ex., taquicardia atrial com bloqueio AV variável), **R/I** (↓ dose), **G**.

SE: geralmente brandos a menos que ivi rápida, excesso Rx ou OD: **desarranjo GI** (esp náusea), **arritmias/HB**, **perturbações neuro**-Ψ (inc Δ visuais, esp visão turva e halos amarelos/verdes), fadiga, fraqueza, confusão, alucinações, Δ humor. Também ginecomastia (se Rx crônico), raramente ↓Pt, erupção, ↑EØ.

Monitorar: U&Es, níveis de digoxina (idealmente colher 6 h pós-dose: faixa terapêutica = 1–2 microgramas/L).

Interações: fx/toxicidade de digoxina ↑ por antagonistas do Ca^{2+} (esp verapamil), amiodarona, propafenona, quinidina, antimaláricos, itraconazol, anfotericina, ciclosporina, erva-de-são-joão e diuréticos (principalmente via ↓K⁺*), mas também ACE-i/ARBs e espironolactona (apesar de potencial ↑K⁺). Colestiramina e antiácidos podem ↓ absorção de digoxina.

Dose: *AF/SVTs não agudas:* carga com 125–250 microgramas 2 v/d vo (dose de manutenção 62,5–250 microgramas 1 v/d). Em HF: 62,5–125 microgramas 1 v/d. **NB:** ↓ **dose se RF, idoso, ou digoxina dada < 2 semanas atrás**.

> Carregamento de digoxina para AF/SVTs agudas: *ou* 0,75–1 mg como ivi dada ao longo de 2 h *ou* 500 microgramas vo repetida 12 h mais tarde. Então seguir escala não aguda.

DI-HIDROCODEÍNA ver Codeína: opioide de potência semelhante.
Dose: 30 mg cada 4–6 h vo (ou até 50 mg cada 4–6 h im/sc) com ou após alimento. Doses ↑ podem ser dadas sob supervisão estreita. ↓ **dose se RF**.

DILTIAZEM
Bloqueador dos canais de Ca^{2+} benzotiazepina limitadora de frequência: ↓HR e contratilidade* (mas < verapamil) e ↓BP. Também dilata artérias periféricas/coronárias.

Uso: Rx/Px de angina[1] (esp se β-bloqueadores CI) e HTN[2] (*para conselho sobre Mx gradativo da HTN ver p. 226*).

CI: LVF* com congestão pulmonar, ↓↓HR, bloqueio AV 2º–3º grau (sem marca-passso), SSS, porfiria aguda **G/L**.

Precaução: bloqueio AV 1º grau, ↓HR, ↑ intervalo PR, **H/R/C**.

SE: cefaleia, rubor, desarranjo GI (esp N&C), **edema** (esp tornozelos), ↓ HR, ↓BP, hiperplasia gengival. Raramente bloqueio SAN/AVN, arritmias, erupção cutânea, hepatotoxicidade, ginecomastia.

Interações: β-**bloqueadores** e verapamil (podem ⇒ assistolia, bloqueio AV, ↓↓HR, HF). ↑fx da digoxina, ciclosporina, teofilinas, carbamazepina e fenitoína. ☠ ↑ risco de VF com dantroleno iv ☠.

Dose: 60 mg 3 v/d (↑ até máx. de 360 mg/dia)[1]; 180–480 mg/dia em 1 ou 2 doses[2] (adequado para HTN somente como preparação MR: não existem formas não registradas, e as marcas variam em fx clínico ∴ especificar qual é a desejada[SPC/BNF]). **NB: considerar ↓ doses em LF ou RF**.

DIPIRIDAMOL/PERSANTIN
Agente antiplaquetário: inibe agregação, adesão e sobrevida das Pt (também ⇒ dilatação arterial: inc coronárias).

Uso: prevenção 2° de TIA/CVA isquêmico[1], Px de TE de valvas protéticas (como adjunto à warfarina)[2].
Precaução: MI recente, angina (se instável), estenose aórtica, distúrbios da coagulação, ↓BP, MG*. Enxaqueca (pode piorar), C/L.
SE: transtorno GI, tonteira, mialgia, cefaleia, ↓BP, ↑HR, ondas de calor, raramente piora de IHD, hipersensibilidade (erupção, urticária, broncospasmo, angioedema), ↑ sangramento pós-operatório, ↓Pt.
Interações: ↓fx (mas ↑fx hipotensores) de inibidores de colinesterase*, ↑fx da adenosina. W +.
Dose: 200 mg 2 v/d vo como preparação MR (Persantin Retard)[1,2]; 100–200 mg 3 v/d vo[2]. Todas as doses a serem tomadas com alimento.

DIPROBASE Creme/pomada emoliente à base de parafina para condições de pele seca (p. ex., eczema, psoríase).

DISSULFIRAM/ANTABUSE
Inibidor de álcool desidrogenase: ⇒ ↑ acetaldeído sistêmico ⇒ SE desagradável quando álcool é ingerido (inc pequenas quantidades ∴ cuidado com medicações, alimentos, artigos de toalete contendo álcool).
Uso: abstinência de álcool (manutenção de).
CI: Hx de IHD ou CVA, HTN psicose, ↑ risco de suicídio, distúrbio grave da personalidade, C/G/L.
Precaução: DM, epilepsia, doença respiratória, H/R.
SE: somente se ingerido álcool – N&V, ruborização, cefaleia, ↑HR, ↓BP (± colapso de excs ingestão de álcool).
Interações: ↑fx da fenitoína, ↑ toxicidade com paraldeído, W +.
Dose: inicialmente 200 mg 1 v/d, ↑ dose se necessário: máx. 500 mg vo 1 v/d. Rever se > 6 meses.

NB: necessário não ter consumido nenhum álcool dentro de pelo menos 24 h da 1ª dose. Prescrever sob supervisão de especialista.

DOBUTAMINA
Simpaticomimético inotrópico: predominantemente β_1 fx ⇒ ↑ contratilidade, ↓fx sobre HR comparado com dopamina.
Uso: choque (cardiogênico, séptico).
Precaução: evitar em phaeo, grave ↓BP, arritmias, AMI.
SE: ↑HR, ↑BP (se excs Rx), flebite, ↓Pt.

Interações: risco de crise de ↑BP, com β-bloqueadores (esp se "não seletivos").
Dose: 2,5–10 microgramas/kg/min ivi, titulando à resposta (via acesso venoso central, preferivelmente com monitorização cardíaca invasiva). Frequentemente dada com dopamina; obter ajuda de especialista.

DOCUSATO DE SÓDIO
Laxativo estimulante: ⇒ ↑ motilidade GI (também um agente emoliente).
Uso/Precaução/SE: ver Sena (**CI se obstrução GI**).
Dose: 50–100 mg até 3 v/d vo (máx. 500 mg/dia). Também disponível como enemas[SPC/BNF].

DOMPERIDONA
Antiemético: antagonista D_2 – inibe zona-gatilho quimiorreceptora central de náusea. Fraca penetração BBB ∴ ↓ECs centrais (fx extrapiramidais, sedação) cf outros antagonistas da dopamina.
Uso: N&V, esp 2° a quimioterapia ou "pílula do dia seguinte", e em doença de Parkinson ou enxaqueca. Raramente para refluxo gastroesofágico e dispepsia.
CI: prolactinoma, quando obstrução GI for nociva, drogas que ↑QTc **H**.
Precaução: obstrução GI R/G/L.
SE: ↑QTc, erupção, alergia, ↑ prolactina (pode ⇒ ginecomastia, galactorreia e hiperprolactinemia). Raramente ↓ libido, distonia e fx extrapiramidais.
Dose: 10 mg 3 v/d vo (pode-se ↑ até máx. 20 mg 4 v/d); 60 mg 2 v/d vr. Não disponível im/iv. **NB:** ↓ **dose se RF**.

DONEPEZIL/ARICEPT
Inibidor de acetilcolinesterase (reversível); ver Rivastigmina.
Uso: doença de Alzheimer: branda ou moderada[NICE].
CI: G/L.
Precaução: dfx da condução supraventricular (esp SSS), ↑ risco de PU (p. ex., Hx de PU ou NSAID), COPD/asma, sintomas extrapiramidais podem piorar, **H**.
SE: fx colinérgicos (ver p. 262), **diarreia** (esp inicialmente), **insônia** (se ocorrer, mudar dose para manhã), **cefaleia**, fadiga, tonteira, síncope, erupção cutânea, perturbações Ψ. Raramente ↓ ou ↑BP, convulsões, sangramento PU/GI, bloqueio SAN/AVN, hepatotoxicidade.

Interações: metab por **P450** ∴ inibidores e indutores na p. 279 poderiam ↑ ou ↓ níveis, respectivamente; checar BNF/SPC.

Dose: 5 mg noite (↑ para 10 mg após 1 mês se necessário); uso por especialista apenas – necessário rever quanto à resposta clínica e tolerância. Continuar somente se MMSE permanecer 10–20^{NICE}.

DOPAMINA

Simpaticomimético inotrópico; fx dependente da dose sobre os receptores: baixas doses (2–3 microgramas/kg/min) estimulam receptores a DA periféricos mas pouca coisa mais ∴ ⇒ ↑ perfusão renal*; doses mais altas (> 5 microgramas/kg/min) também têm fx $β_1$ (⇒ ↑ contratilidade); doses ainda mais altas têm fx α (⇒ vasoconstrição, mas podem piorar HF).

Uso: choque, esp se AKI* ou cardiogênico (p. ex., pós-MI ou cirurgia cardíaca).

CI: taquiarritmias, phaeo, ↑T_4.

Precaução: corrigir hipovolemia antes de administrar.

SE: N&V, ↓ ou ↑BP, ↑HR, vasoconstrição periférica.

Interações: fx ↑ por ciclopropano e anestésicos hidrocarbonetos halogenados (são CI) ou MAOIs (podem ⇒ ↑↑BP; considerar ↓↓ dose de dopamina).

Dose: inicialmente 2–5 microgramas/kg/min ivi (via linha central, preferivelmente com monitorização cardíaca invasiva). A seguir ajustar à resposta; procurar auxílio de especialista.

DORZOLAMIDA/TRUSOPT

Inibidor de anidrase carbônica tópico: como acetazolamida (preparação oral, que é mais potente mas tem ↑SEs*).

Uso: glaucoma (esp se CI β-bloqueador ou análogo de PG ou deixar de ↓IOP).

CI: acidose ↑Cl⁻, **R** (grave somente), **G/L**.

Precaução: Hx de cálculos renais†, **H**.

SE: irritação local e reações alérgicas, visão turva, gosto amargo, erupção. Raramente* SEs sistêmicos (esp urolitíase†) e interações; ver Acetazolamida.

Dose: aplicar gota 2% 3 v/d (2 v/d com β-bloqueador tópico). Disponível em colírio de combinação com timolol 0,5% (Cosopt).

DOXAPRAM

Estimulante respiratório: ↑ atividade dos centros respiratórios e vasomotores no bulbo ⇒ ↑ profundidade (e, em menor extensão, a frequência) da respiração. Também fx indireto por estimulação de quimiorreceptores na aorta e artérias carótidas.

Uso: hipoventilação, insuficiência respiratória ameaçando a vida – geralmente apenas se decorrente de uma causa transitória/reversível, p. ex., pós-operatório/anestesia geral ou deterioração aguda com precipitante conhecido. Principalmente usado em prevenção de depressão respiratória 2° a ↑FiO_2 usada em acidose respiratória grave (pode ser nocivo se CO_2 ↓ ou normal).

CI: asma grave ou HTN, IHD, ↑T_4, epilepsia, obstrução física do trato respiratório.

Precaução: se tomando MAOIs, phaeo, H/C/G.

SE: cefaleia, rubor, dores torácicas, arritmias, vasoconstrição, ↑BP, ↑HR, laringo/broncospasmo, tosse, salivação, transtorno GI, tonteira, convulsões.

Dose: uso especialista apenas (principalmente em ITU).

▼ DOXAZOSINA/CARDURA

Bloqueador-α_1 ⇒ vasodilatação sistêmica e relaxamento do esfíncter uretral interno ∴ ⇒ ↓TPR[1] e ↑ ejeção vesical[2].

Uso: HTN[1] (*para orientação sobre Mx gradual da HTN ver p. 226*), BPH[2].

CI: ↓ postural BP, anúria L.

Precaução: ↓ postural da BP, síncope miccional, H/C/G/I.

SE: ↓ **postural BP** (esp após 1ª dose*), **tonteira, cefaleia, incontinência urinária** (esp mulheres), desarranjo GI (esp N&V), sonolência/fadiga, síncope, Δ humor, boca seca, edema, sonolência, visão turva, rinite. Raramente disfunção erétil, ↑HR, arritmias, hipersensibilidade/erupção. Rx crônico ⇒ Δ lipídicas benéficas (↑HDL, ↓LDL, ↓VLDL, ↓TG, ↓Pt, ↓NØ).

Interações: ↑fx hipotensivos de diuréticos, β-bloqueadores, antagonistas de Ca^{2+}, silden/talal/vardenafil, anestésicos gerais, moxissilito e antidepressivos.

Dose: inicialmente 1 mg 1 v/d (dar 1ª antes de deitar*), a seguir lentamente ↑ de acordo com a resposta (máx. 16 mg/dia[1] ou 8 mg/dia[2]). 4 mg ou 8 mg 1 v/d se preparação MR, como Cardura XL.

DOXICICLINA

Antibiótico tetraciclina: inibe subunidade ribossômica (30S). Tem o mais longo $t_{1/2}$ de todas as tetraciclinas ∴ aplicação 1 v/d.

Uso: infecções genitais, esp sífilis, clamídia, PID, salpingite, uretrite (não gonocócica). Também *Rickettsia* (inc febre Q), *Brucella*, doença de Lyme (*Borrelia burgdorferi*), malária (Px/Rx, não 1ª linha), micoplasma (genital/respiratório), exac infecc COPD (*H. influenzae*), infecção **MRSA** (se a cepa é sensível).

CI/Precaução/SE/Interações: como tetraciclina, mas pode-se dar com cautela em RF, embora também seja CI em SLE e acloridria. Pode ⇒ anorexia, ruborização, zumbido e pode ↑ níveis de ciclosporina.

Advertência: evitar luz UV e produtos contendo Zn/Fe (p. ex., antiácidos).

Dose: 100–200 mg 1 v/d–2 v/d$^{SPC/BNF}$. **NB:** ↓ dose em RF.

▼ DULOXETINA/CYMBALTA [1,2,3] ou YENTREVE [4]

Inibidor da recaptação de 5HT e noradrenalina.

Uso: depressão[1], transtorno de ansiedade generalizada[2], neuropatia diabética[3] (rever necessidade ≤ 3 meses e parar se resposta inadequada após 2 meses), incontinência urinária de esforço[4] (avaliar benefício/tolerabilidade após 2–4 semanas).

CI: R (evitar se *clearance* de creatinina < 30 mL/min) **H/G/L**.

Precaução: doença cardíaca, Hx de mania ou convulsões, ↑IOP, suscetibilidade a glaucoma de ângulo fechado, distúrbios hemorrágicos/sob drogas ↑ risco de sangramento, **C/G/L/I**.

SE: N&V&C, dor abdominal, dispepsia, ΔP, ↓ apetite, palpitações, ondas de calor, insônia, disfunção sexual, comportamento suicida.

Interações: metabolismo ↓ por ciprofloxacina, fluvoxamina. ↑fx 5HT com erva-de-são-joão e antidepressivos (esp moclobemida e MAOIs; evitar uso concomitante e não começar durante 1 semana após parar duloxetina). Evitar com artemether/lumefantrina. ↑ risco de toxicidade no CNS com sibutramina.

Advertência: ao paciente para não parar subitamente*.

Dose: 60 mg 1 v/d[1]; inicialmente 30 mg 1 v/d (↑ até máx. 120 mg/dia se necessário)[2]; 60 mg 1 v/d (↑ para 2 v/d se necessário)[3]; 40 mg 2 v/d[4]. NB: parar gradualmente ao longo de 1–2 semanas para ↓ risco de fx abstinência*.

EDROFÔNIO
Antagonista de colinesterase de ação curta, dado iv durante teste com Tensilon para Dx de MG: procurar ↓ sinais (p. ex., ↑ força, ↓ ptose).

ENALAPRIL/ENATEC
ACE-i.
Uso: HTN[1] (*para orientação sobre Mx gradativo de HTN ver p. 226*), LVF[2].
CI/Precaução/SE/Interações: como Captopril, mais **H**.
Dose: inicialmente 5 mg 1 v/d[1] (2,5 mg 1 v/d)[2] ↑ de acordo com a resposta, máx. 40 mg/dia. **NB:** ↓ **dose em idoso, tomando diuréticos ou RF**.

ENEMA DE FOSFATO
Clisteres laxativos; ⇒ retenção osmótica de H_2O ⇒ ↑ evacuação.
Uso: constipação grave (não respondendo a outros Rx).
CI: doenças agudas GI.
Precaução: se debilitado ou doença neurológica, **I**.
SE: irritação local.
Dose: 1 SOS.

ENOXAPARINA/CLEXANE
Heparina de baixo peso molecular (LMWH).
Uso: DVT/PE Rx[1] e Px[2] (inc pré-operatória), ACS (com aspirina)[3].
CI/Precaução/SE/Monitoração/Interações: como Heparina, mais **L**.
Dose: (todas sc; 1 mg = 100 unidades) 1,5 mg/kg 1 v/d[1], 40 mg 1 v/d (20 mg 1 v/d se não alto risco)[2], 1 mg/kg 2 v/d[3].

Considerar monitorar anti-Xa (3–4 h pós-dose) e ↓ dose se RF (*i. e.,* creatinina > 150), gravidez, P > 100 kg ou < 45 kg; ver p. 202.

ENSURE Bebidas suplementares de proteínas e calorias.

EPADERM Pomada emoliente à base de parafina para pele muito seca (e como substituto de sabão).

EPILIM ver Valproato.

EPINEFRINA ver Adrenalina.

EPOETINA ver Eritropoetina (forma recombinante para ↓Hb).

EPROSARTANA/TEVETEN

Antagonista da angiotensina II; ver Losartana.
Uso: HTN *(para aconselhamento sobre Mx escalar da HTN ver p. 226)*
CI: H (se grave), G/L.
Precaução/SE/Interações: ver Losartana.
Dose: 600 mg 1 v/d (máx. 800 mg 1 v/d). Começar com 300 mg e a seguir ↑ conforme necessário se idoso, RF ou LF.

EPTIFIBATIDA/INTEGRILIN

Agente antiplaquetário: inibidor do receptor glicoproteína IIb/IIIa – detém a ligação de fibrinogênio e inibe agregação de plaquetas.
Uso: Px de MI em angina instável ou NSTEMI (se último episódio de dor torácica dentro de 24 h), esp se alto risco e aguardando PCI[NICE] (ver p. 224).
CI: diátese hemorrágica, trauma grave ou grande cirurgia dentro de 6 semanas, sangramento anormal ou CVA dentro de 30 dias, Hx de CVA hemorrágico ou doença intracraniana (AVM, aneurisma ou neoplasma), ↓Pt, ↑INR, HTN grave, H (se importante), R (se grave), L.
Precaução: drogas que ↑ o risco de sangramento (esp trombólise) G.
SE: sangramento.
Monitorar: FBC (básico, dentro de 6 h de aplicar, a seguir pelo menos diariamente) mais coagulação e creatinina (básicos pelo menos).
Dose: inicialmente 180 microgramas/kg iv seguida por ivi de 2 microgramas/kg/min por até 72 h (ou 96 h se PCI durante tratamento). **NB: necessita de heparina concomitante e ↓ dose se RF**[SPC/BNF].

> Uso especialista somente: obter orientação de médico experiente ou contatar cardiologia de plantão.

ERGOCALCIFEROL (= CALCIFEROL)

Vit D_2: necessita hidroxilação renal (1) e hepática (25) para ativação.
Uso: deficiência de vitamina D.
CI: ↑Ca^{2+}, calcificação metastática.
Precaução: R (se usadas doses altas "farmacológicas"*), L.
SE: ↑Ca^{2+}. Se receitado em excesso: **transtorno GI**, fraqueza, cefaleia, polidipsia/poliúria, anorexia RF, arritmias.
Monitorar: Ca^{2+} (esp se houver desenvolvimento de N&V ou ↑ doses em RF*).
Interações: fx ↓ por anticonvulsivos e ↑ por tiazidas.

Dose: 10–20 microgramas (400–800 unidades) 1 v/d como parte de preparações multivitamínicas ou combinado com lactato ou fosfato de cálcio como "cálcio + ergocalciferol": preparações não registradas são disponíveis, mas é frequentemente prescrito por nome comercial (p. ex., Cacit D3 ou Calcichew D3). ↑ doses de 0,25–1 mg 1 v/d (de preparações de "potência farmacológica"*) usadas em má-absorção GI e doença hepática crônica (até 5 mg por dia para ↓PTH ou osteodistrofia renal).

*Especificar potência do comprimido requerido a fim de evitar confusão[SPC/BNF].

ERITROMICINA
Antibiótico macrolídeo: liga-se ao ribossomo 50S.

Uso: pneumonias atípicas (com outros agentes; ver p. 234), raramente *Chlamydia*/outras infecções GU, enterite por *Campylobacter*. Muitas vezes usada se alergia à penicilina.

CI: hipersensibilidade a macrolídeo ou se tomando terfenadina, pimozida, ergotamina ou diidroergotamina.

Precaução: ↑QTc (inc drogas que predispõem a), porfiria, H/R/G/L.

SE: diarreia (raramente AAC), **pele prurítica seca**, hipersensibilidade (inc SJS, TEN), arritmias (esp VT), dor torácica, perda auditiva reversível (relacionada com a dose, esp se RF), icterícia colestática.

Interações: ↓P450 ∴ muitas; mais importante ↑ níveis de ciclosporina, digoxina, teofilinas e carbamazepina, W +.

Dose: 500 mg 4 v/d vo (250 mg 4 v/d se infecção branda, 1 g 4 v/d se grave); 50 mg/kg por dia iv em 4 doses divididas.

NB: irritante venoso ∴ dar vo se possível.

ERITROPOETINA
Eritropoetina recombinante.

Uso: ↓Hb 2° a CRF ou quimioterapia (contendo AZT ou platina). Também uso não licenciado em mieloma, linfoma e certas mielodisplasias. 3 tipos: α (Eprex), β (NeoRecormon) e darbepoetina de ação mais longa (Aranesp).

SE: ↑BP, ↑K+, cefaleia, artralgia, edema, TE. ☠ Raramente ⇒ aplasia eritrocítica (esp Eprex subcutâneo se RF, que agora é CI) ☠.

CI/Precaução/Dose: uso por especialista unicamente[SPC/BNF]; dada p/via subcutânea (autoadministrada) ou iv (como paciente internado). ↓Fe/folato

(monitorar), ↑Al, infecções e doença inflamatória podem ↓ resposta.
NB: transfusão é Rx de 1ª linha para ↓Hb 2° a quimioterapia de câncer.

ESCITALOPRAM/ CIPRALEX
SSRI (enantiômero ativo de citalopram).
Uso: Depressão, OCD, distúrbios de ansiedade.
CI/Precaução/SE/Advertência/Interações: como citalopram.
Dose: inicialmente 10 mg 1 v/d, ↑, se necessário, para 20 mg 1 v/d. **NB: dose máx. 10 mg em idoso, e dividir ao meio doses em LF e na maioria dos distúrbios de ansiedade**.

ESMOLOL
β-Bloqueador: cardiosseletivo ($\beta_1 > \beta_2$) e de ação curta*.
Uso: SVTs (inc AF, *flutter* atrial, ↑HR sinusal), HTN (esp peroperatoriamente), MI agudo (*mais seguro que preparações de ação longa).
CI/Precaução/SE/Interações: ver Propranolol.
Dose: geralmente 50–200 microgramas/kg/min ivi, precedida por dose de carga se peroperatória^{SPC}.

ESOMEPRAZOL/NEXIUM
PPI; como Omeprazol, mais **R** (se grave).
Dose: 20 mg 1 v/d vo (40 mg 1 v/d durante $1^{\underline{as}}$ 4 semanas, se para refluxo gastroesofágico); 20–40 mg/dia iv$^{SPC/BNF}$ (▼).
NB: máx. 20 mg/dia se LF grave.

ESPIRONOLACTONA
Diurético poupador de potássio: antagonista de aldosterona no túbulo distal (também potencializa diuréticos de alça e tiazidas).
Uso: ascite (esp 2° a cirrose ou malignidade), edema, HF (adjunto a ACE-i e/ou outro diurético), síndrome nefrótica, aldosteronismo 1°.
CI: ↑K^+, ↓Na^+. doença de Addison, **G/L**.
Precaução: porfiria, **H/R/I**.
SE: ↑K^+, **ginecomastia**, desarranjo GI (inc N&V), impotência, ↓BP, ↑Na^+, erupção, confusão, cefaleia, hepatotoxicidade, distúrbios hematológicos.
Monitorar: U&E.
Interações: ↑ níveis de digoxina e lítio. ↑ risco de RF com NSAIDs (as quais também antagonizam seus fx diuréticos).
Dose: 100–400 mg/dia vo (25 mg 1 v/d se para HF).

☠ Cuidado se sob outras drogas que ↑K⁺, p. ex., amilorida, triantereno, ACE-i antagonistas de angiotensina II e ciclosporina. Não dar com suplementos orais de K⁺ inc substitutos do sal da dieta ☠.

ESTREPTOMICINA
Antibiótico aminoglicosídeo.
Uso: TB (se resistência à isoniazida estabelecida antes do Rx); ver p. 254.
CI/Precaução/SE/Interações: ver Gentamicina.

ESTREPTOQUINASE
Agente trombolítico: ↑ conversão de plasminogênio em plasmina ⇒ ↑ degradação da fibrina.
Uso: AMI, TE de artérias (inc PE, artéria central da retina) ou veias (DVT, veia central da retina).
CI/Precaução/SE: ver p. 221.
Dose: AMI: 1,5 milhão unidades ivi ao longo de 60 min; **outras indicações:** 250.000 unidades ivi ao longo de 30 min, a seguir 100.000 unidades ivi cada hora durante até 12–72 h (ver SPC).

ETAMBUTOL
Antibiótico antituberculoso: inibe síntese da parede celular ("bacteriostático").
Uso: fase inicial Rx tuberculose (1ᵒˢ 2 meses) *se resistência à isoniazida conhecida ou suspeitada* (ver p. 254) como parte de combinação de drogas.
CI: neurite óptica, ↓ visão.
Precaução: R (monitorar níveis* e ↓ dose se *clearance* de creatinina < 30 mL/min, **G/L**.
SE: neurite; **periférica** e **óptica** (pode ⇒ ↓ acuidade visual**, cegueira de cores, ↓ campos visuais ∴ ⇒ revisão oftalmológica básica e a intervalos). Raramente transtorno GI, reações cutâneas, ↓Pt.
Advertência: ao paciente para relatar imediatamente quaisquer sintomas visuais – usar droga alternativa se impossível fazer isto (p. ex., muito jovem, ↓IQ).
Monitorar: acuidade visual** (inc básica antes Rx), níveis plasmáticos*.
Dose: 15 mg/kg 1 v/d (30 mg/kg 3 v/sem se Rx 'supervisionado')^(SPC/BNF).
NB: ↓ dose se RF.

ETANERCEPT/ENBREL
Ab monoclonal contra TNF-α (uma citocina inflamatória).

Uso: artrite grave (reumatoide[NICE], idiopática juvenil[NICE] e psoriásica), psoríase em placas grave[NICE] e espondilite anquilosante[NICE].
CI/Precaução/Interações: ver SPC.
SE: distúrbios hematológicos, infecções graves, desmielinização CNS, desarranjo GI, exac de HF, cefaleia. *Uso por especialista unicamente.*

> ☠ Não dar vacinas vivas durante Rx. Risco de infecções (p. ex., TB, inc extrapulmonar) e risco teórico de malignidade ☠.

ETIDRONATO DE SÓDIO ver Pamidronato.

ETOMIDATO
Anestésico intravenoso.
Uso: indução de anestesia.
CI: intubação traqueal com via aérea difícil.
Precaução: porfiria aguda, produz fx em uma circulação braço-cérebro, hipovolemia, doença cardiovascular. Pode causar apneia e ↓BP **H/G/I**.
SE: N&V, apneia, ↓BP (esp à indução), hiperventilação, estridor, erupção cutânea, discinesia, movimentos musculares extrínsecos (minimizados com opioide ou benzodiazepina imediatamente antes da indução), dor à injeção, ↓ função corticossuprarrenal (não usar para manutenção de anestesia ou em sepse), ☠ parada cardíaca ☠.
Advertência: injeção dolorosa, não dirigir por 24 h.
Monitorar: função cardíaca e respiratória.
Interações: ↑ efeito hipotensor com bloqueadores dos neurônios adrenérgicos, α-bloqueadores, antipsicóticos, verapamil. Alfentanil ↑ níveis.
Dose: titulada ao efeito exceto durante "indução em sequência rápida"; DEPENDENTE DA PREPARAÇÃO: Etomidate-Lipuro : 150–300 microgramas/kg iv lento. Hypnomidate : 300 migrogramas/kg (dose total máx. 60 mg) iv lenta. ↓ **Dose se idoso (150–200 microgramas/kg) ou LF**.

> ☠ Deve ser administrado unicamente por, ou sob a supervisão direta de, pessoal experiente no seu uso, com treinamento adequado em anestesia e manejo da via aérea, e quando for disponível equipamento de ressuscitação. ☠

▼ ETORICOXIBE/ARCOXIA
NSAID que inibe seletivamente COX-2 ∴ ↓SEs GI (mediados por COX-1). *Não fornece Px contra IHD/CVA (diferentemente da aspirina).*

Uso: osteoartrite[1]/artrite reumatoide[2/NICE], espondilite ancilosante[2], gota aguda[3].
CI/Precaução/SE/Interações: como celecoxibe (exceto interação com fluconazol), mais CI em HTN não controlada (persistentemente > 140/90 mmHg) – monitorar BP dentro de 2 semanas de começar e regularmente depois. Também ↑ níveis de etinilestradiol. *Não* CI em hipersensibilidade a *sulfa*. Brandamente [**W +**].
Dose: 30–60 mg 1 v/d[1]; 90 mg 1 v/d[2]; 120 mg 1 v/d[3] durante máx. 8 dias.
NB: ↓ dose se LF.

EUMOVATE ver Butirato de clobetasona 0,05%; creme esteroide.

FANSIDAR
Antimalárico: comprimido de combinação de pirimetamina (25 mg + sulfa-doxina (500 mg).
Uso: Rx de malária falciparum (com ou após quinina).
CI: alergia a sulfa ou pirimetamina, porfiria.
Precaução: distúrbios hematológicos, asma, deficiência de G6PD, **H/R/G/L/I**.
SE: distúrbios hematológicos, **reações cutâneas***, infiltrados pulmonares, insônia, transtorno GI, nefrotoxicidade, hepatotoxicidade, hipersensibilidade.
Monitorar: FBC (se Rx crônico) e quanto a erupção* ou tosse/SOB (parar droga).
Dose: ver BNF/SPC.

FELODIPINA/PLENDIL
Bloqueador dos canais de Ca^{2+} (di-hidropiridina): como anlodipina mas ⇒ ↓fx HF/inotrópico negativo.
Uso: HTN[1] (*para orientação sobre Mx gradativo ver p. 226*), Px angina[2].
CI: IHD (se angina instável ou dentro de 1 mês de MI), estenose aórtica importante, porfiria aguda, **C** (se incontrolável)/**G**.
Precaução: parar droga se angina/HF piorar, **H/L**.
SE: como nifedipina mas ↑ edema tornozelo e possivelmente ↓fx vasodilatador (cefaleia, rubor e tonteira).
Interações: metab por **P450** ∴ níveis ↑ por cimetidina, eritromicina, cetoconazol e **suco de toronja**. fx hipotensivos ↑ por α-bloqueadores. Níveis ↓ por primidona. ↑fx do tacrolimo.

Dose: inicialmente 5 mg 1 v/d, ↑ se necess. para 10 mg (máx. 20 mg[1]).
NB: ↓ dose se LF ou idoso.

FENILEFRINA COLÍRIO
Simpaticomimético para dilatação pupilar (comumente usado em combinação com ciclopentolato ou tropicamida).
Precaução: doença cardiovascular, ↑HR, ↑T_4, crianças, I.
SE: visão turva, irritação local, ↑BP, ↑HR. Arritmias, espasmo de artéria coronária.
Dose: 1 gota. Gotas 2,5% mais comuns (10% disponível mas ↑ risco de ↑BP).

FENITOÍNA
Anticonvulsivante: bloqueia canais de Na^+ (estabiliza membranas neuronais).
Uso: todas as formas de epilepsias[1] (exceto convulsões de ausência) inc *status epilepticus*[2].
CI: *se infundindo iv* (não se aplica se vo); ↓HR sinusal, síndrome de Stokes–Adams, bloqueio do SAN, HB 2°/3° grau, porfiria aguda.
Precaução: DM, porfiria, ↓BP-, H/C/G (⇒ fenda labial/palatina, cardiopatia congênita), L.
SE (agudos): *dependentes da dose*: **sonolência** (também confusão/tonteira), **fx cerebelares** (ver p. 264), **erupção** (causa comum de intolerância e raramente ⇒ SJS/TEN), N&V, diplopia, discinesia (esp orofacial). *Se iv, risco de ↓BP* (por diluente propileno glicol), **arritmias*** (esp ↑QRS), **"síndrome de luvas purpúreas"** (lesão das mãos distal a local de injeção), depressão do CNS/respiratória.
SE (crônicos): hipertrofia gengival, fácies grosseiro, hirsutismo, acne, ↓ folato (⇒ ↓Hb megaloblástica), Dupuytren, neuropatia periférica, raquitismo, osteomalacia. Raramente, distúrbios hematológicos, hepatotoxicidade, pensamentos/comportamento suicida.
Monitorar: FBC**, manter níveis séricos em 10–20 mg/L (índice terapêutico estreito). ☠ Se iv, monitorar estreitamente BP e ECG* (esp QRS) ☠.
Advertência: relatar imediatamente qualquer erupção, úlcera na boca, dor de garganta, febre, equimose, sangramento.
Interações: metab por e ↑**P450** ∴ muitas; mais importantes são ↓fx de OCP, doxiciclina, antagonistas do Ca^{2+} (esp nifedipina), imatinib, lapatinib, ciclosporina, ceto/itra/posaconazol, indinavir, quinidina, teofilinas, eplere-

nona, telitromicina, aripiprazol, mianserina, mirtazapina, paroxetina, TCAs e corticosteroides. Fx ↓ por rifampicina, rifabutina, teofilinas, mefloquina, pirimetamina, sucralfato, antipsicóticos, TCAs e erva-de-são-joão. Níveis ↑ por NSAIDs (esp azapropazona), fluoxetina, mi/flu/voriconazol, diltiazem, dissulfiram, trimetoprim, cimetidina, esomeprazol, amiodarona, metronidazol, cloranfenicol, claritromicina, isoniazida, sulfas, sulfimpirazona, topiramatos (cujos níveis são ↓) e etossuximida. Interações complexas com outros antiepiléptiocos$^{SPC/BNF}$. **W−** (ou raramente **W +**).

Dose: vo^1: 150–500 mg/dia em 1–2 doses divididas$^{SPC/BNF}$. **iv**^{2}: carga com 18 mg/kg ivi à velocidade máx. de 25–50 mg/min, a seguir doses iv de manutenção de aproximadamente 100 mg 3 v/d–4 v/d, ajustando ao peso, níveis séricos e resposta clínica. Se disponível dar iv como prodroga *fosfenitoína* (NB: doses diferem).

NB: ↓ dose se LF.

☠ Parar a droga se ↓WCC** for grave, piorando ou sintomática ☠.

FENOBARBITAL (= FENOBARBITONA)

Anticonvulsivante barbitúrico: potencializa GABA (neurotransmissor inibitório), antagoniza fx de glutamato (neurotransmissor excitatório).

Uso: *status epilepticus* (SEs e interações limitam outros usos).

Precaução: depressão respiratória, porfiria aguda, H/R/G/L/I.

SE: hepatite, colestase, depressão respiratória, sedação, ↓BP, ↓HR, ataxia, reações cutâneas. Raramente, excitação paradoxal (esp em idoso), discrasias sanguíneas.

Interações: ↑**P450** ∴ muitas, as mais importantes sendo ↓ níveis/fx de aripiprazol, antivirais, carbamazepina, antagonistas do Ca^{2+}, cloranfenicol, corticosteroides, ciclosporina, eplerenona, mianserina, tacrolimo, telitromicina, posa/voriconazol e OCP. fx anticonvulsivo ↓ por antipsicóticos, TCAs e SSRIs. Evitar com erva-de-são-joão. ↑fx do oxibato de sódio. Precaução com outras drogas sedativas (esp benzodiazepinas), **W−**.

Dose: total de 10 mg/kg como ivi a 50–100 mg/min (máx. total 1 g).

FENOXIMETILPENICILINA (= PENICILINA V)

Como benzilpenicilina (penicilina G) mas ativa oralmente: usada para infecções ENT/pele (esp erisipela), Px de febre reumática/infecções por *S. pneumoniae* (esp pós-esplenectomia).

Dose: 0,5–1,0 g 4 v/d vo (tomar com estômago vazio; ≥ 1 h antes de alimento ou ≥ 2 h após alimento).

FENTANIL

Opioide forte; usado em dor crônica grave/paliação (top/sl/bucal/*spray* nasal) e em anestesia (iv).

CI: depressão respiratória aguda, risco de íleo, ↑ICP/traumatismo cranioencefálico/coma.

Precaução: todas as outras condições nas quais morfina é CI ou sujeita a precaução, porém melhor tolerado em RF. Também DM, tumor cerebral.

SE: como morfina mas geralmente ↓N&V/constipação.

Interações: como morfina mas níveis ↑ (não ↓) por ritonavir, níveis ↑ por itra/fluconazol e nenhuma interação conhecida com gabapentina. Pode ↑ níveis de midazolam.

Advertência: aos pacientes/cuidadores sobre sinais/sintomas de toxicidade de opiáceo.

Dose: Adesivos: duram 72 h e vêm em 5 apresentações: 12, 25, 50, 75 e 100, as quais denotam liberação de micrograma/h (para calcular dose inicial, estas são aprox equivalentes à necessidade de morfina oral diária de 45, 90, 180, 270 e 360 mg, respectivamente).

Pastilhas (orais) para dor "de escape" sob a forma de Actiq : inicialmente 200 microgramas ao longo de 15 min, repetindo após 15 min se necessário e ajustando a dose para dar máx. 4 pastilhas diariamente (disponíveis como 200, 400, 600, 800, 1.200 ou 1.600 microgramas).

Comprimidos: para dor "de escape" como ▼ Effentora (oral) ou ▼ Abstral (sl) de 100, 200, 400, 600 e 800 microgramas[SPC/BNF].

Somente usar se tomando opioides regularmente (fatalidades descritas em outros casos). Se > 4 doses/dia necessárias, ajustar analgesia de fundo.

Spray nasal: para dor "de escape" como ▼ Instanyl ou ▼ PecFent [SPC/BNF].

NB: ↓ dose se LF ou idoso. **Nenhuma ↓ dose inicial necessária em RF, mas pode-se acumular com o tempo. A não ser que dado iv, tem início/desaparecimento prolongado; usar apenas quando necessidades de opioide estáveis e cobrir 1ª[as] 12 h após Rx inicial com opioide de ação curta SOS.** Só para uso se tiver previamente tolerado opioides. Se reações adversas sérias remover adesivo imediatamente e monitorar durante até 24 h. Febre/calor externo pode ⇒ ↑ absorção (∴ ↑fx) dos *patches* (adesivos).

FENTOLAMINA
α-Bloqueador de ação curta.
Uso: HTN 2° a fhaeo (esp durante cirurgia).
CI: ↓BP, IHD (inc Hx de MI).
Precaução: PU/gastrite, asma, R/G/L/I.
SE: ↓BP. ↑HR, tonteira, fraqueza, ruborização, transtorno GI, congestão nasal. Raramente, oclusão coronariana/vascular cerebral, arritmias.
Interações: ver Doxazosina.
Dose: 2–5 mg iv (repetir se necessário).

FERRO COMPRIMIDOS ver Sulfato/fumarato/gliconato ferroso.

FIBOGEL
Laxativo: agente de volume (fibra de ispaghula ou psílio) para constipação (inc IBS).
CI: ↓ deglutição, obstrução GI, impacção fecal, atonia do cólon.
Dose: 1 sachê ou 10 mL 2 v/d após refeições com água.

FINASTERIDA
Antiandrogênico: inibidor de 5-α-redutase; ↓ conversão de testosterona na mais potente di-hidrotestosterona.
Uso: BPH[1] (↓ tamanho e sintomas da próstata), calvície em padrão masculino[2].
Precaução: Ca de próstata (pode ⇒ ↓PSA e ∴ mascarar), uropatia obstrutiva, **G** (teratogênica; embora não tomada por mulheres, parceiras daqueles que usam a droga podem absorvê-la de manejar comprimidos esmagados e do sêmen, no qual é excretada ∴ *mulheres devem evitar manusear comprimidos, e parceiras sexuais daqueles que usam a droga devem usar preservativos se grávidas ou com probabilidade de engravidar*).
SE: disfunção sexual, dor testicular, ginecomastia, hipersensibilidade (inc edema de lábios/face).
Dose: 5 mg 1 v/d[1] (Proscar), 1 mg 1 v/d[2] (Propecia).

FITOMENADIONA
Vit K_1 intravenosa para superdose/envenenamento por warfarina; ver p. 208.
Precaução: dar injeções iv lentamente. NB: não compatível com NaCl. **G**.

FLAGYL ver Metronidazol; antibiótico para anaeróbicos.

FLECAINIDA
Antiarrítmico classe Ic; anestésico local; ↓ condução.
Uso: VT[1] (se séria e sintomática), SVT[2] (esp taquicardias reentrantes juncionais e AF paroxística).
CI: disfunção do SAN, dfx da condução atrial, HB (não 1º grau), BB, AF pós-cirurgia cardíaca, AF crônica (sem tentativas de cardioversão), Hx de MI mais VEs assintomáticas ou VT não sustentada, cardiopatia valvar (se comprometido hemodinamicamente), **C**.
Precaução: marca-passo, assegurar eletrólitos normalizados antes do uso, **H/R/G/L/I**.
SE: intolerância GI, síncope, dispneia, edema, perturbações da visão/humor. Raramente **arritmias**.
Monitorar: níveis plasmáticos pré-dose em LF ou RF (manter em 0,2–1 mg/L), ECG se dando iv.
Interações: níveis ↑ por amiodarona, ritonavir, fluoxetina e quinina. ↑ níveis de digoxina. Depressão miocárdica pode ocorrer com β-bloqueadores/verapamil. ↑risco de arritmias com antipsicóticos, TCAs, artemether;/lumefantrina e dolasetron.
Dose: inicialmente 100 mg 2 v/d vo, ↓ após 3–5 dias se possível (máx. 400 mg/dia)[1]; 50 mg 2 v/d vo, ↑ se necessário para 300 mg/dia[2]. Agudamente, 2 mg/kg iv ao longo de 10–30 min (máx. 150 mg), a seguir (se necessário) 1,5 mg/kg/h ivi por 1 h, a seguir ↓ para 100–250 microgramas/kg/h durante até 24 h, a seguir dar vo (dose cumulativa máx. nas 1ªs 24 h = 600 mg). Com monitorização ECG. **NB:** ↓ dose se LF/RF. Droga iniciada sob supervisão de consultor.

FLEET (PHOSPHO-SODA) ver Preparações intestinais.
Dose: 45 mL (misturados com 120 mL água, depois seguida por 240 mL água) tomada 2 vezes: para procedimentos de manhã, às 7 e 19 h do dia anterior; para procedimentos à tarde, às 19 h do dia anterior e 7 h no dia do procedimento.

FLIXOTIDE ver Fluticasona (esteroide inal). 50, 100, 250 ou 500 microgramas/baforada sob forma de pó. 50, 125 ou 250 microgramas/aplicação sob forma de aerossol.

Dose: 100–2000 microgramas/dia[SPC/BNF] (doses de aerosol? < doses de pó).

FLOMAXTRA XL ver Tansulozina; α_1-bloqueador para ↑ da próstata.

FLUCLOXACILINA
Penicilina (resistente à penicilinase).
Uso: infecções estafilocócicas resistentes à penicilina (produtoras de β-lactamase), esp da pele[1] (feridas cirúrgicas, locais iv, celulite, impetigo, otite externa), raramente como adjunto em pneumonia[1]. Também osteomielite[2], endocardite[3].
CI/Precaução/SE/Interações: como benzilpenicilina, mais CI se Hx de icterícia/disfunção hepática associada a flucloxacilina e precaução se LF, uma vez que raramente ⇒ hepatite ou **icterícia colestática** (pode-se desenvolver até 2 meses depois de suspenso Rx).
Dose: 250–500 mg 4 v/d vo/im (ou até 2 g 4 v/d iv)[1]; até 2 g 4 v/s iv[2] 2 g 4 v/d (cada 4 h se P > 85 kg) iv[3].
NB: ↓ dose em RF grave.

FLUCONAZOL
Antifúngico triazol: boa absorção vo e penetração no CSF.
Uso: meningite fúngica (esp criptocócica), candidíase (mucosa, vaginal, sistêmica), outras infecções fúngicas (esp tínea, pitiríase).
Precaução: suscetibilidade a ↑QTc, H/R/G/L.
SE: desarranjo GI, hipersensibilidade (pode ⇒ angioedema, TEN, SJS, anafilaxia: se desenvolver erupção, parar a droga ou acompanhar estreitamente), **hepatotoxicidade**, cefaleia. Raramente distúrbios hematológicos/metabólicos (↑ lipídios, ↓K⁺), tonteira, convulsões, alopecia.
Monitorar: LFTs; parar droga se aparecerem aspectos de doença hepática.
Interações: ↓P450 ∴ muitas; mais importantes, ↑fx de teofilinas, ciclosporina, fenitoína e tracrolimo. Também ↓fx clopidogrel. **W +**.
Dose: 50–400 mg/dia vo ou iv de acordo com a indicação[SPC/BNF].
NB: ↓ dose em RF.

FLUDROCORTISONA
Mineralocorticoide (também tem ações glicocorticoides).
Uso: deficiência corticossuprarrenal, esp doença de Addison[1].
CI/Precaução/Interações: ver Prednisolona.

SE: retenção H_2O/Na^+, $\downarrow K^+$ (acompanhar U&Es). Também pode $\Rightarrow$ imunossupressão (e outros SEs os corticosteroides; ver p. 210).
Dose: 50–300 microgramas/dia vo[1].

FLUMAZENIL

Antagonista (competitivo) de benzodiazepina.
Uso: OD/toxicidade de benzodiazepina (apenas se depressão respiratória e suporte ventilatório não imediatamente disponível).
CI: condições ameaçadoras à vida controladas por benzodiazepinas (p. ex., $\uparrow$ICP, *status epilepticus*).
Precaução: ODs mistas (esp TCAs), dependência de benzodiazepina (pode $\Rightarrow$ fx de abstinência, Hx de transtorno de pânico (pode $\Rightarrow$ recidiva), traumatismo cranioencefálico, epilépticos sob Rx a longo prazo com benzodiazepina (pode $\Rightarrow$ ataques), H/G/L/I.
SE: N&V, tonteira, rubor, rebote de ansiedade/agitação, transitório $\uparrow$BP/HR. Muito raramente anafilaxia.
Dose: inicialmente 200 microgramas iv ao longo de 15 s, a seguir, se necessário, doses adicionais de 100 microgramas a intervalos de 1 min. *Dose total máx. 1 mg (2 mg na ITU)*. Também se pode dar como ivi a 100–400 microgramas/h ajustando conforme a resposta. NB: ver p. 264 para Rx de OD aguda.

NB: curto $t_{1/2}$ (40–80 min); observar estreitamente após Rx e considerar doses adicionais ou ivi (a 0,1–0,4 mg/h ajustada pela resposta).

> ☠ Flumazenil não é recomendado como teste diagnóstico e não deve ser dado rotineiramente em superdoses correndo risco de induzir:
> - crise convulsiva (esp se epiléptico, ou se coingeridas drogas que predispõem a convulsões)
> - síndrome de abstinência (se uso crônico de benzodiazepinas)
> - arritmias (esp se ingerido simultaneamente TCA ou droga semelhante à anfetamina)
>
> Se estiver em dúvida, obter opinião de médico experiente e excluir uso crônico de benzodiazepinas e fazer ECG antes de administrar, a menos que seja sabido que depressão respiratória ameaçando a vida e benzodiazepina são a causa ☠

FLUOXETINA/PROZAC

Antidepressivo SSRI: $t_{1/2}$ longo em comparação com outros*.
Uso: depressão[1], outros transtornos Ψ (inc bulimia[2], OCD[3]).

CI: estados de mania ativos.
Precaução: epilepsia, recebendo ECT, Hx de mania ou distúrbio hemorrágico (esp GI), cardiopatia, DM†, glaucoma de ângulo fechado, ↑ risco de sangramento, idade < 18 anos **H/R/C/G/L/I**.
SEs da classe: desarranjo GI, ↓P, insônia**, agitação**, cefaleia, hipersensibilidade. Pode ⇒ fx de abstinência quando suspensa (ver p. 263) ∴ *parar lentamente*; mais importante com SSRIs com ↓$t_{1/2}$*. Raramente fx extrapiramidais (ver p. 264) e antimuscarínicos (ver p. 262), disfunção sexual, convulsões, ↓Na^+ (inc SIADH), distúrbios hematológicos, sangramento GI, síndrome serotonínica (ver p. 263) e pensamentos/comportamento suicidas.
SEs específicos: raramente hipoglicemia†, **vasculite (erupção** pode ser 1° sinal).
Advertência: pode ↓ desempenho de tarefas que requerem atenção contínua (inc dirigir). Não parar subitamente (não tão importante quanto com outros SSRIs).
Interações: ↓**P450** ∴ muitas, mas mais importantes ↑ níveis de TCAs, benzodiazepinas, clozapina e haloperidol. ↑ toxicidade do lítio e ⇒ HTN e ↑fx CNS com sele/rasagilina (e outros dopaminérgicos). ↑ risco de toxicidade de CNS com drogas q ↑5HT (p. ex., tramadol, sibutramina, sumatriptano, erva-de-são-joão). ↑ risco de sangramento com aspirina e NSAIDs. Níveis ↑ por ritonavir. Antagoniza antiepilépticos (mas ↑ níveis de carbamazepina e fenitoína). Evitar com artemether/lumefantrina e tamoxifeno. ☠ *Nunca dar com, ou ≤ 2 semanas depois, de MAOIs* ☠. (Brando **W +**.)
Dose: inicialmente 20 mg[1,3] (↑ até máx. 60 mg) 1 v/d; 60 mg 1 v/d[2] – dar de manhã porque pode ↓ sono**.
NB: ↓ dose em LF.

FLUTICASONA/FLIXOTIDE (vários aparelhos de aplicação disponíveis[BNF])
Corticosteroide inalado para asma: ver Beclometasona.
Dose: 100–2.000 microgramas/dia inal (ou 0,5–2 mg 2 v/d como neb).

1 micrograma equivalente a 2 microgramas de beclometasona ou budesonida.

FOMEPIZOL Antídoto contra álcoois tóxicos.

▼ **FONDAPARINUX/ARIXTRA**
Anticoagulante; inibidor de fator X ativado.
Uso: ACS (UA, NSTEMI ou STEMI), Px de VTE, Rx de DVT/PE.

CI: sangramento ativo, endocardite bacteriana.
Precaução: distúrbios hemorrágicos, PU ativa, outras drogas que ↑ risco de sangramento, hemorragia intracraniana recente, cirurgia recente cerebral/oftálmica/espinal, anestesia espinal/epidural (evitar doses de Rx), P < 50 kg. R (evitar ou ↓ dose de acordo com a indicação e *clearance* de creatinina$^{SPC/BNF}$, **H/G/L/I**.
SE: sangramento, ↓Hb, ↓ (ou ↑) Pt, coagulopatia, púrpura, edema, Δ LFT, transtorno GI. Raramente ↓K$^+$, ↓BP, hipersensibilidade.
Dose: UA/NSTEMI/Px de VTE 2,5 mg sc 1 v/d (começar 6 h pós-op); STEMI 2,5 mg iv/ivi 1 v/d no 1° dia, a seguir sc; Rx de PE/DVT por P (< 50 mg = 5 mg sc 1 v/d, 50–100 kg = 7,5 mg sc 1 v/d, > 100 kg = 10 mg sc 1 v/d. NB: duração do Rx depende da indicação$^{SPC/BNF}$, cronologia das doses pós-op é crítica se P < 50 kg ou idoso. **Considerar** ↓ dose em RF.

> Uso por especialista somente: obter orientação de médico experiente ou fazer contato com cardiologista/hematologista de plantão.

FORMOTEROL (= EFORMOTEROL)/FORADIL, OXIS
β$_2$-Agonista de ação longa; como Salmeterol mais **H**.
Dose: 6–48 microgramas diariamente (principalmente esquema 2 v/d)$^{SPC/BNF}$ inal (doses mín./máx. variam com as preparações$^{SPC/BNF}$).

FOSFATO DE DEXAMETASONA
(Glicocorticoide; mínima atividade mineralocorticoide, longa duração de ação (ver p. 210).
Uso: edema cerebral (por malignidade), compressão da medula espinal, Dx de doença de Cushing, N&V (2° a quimioterapia ou cirurgia), alergia/inflamação (esp se choque não responsivo), hiperplasia suprarrenal congênita, doença reumática.
CI/Precaução/SE/Advertência/Interações: ver seção Prednisolona e esteroides (p. 210).
Dose: edema cerebral: agudamente 10 mg iv, a seguir, 4 mg im 4 v/d 2–4 dias (se não ameaçando a vida, alguns vão direto para 4 mg 4 v/d iv, a seguir mudam para vo alguns dias mais tarde, parando gradualmente ao longo de 5–7 dias). Para outras indicações, ver SPC/BNF.

> ☠ Doses dadas aqui são de fosfato de dexametasona e devem ser prescritas como tal: outras formas têm doses diferentes ☠!

FOSFENITOÍNA

Anticonvulsivante: prodroga da fenitoína; permite carga rápida mais segura.
Uso: epilepsia (esp "status" e convulsões assoc. a neurocirurgia/traumatismo cranioencefálico).
CI/Precaução/SE/Monitorar/Advertência/Interações: como fenitoína, mas ↓SEs (esp ↓ arritmias e "síndrome de luvas purpúreas").
Dose: como fenitoína, mas prescrever como "equivalente a fenitoína sódica" e notar que ☠ **fosfenitoína 1,5 = fenitoína 1 mg** ☠.
NB: considerar ↓ dose em LF ou RF.

FOSTAIR

Inalador de combinação para asma: cada baforada contém 100 microgramas beclometasona (esteroide) + 6 microgramas formoterol (β_2-agonista de ação longa) em um inalador dosímetro.
Dose: 1–2 baforadas 2 v/d Inal.

▼ FRAGMIN ver ▼ Dalteparina; heparina de baixo peso molecular.

FRUMIL ver Co-amilofruse; comprimidos são 5/40 (5 mg amilorida + 40 mg furosemida a não ser que declarados como LS (2,5/20) ou genéricos (10/80).

FRUSEMIDA agora denominada Furosemida.

FUMARATO FERROSO

Como sulfato ferroso, mas ↓ desarranjo GI; disponível no Reino Unido como Fersaday (comprimido 322 mg 1 v/d como Px ou 2 v/d como Rx), Fersamal (1–2 comprimidos de 210 mg 3 v/d) ou Galfer (cápsula 305 mg 1 v/d/2 v/d).

FUROSEMIDA

Diurético de alça: inibe bomba de Na^+/K^+ na alça de Henle ascendente ⇒ ↓ reabsorção e ∴ ↑ perda de $Na^+/K^+/Cl^-/H_2O$.
Uso: LVF (esp em edema pulmonar agudo, mas também em LVF crônica/CCF ou como Px durante transfusão de sangue), HTN resistente *(para aconselhamento sobre Mx gradual de HTN ver p. 226)*, oligúria secundária a AKI (após corrigir primeiro a hipovolemia).
CI: ↓↓K^+, ↓Na^+, doença de Addison, cirrose (se pré-comatoso), **R** (se anúria).
Precaução: ↓BP, ↑ próstata, porfiria, diabetes, H/G/L.

SE: ↓**BP** (inc postural), ↓**K⁺**, ↓**Na⁺**, ↓Ca²⁺, ↓Mg²⁺, alcalose ↓Cl. Também ↑ **urato/gota**, desarranjo GI, ↑ glicose/tolerância prejudicada à glicose, ↑ colesterol/TGs (temporariamente). Raramente **supressão BM** (parar a droga). RF, reações cutâneas, pancreatite, zumbido/surdez (se ↑ doses ou RF: reversíveis).

Interações: ↑ toxicidade de digoxina, flecainida, sotalol, NSAIDs, vancomicina, gentamicina e lítio. ↓fx de antidiabéticos. NSAIDs podem ↓ resposta diurética.

Monitorar: U&Es; se ↓K⁺, adicionar vo suplementos de K⁺/diurético poupador de K⁺ ou mudar para comprimido de combinação (p. ex., co-amilofruse).

Dose: geralmente 20–80 mg vo/im/iv por dia em doses divididas. ↑ doses usadas em LVF aguda (ver p. 225) e oligúria. Se HF ou RF, ivi (máx. 4 mg/min) pode ⇒ controle mais suave do equilíbrio hídrico^SPC/BNF. Em transfusões de sangue, um guia aproximado é dar 20 mg com cada unidade se *existindo LVF*, e com cada 2ª unidade se *em risco de LVF*. **NB: pode ser necessário ↑ dose na RF**.

Dar iv se edema grave: uma vez que edema intestinal ⇒ ↓ absorção vo.

GABAPENTINA

Antiepiléptico: estrutura semelhante ao GABA, mas o mecanismo de ação é diferente das drogas que afetam os receptores ao GABA.

Uso: dor neuropática, epilepsia (Rx adjuntivo para convulsões parciais ± 2° generalização).

Precaução: Hx de psicose ou DM, R/G/L/I.

SE: fadiga/sonolência, tonteira, fx cerebelares (esp ataxia; ver p. 264), dipl/ambliopia, cefaleia, rinite. Raramente ↓**WCC**, intolerância GI, artralgia/mialgia, reações cutâneas, ideação suicida.

Interações: fx ↓ por antidepressivos e antimaláricos (esp mefloquina). Antipsicóticos reduzem limiar convulsivo.

Dose: inicialmente 300 mg 1 v/d, ↑ por 300 mg/dia até máx. 3,6 g por dia em 3 doses divididas (*NB: parar droga ao longo de ≥ 1 semana*). **NB: ↓ dose em RF**.

Pode dar resultado falso-positivo para proteinúria com teste de bastão de imersão.

GASTROCOTE Composto de alginato para refluxo ácido.

Dose: 5–15 mL ou 1–2 comprimidos após refeições e ao deitar.
(NB: 2,13 mmol Na⁺/5 mL e 1 mmol Na⁺/comprimido).

H/R/C = Insuficiência **H**epática, **R**enal e **C**ardíaca (convenção completa ver p. xv)

GAVISCON (ADVANCE) Suspensão oral de alginato formadora de sobrenadante (*raft*) para refluxo ácido.

Dose: 5–10 mL ou 1–2 comprimidos após refeições e ao deitar
(NB: 2,3 mmol Na^+ e 1 mmol K^+/5 mL e 2,25 mmol Na^+ e 1 mmol K^+/comprimido).

> Assegurar boa hidratação, esp se idoso, estenose GI ou ↓ motilidade GI.

GELOFUSINA
Substituto coloide do plasma (à base de gelatina) para ressuscitação/reidratação IV (ver p. 195). 1 L contém 154 mmol Na^+ (mas nenhum K^+).

GENTAMICINA
Aminoglicosídeo: antibiótico "bactericida" de amplo espectro; inibe subunidade ribossômica 30S. Boa cobertura aeróbica Gram-negativa/estafilococos; outros organismos frequentemente necessitam de penicilina ± metronidazol concomitantes.

Uso: infecções graves, esp sepse, meningite, endocardite. Também pielonefrite/prostatite, infecções do trato biliar, pneumonia.

CI: MG*.

Precaução: obesidade, R/G/L/I.

SE: ototóxica, nefrotóxica (dependente da dose e duração do Rx), **hipersensibilidade**, erupção. Raramente AAC, N&V, convulsões, encefalopatia, distúrbios hematológicos, síndrome semelhante à miastenia* (a ↑ doses; reversível), ↓Mg^{2+} (se Rx prolongado).

Monitorar: níveis séricos** após 3 ou 4 doses (mais cedo em RF).

Interações: fx (esp toxicidade) ↑ por diuréticos de alça (esp **furosemida**), cefalosporinas, vancomicina, anfotericina, ciclosporina, tacrolimo e citotóxicos; se estas drogas precisarem ser dadas, espaçar as doses tão longe da hora da dose de gentamicina quanto possível. ↑fx de relaxantes musculares e anticolinesterases. **W +**.

Dose: esquema 1 vez por dia: inicialmente 5–7 mg/kg/ivi ajustando-se aos níveis (NB: consultar protocolo local; esquema 1 v/d não apropriado se endocardite, queimaduras > 20% da superfície corporal total ou *clearance* de creatinina < 20 mL/min). **Esquema múltiplo por dia:** 3–5 mg/kg/dia em 3 doses divididas im/iv/ivi (se endocardite, dar 1 mg/kg 3 v/d iv).

NB: ↓ doses se RF (e considerar se idoso ou ↑↑BMI), de outra forma ajustar de acordo com níveis séricos*: chamar departamento de miocrobiologia se não se sentir com certeza total.

Níveis de gentamicina: Medir a crista 1 h pós-dose (idealmente = 5–10 mg/L e o cavado imediatamente pré-dose (idealmente ≤ 2 mg/L). Dividir ao meio os níveis de crista ideais se para endocardite. Se níveis altos, pode ↑ *espaçamento* das doses (bem como ↓ *quantidade* da dose); uma vez que ⇒ ↑ risco de ototoxicidade, monitorar função auditiva/vestibular. *NB: esquemas 1 v/d geralmente exigem apenas nível **pré-dose.*

GLIBENCLAMIDA

Antidiabético oral (sulfonilureia de ação longa): ↑ liberação de insulina pancreática – estimula receptores das células β das ilhotas (e inibe gliconeogênese).

Uso: DM tipo 2; necessita de insulina endógena para operar. Não recomendada para obeso* (usar metformina) ou idoso** (usar preparações de ação curta, p. ex., gliclazida).

CI: cetoacidose, porfiria aguda, **H/R** (se qualquer das duas graves, de outra forma, precaução), **G/L**.

Precaução: pode ser necessário substituir por insulina durante doença intercorrente/cirurgia, porfiria, **I**.

SE: hipoglicemia (esp em idoso**), **transtorno GI**, ↑**P***. Raramente reações de hipersensibilidade (inc pele), distúrbios hematológicos, hepatotoxicidade e Δs visuais transitórias (esp inicialmente).

Interações: fx ↑ por cloranfenicol, sulfas (inc co-trimoxazol), sulfimpirazona, antifúngicos (esp flu/miconazol), warfarina, fibratos e NSAIDs. Níveis ↓ por rifampicina/rifabutina. ↑ risco de hepatotoxicidade com bosentana.

Dose: inicialmente 5 mg manhã (com alimento), ↑ conforme necessário (máx. 15 mg/dia). **NB:** ↓ dose em LF grave.

GLICEROL (= GLICERINA) SUPOSITÓRIOS

Estimulante intestinal irritante retal.

Uso: constipação: supositório de 1ª linha se falharem métodos orais como lactulose e sena.

Dose: 1–2 vr SOS.

GLICLAZIDA
Antidiabético oral (sulfonilureia de ação curta).
Uso/CI/Precaução/SE/Interações: como a glibenclamida, porém ação mais curta* e metabolismo hepático** significam ↓ risco de hipoglicemia (esp em idoso* e RF**).
Dose: inicialmente 40–80 mg de manhã (com alimento), ↑ conforme necessário (máx. 320 mg/dia). Comprimidos MR disponíveis (Diamicron MR) dos quais 30 mg têm efeito equivalente a 80 mg de liberação normal (dose inicialmente é 30 mg 1 v/d, ↑ se necessário até máx. 120 mg 1 v/d).
NB: ↓ dose em RF ou LF grave.

GLICONATO FERROSO
Como sulfato ferroso, mas ↓ desarranjo GI. Px: 600 mg 1 v/d; Rx: 1,2–1,8 g/dia em 2–3 doses divididas.

GLIMEPIRIDA
Antidiabético oral (sulfonilureia de ação curta).
Uso/CI/Precaução/SE/Interações: como gliclazida, mais fabricante recomenda monitoração do FBC e LFTs. CI em LF grave. Pode necessitar substituir por insulina; procurar orientação de especialista.
Dose: inicialmente 1 mg pela manhã (com alimento), ↑ conforme necessário (máx. 6 mg/dia).

GLIPIZIDA
Antidiabético oral (sulfonilureia de ação curta).
Uso/CI/Precaução/SE/Interações: como gliclazida, mas evitar se ambas H e R.
Dose: inicialmente 2,5–5 mg de manhã (com alimento), ↑ conforme necessário (dose única máx. 15 mg; dose diária máx. 20 mg).
NB: ↓ dose em LF e RF grave.

GLUCAGON
Hormônio polipeptídeo: ↑ conversão de glicogênio hepático em glicose.
Uso: hipoglicemia: se aguda e grave, esp se sem acesso iv ou se 2° a excs de insulina (ver p. 240).
CI: phaeo.
Precaução: glucagonomas/insulinomas. Não funcionará se hipoglicemia for crônica (inc inanição) ou 2° a insuficiência suprarrenal.

SE: N&V&D, ↓BP, ↓K⁺, raramente hipersensibilidade, **W +**.
Dose: 1 mg (= 1 unidade) **im** (ou sc/iv)^SPC/BNF.

> Muitas vezes em estoque nos carros de parada cardíaca (socorro urgente).

GLUCONATO DE CÁLCIO

Preparação iv de Ca^{2+} (também disponível vo, mas raramente usado).
Uso: ↓Ca^{2+} (se grave)[1], ↑K⁺ (↓ arritmias: "cardioprotetor", ver p. 256)[2], ↑Mg^{2+}.
CI/SE: como cloreto de cálcio.
Dose: 10 mL de 10% iv ao longo de 3 min (= total de 2,2 mmol Ca^{2+})[1,2], repetindo se necessário de acordo com a resposta clínica e eletrolítica; considerar seguir com ivi[1].

GRANISETRON

Antiemético: antagonista de $5HT_3$.
Uso: N&V; ver Ondansetron.
Precaução: obstrução GI (inc subaguda), ↑QTc, **G/L**.
SE: constipação (ou diarreia), **cefaleia**, sedação, fadiga, tonteira. Raramente convulsões, dor torácica, ↓BP, Δ LFTs, erupção, hipersensibilidade.
Dose: 1 mg 2 v/d ou 2 mg 1 v/d vo/iv/ivi para uso não de especialista. 2–3 mg doses de carga frequentemente dadas antes de quimioterapia^SPC/BNF (máx. 9 mg/24 h).

GTN (= TRINITRATO DE GLICERILA)

Nitrato: ⇒ dilatação de artérias coronárias + venosa sistêmica ⇒ ↑ suprimento de O_2 ao miocárdio e ↓ pré-carga, ∴ ↓ demanda de O_2 do miocárdio.
Uso: Angina, LVF.
CI: ↓BP, ↓↓Hb, estenose aórtica/mitral, pericardite constritiva, tamponamento, HCM, glaucoma (ângulo fechado), hipovolemia, ↑ICP.
Precaução: MI recente, ↓T_4, hipotermia, traumatismo cranioencefálico, hemorragia cerebral, desnutrição, **H/R** (se qualquer uma grave).
SE: ↓BP (inc postural), **cefaleia**, tonteira, rubor, ↑HR.
Interações: ☠ sildenafil, tadalafil e vardenafil (são CI uma vez que ⇒ ↓↓BP ☠. ↓fx de heparinas (se dado iv).
Advertência: pode desenvolver tolerância com ↓ efeito terapêutico (esp se uso a longo prazo de adesivo transdérmico) e não suspender abruptamente.

H/R/C = Insuficiência **H**epática, **R**enal e **C**ardíaca (convenção completa ver p. xv)

Dose: 2 *sprays* ou comprimidos sl SOS (também disponível como *patches* SR transdérmicos[SPC/BNF]). Para MI agudo/LVF: 10–200 microgramas/min ivi, titulando à respostas clínica e BP (ver p. 225).

HALOPERIDOL

Antipsicótico butirofenona ("típico"): antagonista da dopamina ($D_{2\,e\,3} > D_{1\,e\,4}$). Também bloqueia receptores à serotonina ($5HT_{2A}$), histamina (H_1), adrenérgicos ($\alpha_{1\,>\,2}$) e muscarínicos, causando muitos SEs.

Uso: sedação aguda[1] (p. ex., agitação e perturbação comportamental), esquizofrenia/transtorno bipolar[2], N&V[3].

CI/Precaução/SE: como a clorpromazina, mas ⇒ ↑ incidência de **fx extrapiramidais** (ver p. 264), embora ⇒ ↓ sedação, ↓ reações cutâneas, ↓fx antimuscarínicos, ↓fx BP, mas pode ⇒ hipoglicemia e SIADH. Também risco de toxicidade no CNS com lítio.

Interações: metab por P450 [muitas, porém mais importantes são: níveis ↑ por fluoxetina, venlafaxina, quinidina, buspirona e ritonavir]. Níveis ↓ pela carbamazepina, fenitoína, rifampicina, ↑ risco de arritmias com amiodarona e ↓fx de anticonvulsivos.

Dose: 1,5–5 mg 2 v/d–3 v/d vo (máx. 30 mg/dia)[1,2]; 2–10 mg im/iv cada 4–8 horas (máx. 18 mg/dia)[1,2]; 0,5–2 mg 3 v/d im/sc/iv[3]. Também usado im como uma preparação "de depósito"[2] para 4 semanas se preocupações com obediência. **NB: ↓ dose em RF grave ou idoso**.

> Começar abaixo da faixa posológica se virgem de tratamento com antipsicótico, esp se idoso. Ver p. 212 para orientação sobre sedação aguda.

HEPARINA, padrão/não fracionada (NB: ≠ LMWHs).

Anticoagulante iv (e raramente sc: potencializa inibidor de protease antitrombina III, o que inativa trombina. Também inibe fatores IXa/Xa/ XIa/XIIa.

Uso: anticoagulação se necessita ser imediata ou rapidamente reversível (apenas como paciente internado); Rx/Px de DVT/PE (inc pré-operatórios), Rx/Px de MI/angina instável, circuitos extracorpóreos (esp hemodiálise, *bypass* cardiopulmonar).

CI: distúrbios hemorrágicos (inc hemofilia, ↓Pt (inc Hx de HIT*); HTN grave, PU, endocardite bacteriana aguda, hemorragia cerebral recente ou grande cirurgia/trauma do olho/cérebro/medula espinal, anestesia epidural/espinal (mas pode-se dar doses Px), **H** (se grave, esp se varizes esofágicas).

Precaução: ↑K^{+**}, **R/G/I**.

SE: hemorragia, ↓**Pt*** (HIT*), **hipersensibilidade** (inc anafilaxia, urticária, angioedema), ↑**K*** (inibe aldosterona: ↑ risco se DM, CRF, acidose ou sob drogas poupadoras de K^+), osteoporose (se Rx prolongado).

Monitorar: FBC* se Rx > 5 dias, U&E** se Rx > 7 dias.

Interações: fx pode ↓ por GTN ivi. NSAIDs ⇒ ↑ risco de sangramento.

Dose: ver p. 203 (inc orientação sobre ajuste posológico).

☠ HIT* Trombocitopenia Induzida pela Heparina: imunomediada ∴ início retardado – ↑ risco se Rx por > 5 dias (ver p. 203) ☠.

HIDRALAZINA

Anti-hipertensivo: vasodilata músculo liso (artérias > veias).

Uso: HTN[1] (inc grave[2], esp se RF ou gravidez), HF[3]. *Para orientação sobre Mx de HTN ver p. 226.*

CI: grave ↑HR, insuficiência miocárdica (2º a obstrução mecânica, p. ex., estenose aórtica/mitral ou pericardite constritiva), cor pulmonale, aneurisma dissecante da aorta, SLE*, porfiria, **C** (se "de alto débito", p. ex., ↑T_4).

Precaução: IHD, doença vascular cerebral, H/R/G/L.

SE: (*todos SEs ↓ se dose 100 mg/dia*) ↑**HR**, **desarranjo GI**, **cefaleia**, **síndrome semelhante a lúpus*** (vigiar ↓P inexplicada, artrite, má saúde – medir ANA* e urina com bastão de imersão quanto à proteína se sob altas doses/suspeita clínica). Também retenção de líquido (↓ se usada com diuréticos), palpitações, tonteira, rubor, ↓BP (mesmo com baixas doses), distúrbios hematológicos, artr/mialgia, erupção, e pode piorar IHD.

Dose: 25–50 mg 2 v/d vo[1]; 5–10 mg iv[2] (pode ser repetida após 20–30 min) ou 50–300 microgramas/min ivi[2]; 25–75 mg 3 v/d–4 v/d vo[3]. **NB:** ↓ **dose se LF ou RF**.

HIDROCORTISONA CREME/POMADA (1%)

Corticosteroide tópico de potência branda (raramente usado como preparações mais fracas a 0,5%, 0,25% e 0,1%).

Uso: condições inflamatórias da pele, em particular eczema.

CI: infecção não tratada, rosácea, acne.

SE: raros em comparação com esteroides mais potentes: atrofia da pele, piora de infecções, acne.

Dose: aplicar camada fina 1 ou 2 vezes por dia.

HIDROCORTISONA iv/vo
Glicocorticoide (com importante atividade mineralocorticoide).
Uso: hipersensibilidade aguda (esp anafilaxia, angioedema), crise addisoniana, asma, COPD, $\downarrow T_4$ (e $\uparrow T_4$), IBD. Também usada vo em deficiência corticossuprarrenal crônica.
CI/Precaução/SE/Interações: ver p. 210.
Dose: *agudamente:* 100–500 mg im ou lentamente iv até 4 v/d se necessária. Recomendações de doses exatas variam: consultar protocolo local se não tiver certeza (ver seção de Emergências Clínicas deste livro para dose inicial racional para algumas indicações específicas). *Reposição crônica:* geralmente 20–30 mg vo diariamente em doses divididas (geralmente 2/3 pela manhã e 1/3 de noite), muitas vezes junto com fludrocortisona.

HIDROXICARBAMIDA (= HIDROXIUREIA)
Agente antineoplástico para policitemia primária e trombocitemia essencial (Rx 1ª linha) e CML (Rx inicial apenas). Também uso (não licenciado) em psoríase grave.
CI/Precaução: ver SPC.
SE: náusea, distúrbios hematológicos (esp **mielossupressão**), reações cutâneas.
Dose: 20–30 mg/kg por dia titulada em relação ao hemograma completo. Uso por especialista somente.

HIDROXICLOROQUINA/PLAQUENIL
DMARD ($\downarrow$ ativação de células dendríticas/resposta inflamatória) e antimalárico (ação como cloroquina).
Uso: RA, SLE distúrbios hematológicos agravados/causados pela luz solar.
CI/Precaução/SE/Interações/Monitor: ver Cloroquina.
Dose: 200–400 mg/dia.

Procurar orientação especializada antes de começar tratamento.

HIDRÓXIDO DE ALUMÍNIO
Antiácido, agente ligante de PO_4 ($\downarrow$ absorção GI).
Uso: dispepsia, $\uparrow PO_4$ (o que pode $\uparrow$ risco de doença óssea; esp bom se secundária a RF, quando $\uparrow Ca^{2+}$ pode ocorrer em virtude de $\uparrow PTH$, uma vez que outros ligantes de PO_4 frequentemente contêm Ca^{2+}).
CI: $\downarrow PO_4$, porfiria.

SE: constipação*. Alumínio pode-se acumular na RF (esp sob diálise) $\Rightarrow$ ↑ risco de encefalopatia, demência, osteomalacia.

Interações: pode ↓ absorção de antibióticos orais (p. ex., tetraciclinas).

Dose: 1–2 comprimidos (de 500 mg) ou 5–10 mL de suspensão 4% SOS (4 v/d frequentemente suficiente). ↑ doses para necessidades individuais, esp se por causa de ↑PO_4. Também disponível em cápsulas de 475 mg sob a forma Alucaps (contém ↓Na^+). Mais efetivo tomado com refeições e ao deitar. Considerar Px* com laxativo.

▼ HIDROXOCOBALAMINA

Reposição de vitamina B_{12}.

Uso: anemia perniciosa (também anemias macrocíticas com comprometimento neurológico, ambliopia de tabaco, atrofia óptica de Leber).

SE: reações da pele, náusea, sintomas semelhantes a gripe, ↓K^+ (inicialmente), raramente anafilaxia.

Interações: fx ↓ por OCP e cloranfenicol.

Dose: 1 mg injeção im: frequentemente de início para Rx (3–7/semanas: número exato depende da indicação[SPC/BNF]) até não mais melhora, então ↓ frequência (para uma cada 1–3 meses) para manutenção.

HIPROMELOSE 0,3% COLÍRIO

Lágrimas artificiais para tratamento de olhos secos.

Dose: 1 gota SOS, máx. 4–6 vezes/dia, a não ser que seja colírio isento de preservativo. Se tiver preservativo (que pode ser irritante) vale a dose máxima, caso contrário pode usar mais vezes.

HUMALOG ver Insulina lispro; insulina recombinante de ação curta. Também disponível como preparações bifásicas (Mix 25, Mix 50), são combinadas com suspensão isófana de ação mais longa.

HUMULIN Insulina recombinante disponível em várias formas:
1 HUMULIN S solúvel, de ação curta para uso iv/agudo.
2 HUMULIN I isófana (combinada com protamina), de ação longa.
3 HUMULIN M preparações "bifásicas", combinação de formas de ação curta (S) e de ação longa (I) para dar controle mais suave durante todo o dia. Números denotam 1/10% de insulina solúvel (*i. e.,* M3 = 30% insulina solúvel).

IBUGEL Ibuprofeno em gel tópico, para dor musculoesquelética.

IBUPROFENO
NSAID de potência branda-moderada. Inibidor não seletivo de COX; propriedades analgésicas, anti-inflamatórias e antipirexiais†.

Uso: dor branda/moderada[1] (inc musculoesquelética, cefaleia, enxaqueca, dismenorreia, dentária, pós-op; não 1ª escolha para gota/RA uma vez que ↓fx anti-inflamatórios em comparação com outras NSAIDs), inflamação local branda[2].

CI: Hx de hipersensibilidade à aspirina ou qualquer outra NSAID (inc asma/angioedema/urticária/rinite). **Ativa/Hx de PU/sangramento GI/perfuração**, **H/R/C** (se qualquer destas 3 for grave) /**G** (3º trimestre).

Precaução: asma, doenças alérgicas, HTN não controlada, IHD, PVD doença vascular cerebral, fatores de risco cardiovascular, doenças do tecido conectivo, coagulopatia, IBD. *Pode mascarar sinais de infecção*†. **H/R/C/G** (1º/2º trimestres: preferivelmente evitar) /**L/I**.

SE: transtorno GI/sangramento/PU (*menos que outras NSAIDs*). AKI, reações de hipersensibilidade (esp broncospasmo e reações cutâneas, inc, muito raramente, SJS/TEN), retenção hídrica/edema, cefaleia, tonteira, nervosismo, depressão, sonolência, insônia, zumbido, fotossensibilidade, hematúria. > 1,2 g/dia ⇒ pequeno ↑ risco eventos trombóticos. Reversível ↓ fertilidade feminina se uso a longo prazo. Muito raramente, distúrbios hematológicos, ↑BP, ↑K^+.

Interações: ↑ risco sangramento GI com aspirina, clopidogrel, anticoagulantes, corticosteroides, SSRIs, venlafaxina e erlotinib. ↑fx (tóxicos) da digoxina, quinolonas, lítio, fenitoína, baclofeno, metotrexato, AZT e sulfonilureias. ↑ risco de RF com ACE-i, ARB, diuréticos, tacrolimo e ciclosporina. ↑ risco ↑K^+ com diuréticos poupadores de K^+ e antagonistas da aldosterona. ↓fx de anti-hipertensivos e diuréticos. ↑ níveis com ritonavir e triazóis. Brando **W+**.

Dose: inicialmente 300–400 mg 3 v/d vo[1] (máx. 2,4 g/dia); topicamente sob forma de gel[2].

NB: evitar/↓ dose em RF e considerar Rx gastroprotetor.

INDAPAMIDA
Diurético derivado tiazídico; ver Bendroflumetiazida.

Uso: HTN (*para aconselhamento sobre Mx gradual de HTN ver p. 226*).

CI: Hx de alergia a derivados de sulfas, ↓K^+, ↓Na^+, ↑Ca^{2+}, **H/R** (se qualquer das duas graves).

Precaução: ↑PTH (parar se ↑Ca^{2+}), ↑ aldosterona, gota, porfiria, R/G/L/I.

SE: como bendroflumetiazida, mas relatadas menos perturbações metabólicas (esp menos hiperglicemia).

Monitorar: U&Es, urato.

Interações: ↑ níveis de lítio e toxicidade de digoxina (se ⇒ ↓K^+).

Dose: 2,5 mg 1 v/d pela manhã (ou 1,5 mg 1 v/d de preparação SR).

INDOMETACINA

NSAID de alta potência; inibidor não seletivo de COX.

Uso: dor musculoesquelética[1], esp RA, espondilite ancilosante, OA; gota aguda[2]; dismenorreia[3]. Uso limitado por SEs*. Usos por especialistas: fechamento de PDA, trabalho de parto prematuro[SPC/BNF].

CI/Precaução/SE/Interações: como ibuprofeno, mas ↑ incidência de SEs*, inc PU/sangramento GI, eventos trombóticos, desarranjo GI e cefaleia. Sonolência (prejudicando dirigir) é comum. Raramente: perturbações Ψ, convulsões, síncope, distúrbios hematológicos, ↑CBG, neuropatia periférica, neurite óptica, estenoses intestinais; doses vr podem ⇒ irritação/sangramento retal. Cautela em epilepsia, parkinsonismo e perturbação Ψ. Probenecida ⇒ ↑ níveis séricos. ↑ risco de AKI com triantereno: evitar. Possível sonolência grave com haloperidol. Nenhuma interação conhecida com baclofeno ou triazóis. Brandamente **W +**.

Dose: 25–50 mg máx. 4 v/d vo ou 100 mg máx. 2 v/d vr[1]. 150–200 mg/dia em doses divididas, ↓ dose uma vez dor sob controle[2]. 75 mg/dia em doses divididas[3]. Preparações MR disponíveis[SPC/BNF].

NB: evitar/↓ dose em RF e considerar Rx gastroprotetor.

INFLIXIMAB/REMICADE

Anticorpo monoclonal contra TNF-α (citocina inflamatória).

Uso: Crohn/CU[NICE], RA[NICE], psoríase (para pele ou artrite)[NICE] ou espondilite ancilosante[NICE].

CI: TB ou outras infecções graves, **C** (a não ser branda quanto apenas precaução), **G/L**.

Precaução: infecções, doenças desmielinizantes CNS, **H/R**.

SE: infecções graves, **TB** (inc extrapulmonar), **CCF** (exac de), **desmielinização CNS**. Também desarranjo GI, sintomas semelhantes a gripe, tosse, fadiga, cefaleia. ↑ incidência de reações de hipersensibilidade (esp transfusionais).

H/R/C = Insuficiência Hepática, Renal e Cardíaca (convenção completa ver p. xv)

Dose: uso por especialista unicamente. Muitas vezes prescrito concomitantemente com metotrexato.

INSULATARD Insulina de ação longa (isófana), ou humana recombinante ou Porcina/bovina.

INSULINA ver p. 198 para diferentes tipos e orientação sobre prescrição.

INTEGRILIN ver Eptifibatida; agente anti-Pt para IHD.

IODO e IODETO ver solução de Lugol; usado para ↑↑T_4.

IPOCOL ver Mesalazina; "novo" aminossalicilato para UC, com ↓SEs.

IPRATRÓPIO
Antagonista muscarínico inal; broncodilatador e ↓ secreções brônquicas.
Uso: broncospasmo crônico[1] e agudo[2] (COPD > asma). Raramente usado topicamente em rinite.
SE: fx antimuscarínicos (ver p. 262), geralmente mínimos.
Precaução: glaucoma (fechamento do ângulo apenas; proteger olhos do paciente da droga, esp se dando nebs: usar máscara bem ajustada), obstrução da saída da bexiga (p. ex., ↑ próstata), G/L
Dose: 20–40 microgramas 3 v/d–4 v/d inal[1] (máx. 80 microgramas 4 v/d); 250–500 microgramas 4 v/d neb[2] (↑ para cada 4 h se grave).

IRBESARTANA/APROVEL
Antagonista da angiotensina II.
Uso: HTN (*para aconselhamento sobre Mx gradativo da HTN ver p. 226*), nefropatia DM tipo 2.
CI: G/L
Precaução/SE/Interações: ver Losartana.
Dose: inicialmente 150 mg 1 v/d, ↑ para 300 mg 1 v/d se necessário (dividir à metade a dose inicial se idade > 75 anos ou sob hemodiálise).

ISMN ver Mononitrato de isossorbida.

ISMO ver Mononitrato de isossorbida.

ISONIAZIDA

Antibiótico antituberculoso; "bacteriostático".
Uso: TB (ver p. 254).
CI: hepatopatia induzida por droga.
Precaução: Hx de psicose/epilepsia/porfiria ou se ↑ risco de neuropatia[†] (p. ex., DM, abuso de álcool. CRF, desnutrição, HIV: dar piridoxina 10–20 mg 1 v/d como Px), porfiria, H/R/G/L.
SE: neurite óptica, neuropatia periférica[†], **hepatite**[*], erupção cutânea, ginecomastia, desarranjo GI. Raramente lúpus, distúrbios hematológicos (inc raramente agranulocitose[**]), hipersensibilidade, convulsões, psicose.
Advertência: ao paciente sobre sintomas de doença hepática e para procurar ajuda médica se eles ocorrerem.
Monitorar: LFTs[*], FBC[**].
Interações: ↓**P450** ∴ muitas, porém mais importantes ↑ níveis de carbamazepina, fenitoína, etossuximida e benzodiazepinas **W +**.
Dose: por peso[SPC/BNF] ou como preparação de combinação (ver p. 254). Tomar com estômago vazio (≥ 30 min antes ou ≥ 2 h depois de refeição).

> Metabolismo dependente do acetilador: se acetilador lento ⇒ ↑ risco de SEs.

ISTIN ver Anlodipina; bloqueador dos canais de Ca^{2+} para HTN/IHD.

ITRACONAZOL/SPORANOX

Antifúngico triazol: necessita de pH ácido para boa absorção vo[*].
Uso: infecções fúngicas (cândida, tínea, criptococose, aspergilose, histoplasmose, onicomicose, pitiríase versicolor).
Precaução: risco de HF: Hx de doença cardíaca ou se sob drogas inotrópicas negativas (risco ↑ com a dose, duração do Rx e idade), H/R/G/L.
SE: HF, hepatotoxicidade[**], **transtorno GI, cefaleia**, tonteira, neuropatia periférica (se ocorrer, parar a droga), colestase, Δ menstruais, reações cutâneas (inc angioedema, SJS). Com Rx prolongado pode ⇒ ↓K$^+$, edema, perda de cabelo.
Monitorar: LFTs[**] se Rx > 1 mês ou Hx de (ou desenvolver aspectos clínicos de) hepatopatia; parar a droga se se tornar anormal.
Interações: ↓**P450** ∴ muitas; mais importantes são ↑ risco de **miopatia com estatinas** (evitar completamente) e ↑ risco de **HF com inotrópicos negativos** (esp bloqueadores de Ca^{2+}). ↑fx do ☠ **midazolam, quinidina**, pi-

mozida ☠, ciclosporina, digoxina, indinavir e siro/tacrolimo. fx ↓ por rifampicina, fenitoína e antiácidos*, **W +**.
Dose: dependente da indicação$^{SPC/BNF}$. *Tomar cápsulas com alimento (ou líquido com o estômago vazio)*. **NB: considerar ↓ dose em LF**.

▼ IVABRADINA/PROCORALAN

↓HR por bloqueamento seletivo da corrente de canal I$_f$ do marca-passo cardíaco ⇒ ↓ entrada de Na$^+$ e K$^+$ nos miócitos do SAN.
Uso: angina (se ritmo sinusal e β-bloqueadores CI/não tolerados).
CI: ↓ grave HR (< 60 bpm) ou ↓BP, choque cardiogênico, ACS (inc MI agudo), CVA agudo, HB 2º ou 3º grau, SSS, dependente de marca-passo, bloqueio congênito SAN síndrome ↑QT, inibidores fortes** **P450 3A4**, **H** (se grave)/**C** (se moderada/grave)/**G**/**L**.
Precaução: retinite pigmentar, intolerância à galactose*/deficiência de lactase de Lapp/má-absorção de glicose-galactose*, **R**/**I**.
SE: Δ visuais (esp fenômenos luminosos*), ↓HR, HB ectópicas, VF, cefaleias, tonteira. Menos comumente desarranjo GI, cãibras, dispneia, ↑E∅, ↑ ácido úrico, ↓GFR.
Advertência: comprimidos contêm lactose*, podem ↓ visão se dirigindo à noite/usando maquinaria com Δs rápidas de intensidade de luz.
Monitorar: HR (manter frequência ventricular em repouso > 50 bpm) e ritmo, BP.
Interações: ☠ **metab por P450 3A4**; inibidores ↑ níveis, e inibidores fortes** (clari/eri/josa/telitromicina, itra/cetoconazol, nelf/ritonavir, nefazodona) constituem CI mas ↓ doses podem ser dadas com fluconazol. Indutores ↓ níveis (inc rifampicina, barbitúricos, fenitoína, erva-de-são-João). Níveis também ↑ por diltiazem e verapamil. ↑ risco de VF com drogas que ↑QTc (inc amiodarona, disopiramida, mefloquina, pentamidina, pimozida, sertindol, sotalol) ☠.
Dose: inicialmente 5 mg 2 v/d vo; ↑ se necessário após 3–4 semanas para máx. 7,5 mg 2 v/d vo.
NB: considerar ↓ dose se não tolerada, idoso ou RF grave$^{SPC/BNF}$.

KAY-CEE-L

Xarope de KCl (1 mmol/mL) para ↓K$^+$; ver Sando-K.
Dose: de acordo com o K$^+$ sérico: média 25–50 mL/dia em doses divididas se dieta normal. Precaução se tomando outras drogas que ↑K$^+$.
NB: ↓ dose se RF.

KLEAN-PREP ver Preparações intestinais.

Dose: até 2 sachês de pó na noite anterior e repetida na manhã da cirurgia ou Ix GI.

LABETALOL

β-Bloqueador com propriedades vasodilatadoras arteriolares ∴ também ⇒ ↓TPR.

Uso: HTN incontrolada; grave (inc durante gravidez[1] ou pós-MI[2] ou com angina). *Para orientação sobre Mx de HTN ver p. 226).*

CI/Precaução/SE/Interações: como propranolol, além disso pode ⇒ ☠ ↓**BP grave/postural** ☠ e hepatoxicidade* (**H**).

Monitorar: LFTs* (se deteriorarem parar droga).

Dose: inicialmente 100 mg 2 v/d vo (dividir dose ao meio em idoso), ↑ cada 2 semanas se necessário até máx. de 600 mg 4 v/d vo; se essencial ↓BP rapidamente dar 50 mg iv ao longo de ≥ 1 min repetindo após 5 min se necessário (ou pode dar 2 mg/min ivi), até dose total máx. 200 mg; 20 mg/h ivi[1] dobrando cada 30 min até máx. de 160 mg/h; 15 mg/h ivi[2], ↑ lentamente até máx. de 120 mg/h. NB: considerar ↓ dose em RF.

LACRI-LUBE

Lágrimas artificiais para olhos secos.

SE: visão turva ∴ geralmente usadas ao deitar (ou se visão for consideração secundária, p. ex., paralisia de Bell ou olho cego).

Dose: 1 aplicação SOS.

LACTULOSE

Laxativo osmótico[1]: agente de volume. Também ↓ crescimento de bactérias[2] produtoras de NH_4.

Uso: constipação[1], encefalopatia hepática[2].

CI: obstrução GI, galactosemia.

Precaução: intolerância à lactose.

SE: flatulência, distensão, dores abdominais.

Dose: 15 mL 1 v/d/2 v/d[1] (↑ dose de acordo com a resposta; NB: *pode levar 2 dias para funcionar*); 30–50 mL 3 v/d[2]. *Tomar com muita água.*

LAMISIL ver Terbinafina.

▼ LAMOTRIGINA/LAMICTAL

Antiepiléptico: ↓ liberação de aminoácidos excitatórios (esp glutamato) via ação em canais de Na$^+$ sensíveis à voltagem.

Uso: epilepsia (esp parcial e 1° ou 2° tônico-clônica generalizada), Px de episódio depressivo em transtorno bipolar.

Precaução evitar suspensão abrupta† (risco de convulsão de rebote; diminuir gradualmente ao longo ≥ 2 semanas a menos que interrompendo em virtude de reação cutânea séria*), H/R/G/L/I.

SE: sintomas cerebelares (ver p. 264), **reações cutâneas*** (frequentemente graves, p. ex., SJS, TEN, lúpus, esp em crianças, se sob valproato, ou altas doses iniciais), **discrasias sanguíneas**** (↓Hb, ↓WCC, ↓Pt), N&V. Raramente, ↓ memória, sedação, transtornos Ψ, Δ sono, acne, úlceras pré-tibiais. Alopecia, piora de convulsões, poli/anúria, **hepatotoxicidade**.

Monitorar: U&Es, FBC, LFTs coagulação.

Advertência: paciente relatar erupção* mais quaisquer sintomas semelhantes à gripe, sinais de infecção/↓Hb ou equimose**, Não parar comprimidos subitamente†. Risco de ideação suicida.

Interações: fx são ↓ por OCP, fenitoína, carbamazepina, mefloquina, TCAs e SSRIs. fx ↑ por valproato.

Dose: 25–700 mg diariamente$^{SPC/BNF}$; ↑ dose lentamente para ↓ risco de reações cutâneas* (também necessário reiniciar com dose baixa). **NB: ↓ dose em LF.**

LANSOPRAZOL/ZOTON

PPI. Como omeprazol, porém ↓ interações.
Dose: 15–30 mg 1 v/d vo (↓ para 15 mg 1 v/d para manutenção).

LARIAM ver Mefloquina; antimalárico (Px e Rx).

LASIX ver Furosemida; diurético de alã.

▼ LATANOPROST 0,01%/XALATAN

Análogo de PG tópico; ↑ saída uveoscleral.
Uso: ↑IOP no glaucoma e hipertensão *ocular* (agente de 1ª linha).
Precaução: asma (se grave), afacia, pseudofacia, uveíte, edema da mácula G/L.
SE: Δ **cor da íris*** (pode ⇒ ↑ pigmentação castanha permanente, esp se uso uniocular), visão turva, reações locais (p. ex., hiperemia conjuntival em até

30% inicialmente). Também escurecimento da pele periocular e ↑ comprimento dos cílios (ambos reversíveis). Raramente edema macular cistoide (se afacia), uveíte, angina.

Advertência: pode Δ cor da íris*.

Dose: 1 gota 1 v/d.

LEFLUNOMIDA/ARAVA

DMARD; inibe síntese de pirimidina (também fx anti-inflamatórios).

Uso: artrite reumatoide ativa ou artrite psoriásica se DMARDs padrão (p. ex., metotrexato ou sulfasalazina) CI ou não toleradas.

CI: imunodeficiência grave, supressão BM, hipoproteinemia grave, infecção séria, **H/R/G/L**.

Precaução: discrasias sanguíneas, drogas hepato/mielotóxicas recentes, TB (inc Hx de).

SE: toxicidade BM, ↑ risco de **infecção/malignidade**, hepatotoxicidade (potencialmente ameaçando a vida nos 1os 6 meses), SJS, HTN.

Advertência: teratogênica: necessário excluir gravidez antes de começar Rx e usar contracepção durante Rx (e até droga não mais ativa*).

Monitorar: LFTs, FBC, BP.

Dose: uso por especialista unicamente.

> Longo $t_{1/2}$*: se SE sério descontinuar tratamento e é necessário período prolongado de eliminação ou medidas ativas (p. ex., colestiramina 8 g 3 v/d ou carvão ativado 50 g 4 v/d) para ↑ eliminação se desejando conceber.

LEVOBUNOLOL

β-Bloqueador colírio: similar ao timolol ⇒ ↓ produção de humor aquoso. *Pode ocorrer absorção sistêmica importante.*

Uso: glaucoma simples crônico (ângulo aberto).

CI/Precaução/Interações: como propranolol; interações menos prováveis.

SE: reações locais. Raramente uveíte anterior e anafilaxia. Pode ⇒ fx sistêmicos, esp broncoconstrição/fx cardíacos; ver Propranolol.

Dose: 1 gota de solução 0,5% 1 v/d/2 v/d.

LEVODOPA (= L-DOPA)
Precursor de dopamina: necessita concomitante inibidor de dopa descarboxilase periférico tal como benserazida (ver Co-beneldopa) ou carbidopa (ver Co-careldopa) para limitar SEs.
Uso: Parkinsonismo.
CI: glaucoma (ângulo fechado), tomando inibidores de MAO-A*, melanoma[†], G/L.
Precaução: doença pulmonar/cardiovascular/Ψ, doença endócrina, glaucoma (ângulo aberto), osteomalacia, Hx de PU ou convulsões, arritmias ventriculares, H/R.
SE: discinesias, desarranjo abdominal, ↓BP postural/arritmias, sonolência, agressividade, transtornos Ψ (confusão, depressão, suicídio, alucinações, psicose, hipomania), convulsões, tonteira, cefaleia, rubor, sudorese, neuropatia periférica, Δ paladar, erupção/prurido, pode reativar melanoma[†], Δ LFTs, sangramento GI, distúrbios hematológicos, líquidos corporais escuros (inc suor).
Advertência: pode ⇒ sonolência diurana (inc sono de início súbito) e ↓ capacidade de dirigir/operar máquina.
Interações: fx ↓ por neurolépticos, SEs ↑ por bupropiona, **risco de ↑ crise BP com MAOIs*** (mas pode ser dada com inibidores de MAO-B), risco de arritmias com halotano.
Dose: 125–500 diariamente, *após alimento,* ↑ de acordo com a resposta.

Suspensão súbita pode ⇒ síndrome semelhante à síndrome neuroléptica maligna.

LEVOMEPROMAZINA (= METOTRIMEPRAZINA)
Antipsicótico fenotiazina; como clorpromazina, mas usado em cuidado paliativo e tem bons fx antieméticos[1] e sedativos[2], mas pouca depressão respiratória.
Uso: N&V refratários[1] ou agitação/angústia[2] no doente terminal.
CI/Precaução/SE/Interações: como clorpromazina, mas ↑ risco de ↓ postural **BP** (esp em idoso: não dar se idade > 50 anos e deambulativos) e ↑ risco de convulsões (precaução se epilepsia/tumor cerebral).
Dose: 6,25–25 mg vo/sc/im/iv 1 v/d–2 v/d (pode ↑ para 3 v/d–4 v/d), ou 25–200 mg/24 h infusão sc. **Dose parenteral é equivalente à metade da dose oral**. *NB: para N&V baixas doses podem ser efetivas e* ⇒ ↓ *sedação. Doses > 25 mg sc/24 h raramente necessárias exceto como sedação importante.*
NB: ↓ dose em RF e idoso.

LEVOTIREOXINA ver Tireoxina.

LIBRIUM ver Clordiazepóxido; benzodiazepina de ação longa.

LIDOCAÍNA (anteriormente Lignocaína).
Antiarrítmico classe Ib (↓ condução nas fibras de Purkinje e músculo ventricular), anestésico local (bloqueia canais de Na⁺ axonais).
Uso: arritmias ventriculares (esp pós-MI), anestesia local.
CI: depressão miocárdica (se grave), distúrbios do SAN, bloqueio atrioventricular (todos os graus), porfiria.
Precaução: epilepsia, hipóxia grave/hipovolemia/↓HR, H/C/G/L/I.
SE: tonteira, sonolência, confusão, zumbido, visão turva, parestesia, desarranjo GI, arritmias, ↓BP ↓HR. Raramente depressão respiratória, convulsões, anafilaxia.
Monitor: ECG durante administração iv.
Interações: ↑ risco de arritmias com antipsicóticos, dolasetron e quinu/dalfopristina. ↑ depressão miocárdica com outros antiarrítmicos e β-bloqueadores. Níveis ↑ por propranolol, ataza/lopinavir e cimetidina. Prolonga ação de suxametônio.
Dose (*para arritmias ventriculares*)**:** 50–100 mg iv à velocidade de 25–30 mg/min seguida imediatamente por ivi a 4 mg/min durante 30 min, a seguir 2 mg/min durante 2 h e 1 mg/min daí em diante (↓ dose ainda mais se droga necessária durante > 24 h). NB: $t_{1/2}$ curto ∴ se 15 min em montar ivi, pode-se dar máx. 2 doses adicionais de 50–100 mg iv ≥ 10 min de separação. Em emergências, pode frequentemente ser encontrada estocada em carros de urgência sob a forma de seringas Minijet de soluções 1% (10 mg/mL) ou 2% (20 mg/mL).

☠ Preparações anestésicas locais nunca devem ser injetadas em veias ou tecido inflamado, uma vez que podem ⇒ fx sistêmicos (esp arritmias) ☠

LIGNOCAÍNA ver Lidocaína.

LIOTIREONINA (= L-TRI-IODOTIREONINA) SÓDICA
T_3 sintética: ação mais rápida e mais potente que tireoxina (T_4).
Uso: hipotireoidismo grave (p. ex., coma mixedematoso*: ver p. 245).
CI/Precaução/SE/Interações: ver Tireoxina.

Dose: 5–20 microgramas iv lentamente. Repetir cada 4–12 h conforme necessário; obter auxílio especializado. Também disponível vo, mas tireoxina (T_4) frequentemente é preferida. NB: 20 microgramas liotireonina = 100 microgramas de (levo) tireoxina.

Hidrocortisona iv concomitante frequentemente também é necessária*.

LISINOPRIL
ACE-i; ver Captopril.
Uso: HTN[1] (*para orientação sobre Mx gradativo de HTN ver p. 226*), HF[2], Px de IHD pós-MI[3], nefropatia DM[4].
CI/Precaução/SE/Interações: como Captopril.
Dose: inicialmente 10 mg 1 v/d[1] (2,5–5 mg se RF ou usado com diurético) ↑ se necessário até máx. 80 mg/dia; inicialmente 2,5–5 mg 1 v/d[2,4] ajustada à resposta até manutenção usual de 5–20 mg/dia. Doses pós-MI[3] dependem da BP[SPC/BNF].
NB: ↓ dose em LF ou RF

LÍTIO
Estabilizador do humor: modula sinalização intracelular; bloqueia canais de Ca^{2+} neuronais e modifica vias de GABA.
Uso: Rx/Px de mania, Px de doença bipolar. Raramente para Px de depressão recorrente e Rx de comportamento agressivo/automutilador.
CI: ↓T_4 (se não tratado), doença de Addison, SSS, doença cardiovascular, **G** (⇒ anomalia de Ebstein: esp no 1° trimestre), **R/C/L**. (NB: fabricantes não chegam ao acordo sobre lista definitiva, e todas as CI são **relativas** – decisões devem ser tomadas em contexto clínico e buscado auxílio perito se sem certeza.)
Precaução: doença da tireoide, MG, I.
SE: sede, poliúria, intolerância GI (↑P, N&V&D), tremor *fino** (NB: na toxicidade ⇒ tremor *grosseiro*), discinesia tardia, fraqueza muscular, acne, exacerbação de psoríase, ↑WCC, ↑Pt. Mais raros porém sérios: ↓ (ou ↑) T_4 ± bócio (esp em mulheres), comprometimento renal (*diabetes insipidus*, nefrite intersticial), arritmias. Muito raramente pode ⇒ síndrome neuroléptica maligna.
Monitorar: níveis séricos *12 h pós-dose:* manter em 0,6–1 mmol/L (> 1,5 mmol/L pode ⇒ toxicidade, esp se idoso), U&Es, TFTs.
Advertência: relatar sintomas de ↓T_4, evitar desidratação.

Interações: toxicidade (± níveis) ↑ por **NSAIDs, diuréticos**** (esp tiazidas), SSRIs, ACE-i, ARBs, amiodarona, metildopa, carbamazepina e haloperidol. Teofilinas, cafeína e antiácidos podem ↓ níveis de lítio.

Dose: ver SPC/BNF: 2 *tipos* (sais) disponíveis com diferentes doses ("carbonato" 200 mg = "citrato" 509 mg) e biodisponibilidades de *marcas* particulares variam ∴ *necessário especificar o sal e o fabricante requeridos.* Para "carbonato" dose inicial geralmente 200 mg à noite, ajustando aos níveis plasmáticos (manutenção geralmente 600 mg – 1 g à noite).

NB: ↓ dose em LF.

> Considerar suspender 24 h antes de grande cirurgia ou ECT; reiniciar uma vez eletrólitos retornem ao normal. Discutir com anestesista ± psiquiatra.

> *Toxicidade do lítio*
> *Características:* D&V, tremor grosseiro*, sinais cerebelares (ver p. 264), comprometimento renal/oligúria, ↓BP, ↑ reflexos, convulsões, sonolência ⇒ coma, arritmia, *Rx:* parar a droga, controlar convulsões, corrigir eletrólitos (normalmente necessário soro fisiológico ivi; alto risco se ↓Na^+: evitar dietas com baixo sal e diuréticos**). Considerar hemodiálise se RF.

LOCOID ver Butirato de hidrocortisona 0,1% creme (esteroide potente).

LOFERAMINA

TCA de 2ª geração.

Uso: depressão.

CI/Precaução/SE/Advertência/Monitorar/Interações: como amitriptilina mas também **R** (se grave). Também ⇒ ↓ **sedação** (às vezes alertando – não dar à noite se ela ocorrer) e ↓ **SEs anticolinérgicos e cardíacos** ∴ ↓ *perigo em OD.*

Dose: 140–210 mg por dia em doses divididas (2 v/d/3 v/d).

LOPERAMIDA/ IMOSEC

Agente antimotilidade: análogo opioide sintético; liga-se a receptores no músculo GI ⇒ ↓ peristalse, ↑ tempo de trânsito, ↑ reabsorção de H_2O/eletrólitos, ↓ secreções do tubo digestivo, ↑ tônus de esfíncteres. Extenso metabolismo de 1ª passagem ⇒ mínimos fx opioides sistêmicos.

Uso: diarreia.

CI: constipação, íleo, megacólon, enterocolite bacteriana 2° a organismos invasivos (p. ex., salmonela, *Shigella, Campylobacter*), distensão abdominal, UC ativa/AAC, colite pseudomembranosa.
Precaução: em jovem pode ⇒ depleção de líquido + eletrólitos, H/G.
SE: constipação, cãibras abdominais, distensão, tonteira, sonolência, fadiga. Raramente hipersensibilidade (esp reações cutâneas), íleo paralítico.
Dose: inicialmente 4 mg, a seguir 2 mg após cada evacuação diarreica (máx. 16 mg/dia por 5 dias). *NB: pode mascarar condições GI sérias.*

LORATADINA
Anti-histamínico não sedativo: ver Cetirizina.
Dose: 10 mg 1 v/d. Genérico ou como Claritin.

LORAZEPAM
Benzodiazepina de atuação curta.
Uso: sedação[1] (esp perturbação comportamental aguda/transtornos Ψ, p. ex., psicose aguda), *status epilepticus*[2].
CI/Precaução/SE/Interações: ver Diazepam.
Dose: 0,5–2 mg vo/im/iv SOS (embaixo nesta faixa se idoso/doença respiratória/virgem de benzodiazepina; em cima na faixa se jovem/exposição recente a benzodiazepina; máx. 4 mg/dia)[1]; 0,1 mg/kg ivi a 2 mg/min (máx. 4 mg repetida 1 vez após 10 min se necessário)[2].
NB: ↓ dose em RF.

> ☠ Cuidado com depressão respiratória: disponha de O_2 (± carro de ressuscitação) à mão, esp se doença respiratória ou dando altas doses im/iv ☠.

▼ LOSARTANA/COZAAR
Antagonista do receptor à angiotensina II: bloqueia especificamente o sistema renina–angiotensina ∴ não inibe bradicinina e ⇒ tosse seca.
Uso: HTN (*para conselho sobre Mx gradativo de HTN ver p. 226*), Px de nefropatia de DM tipo 2 (se ACE-i não tolerado*).
CI: G/L.
Precaução: RAS, HCM estenose mitral/aórtica, se tomando drogas que ↑K⁺**, H/R/I.
SE/Interações: como captopril, mas ↓ tosse seca (principal razão de intolerância a ACE-i*). Como no caso de ACE-i, pode ⇒ ↑K^+ (especialmente se tomando ↑ diuréticos poupadores de K^+/substitutos de sal ou se RF).

Dose: inicialmente 25–50 mg 1 v/d (↑ até máx. 100 mg 1 v/d). **NB:** ↓ **dose em LF ou RF.**

> ☠ **Cuidado se sob outras drogas que ↑K⁺, p. ex., amilorida, espironolactona, trianterero, ACE-i e ciclosporina. Não dar com suplementos orais de K⁺ (inc substitutos de sal da dieta ☠.

LOSEC ver Omeprazol; PPI (droga curativa para úlcera).

LYMECYCLINE
Tetraciclina, antibiótico de amplo espectro (ver Tetraciclina).
Uso: *acne vulgaris*, rosácea.
CI/Precaução/SE/Interações: como a tetraciclina.
Dose: 408 mg 1 v/d durante ≥ 8 semanas (pode ↑ para 2 v/d para outras indicações).

MADOPAR ver Co-beneldopa; L-dopa para doença de Parkinson.

MANITOL
Diurético osmótico.
Uso: edema cerebral[1] (e glaucoma).
CI: edema pulmonar, **C**.
SE: desarranjo GI, febre/calafrios, edema. Raramente convulsões, HF.
Dose: 0,25–2 g/kg (2,5–20 mL/kg solução 10%) como ivi rápida ao longo de 30–60 min[1].

MAXOLON ver Metoclopramida; antiemético (antagonista da DA).

MEBEVERINA
Antispasmódico: ação direta sobre músculo GI.
Uso: cãibras de músculo liso GI (esp IBS, diverticulite).
CI: íleo (paralítico).
Precaução: porfiria, **G**.
SE: reações de hipersensibilidade/cutâneas.
Dose: 135–150 mg 3 v/d (20 min antes de alimento) ou 200 mg 2 v/d de preparação SR (Colofac MR).

MEFLOQUINA/ LARIAM
Antimalárico; mata formas assexuadas de *Plasmodium*.

Uso: Px de malária[1] (em áreas de espécies de falciparum resistentes à cloroquina) e raramente como Rx *se não tomando a droga como Px.*
CI: hipersensibilidade *a mefloquina ou quinina,* Hx de transtornos neuro-Ψ (inc depressão, convulsões).
Precaução: epilepsia, distúrbios da condução cardíaca, H/G/L.
SE: transtorno GI, reações neuro-Ψ (tonteira, ↓ equilíbrio, cefaleia, convulsões, distúrbios do sono, neuropatias, tremor, ansiedade, depressão, psicose, alucinações, ataques de pânico, agitação). Também fx cardíacos (bloqueio AV, outros distúrbios da condução, ↑ ou ↓HR, ↑ ou ↓BP), reações de hipersensibilidade.
Advertência: pode ↓ dirigir/outras tarefas delicadas e ⇒ reações neuro-Ψ.
Interações: ↑ risco de convulsões com quinina, cloroquina e hidroxicloroquina. ↓fx de anticonvulsivos (esp valproato e carbamazepina). ↑ risco de arritmias com amiodarona, quinidina, moxifloxacina e pimozida. Evitar artemether/lumefantrina.
Dose: 250 mg 1 vez por semana[1] (↓ dose se P < 45 kg)[SPC/BNF].

> Necessário começar Px 2½ sem antes de entrar na área endêmica (para identificar reações neuro-Ψ; 75% das reações ocorrem pela 3ª dose) e continuar por 4 semanas após deixar a área endêmica.

MEROPENEM

Antibiótico de amplo espectro carbapenm (β-lactâmico, mas não penicilina/não cefalosporina).
Uso: infecções aeróbicas e anaeróbicas Gram-positivas e Gram-negativas graves. Septicemia adquirida no hospital.
Precaução: sensibilidade a antibióticos β-lactamicos (evitar se reação de hipersensibilidade imediata) H/R/G/L.
SE: desarranjo GI (N&V&D – inc AAC), Δ LFTs, cefaleia, distúrbios sanguíneos/cutâneos. Raramente convulsões, SJS/TEN.
Monitorar: LFTs.
Dose: 500 mg 3 v/d iv/ivi (↑ para 1 g 3 v/d se infecção grave ou 2 g 3 v/d se meningite ou exacerbação de RTI inferior em CF).
NB: ↑ **intervalo** ± ↓ **dose se RF**[SPC/BNF].

MESALAZINA

Aminossalicilato "novo": como sulfasalazina, mas com ↓ SEs de sulfa.
Uso: UC (Rx/manutenção de remissão).

CI: *hipersensibilidade a quaisquer salicilatos,* coagulopatia, **R** (precaução apenas se branda), **H** (precaução apenas se não grave).
Precaução: G/L/I.
SE: distúrbio GI, discrasias sanguíneas, hipersensibilidade (inc **lúpus**), RF, cefaleia.
Advertência: comunicar sangramento inexplicado, equimoses, febre, dor de garganta ou mal-estar.
Monitorar: U&E, FBC (parar droga se suspeitado distúrbio hematológico).
Interações: fx ↓ por lactulose. NSAIDs e azatioprina podem ↑ nefrotoxicidade.
Dose: como Asacol (ou Ipocol, Mezavant, Mesren, Pentasa e Salofalk). Preparações não intercambiáveis uma vez que as características de aplicação podem variar.

MESNA

Liga-se a metabólito (acroleína) de agentes de quimioterapia contendo tiol (ciclofosfamida, ifosfamida), os quais são tóxicos para o epitélio do sistema urinário e podem ⇒ cistite hemorrágica grave. Dar como Px antes da quimioterapia; ver BNF para detalhes.

METADONA

Agonista opioide: ↓ euforia e longo $t_{1/2}$ (⇒ ↓ sintomas de abstinência) em comparação com outros opioides.
Uso: dependência de opioide como auxílio para abstinência.
CI/Precaução/SE/Interações: como morfina porém níveis ↓ por ritonavir, mas são ↑ por voziconazol e cimetidina e ↑ risco de arritmias ventriculares com atomoxetyina e amilsulprida. Pode ↑QTc (precaução se história familiar de morte súbita).
Dose: *necessidades individuais variam amplamente de acordo com o nível de dependencia prévia:* dose sensível inicial é 10–20 mg/dia vo, ↑ por 10–20 mg cada dia até não ter sinais ou sintomas de abstinência – os quais geralmente param com 60–120 mg/dia. A seguir visar ao desmame gradual. Disponível como soluções não de marcas comerciais (1 mg/mL) ou como Methadose (10 mg/mL ou 20 mg/mL). Pode-se dar sc/im$^{SPC/BNF}$. **NB:** ↓ **dose se LF, RF ou idoso.**

☠ Não confundir soluções de diferentes potências. ☠

METFORMINA

Hipoglicemiante oral (biguanida): $\Rightarrow \uparrow$ sensibilidade à insulina sem afetar os níveis ($\Rightarrow \downarrow$ gliconeogênese e $\downarrow$ absorção GI de glicose e $\uparrow$ uso periférico de glicose). Só é ativa na presença de insulina endógena (i. e., células das ilhotas funcionando).

Uso: DM tipo 2: geralmente 1ª linha se controle da dieta sem sucesso (esp se obeso, uma vez que $\Rightarrow$ menos $\uparrow$P do que sulfonilureias). Também usada em PCOS (não licenciada; uso por especialista).

CI: DKA, $\uparrow$ risco de acidose láctica (p. ex., RF, grave desidratação/infecção/doença vascular periférica, choque, grande trauma, insuficiência respiratória, dependência de álcool, **MI recente***, **anestesia geral** ou meios de contraste radiológico contendo iodo***), **H/R/G/L**

SE: desarranjo GI (esp inicialmente ou se $\uparrow$ doses), perturbação do paladar. Raramente $\downarrow$ absorção de vit B_{12}, acidose láctica† (parar a droga).

Dose: comprimidos de liberação padrão – inicialmente 500 mg de manhã, $\uparrow$ conforme necessário até máx. 2 g/dia em doses divididas. Comprimidos de liberação modificada – inicialmente 500 mg por dia, $\uparrow$ conforme necessário até máx. 2 g por dia em 1. *Tomar com refeições.* **NB: $\downarrow$ dose em RF branda**, **evitar em RF grave**.

> ☠ *Ambos frequentemente coexistem em angiografia coronariana: parar a droga no dia do procedimento (dando insulina se necessário; ver p. 198) e reiniciar 48 h mais tarde, tendo checado que a função renal não tenha deteriorado. Parar no dia da cirurgia antes de anestesia geral** e recomeçar quando a função renal estiver normal ☠.

METILDOPA

α_2-Agonista de ação central.

Uso: HTN; esp induzida pela gravidez e HTN 1° durante gravidez. *Para orientação sobre Mx de HTN ver p. 226.*

CI: depressão, fhaeo, porfiria, **H** (se doença hepática ativa).

Precaução: Hx de depressão/**H**, **R**.

SE: (mínimos se dose < 1 g/dia) boca seca, sedação, tonteira, fraqueza, cefaleia, desarranjo GI, $\downarrow$ postural BP, $\downarrow$HR. Raramente **discrasias sanguíneas**, **hepatoxicidade**, pancreatite, distúrbios Ψ, parkinsonismo, síndrome semelhante a lúpus, teste de Coombs direto falso-positivo.

Monitorar: FBC, LFTs.

Interações: ↑ neurotoxicidade de lítio. fx hipotensores ↑ por antidepressivos, anestésicos e salbutamol ivi. ☠ **Evitar com, ou dentro de 2 sem de, MAOIs** ☠.
Dose: inicialmente 250 mg 2 v/d–3 v/d (125 mg 2 v/d em idoso), ↑ gradualmente a intervalos ≥ 2 dias (máx. 2 g/dia em idoso) até máx. de 3 g/dia.
NB: ↓ **dose em RF**.

METILPREDNISOLONA

Glicocorticoide (branda atividade mineralocorticoide).
Uso: exacerbações agudas de doenças inflamatórias[1] (esp artrite reumatoide, MS), edema cerebral, Rx de rejeição de enxerto.
CI/Precaução/SE/Interações: ver seção Esteroides (p. 210).
Dose: agudamente, 10–500 mg ivi[1]; até 1 g ivi 1 v/d durante até 3 dias[2]. Também disponível vo e como im de depósito[BNF].

METIONINA

Aminoácido contendo enxofre: liga metabólitos tóxicos de paracetamol.
Uso: OD de paracetamol < *12 h pós-ingestão* (inefetivo depois disto) e não vomitando, principalmente quando acetilcisteína ivi não pode ser dada (p. ex., fora do hospital).
CI: acidose metabólica.
Precaução: esquizofrenia (pode piorar), **H**.
SE: N&V, irritabilidade, sonolência.
Interações: pode ↓fx da L-dopa.
Dose: 2,5 g vo cada 4 h (por *4 doses apenas: dose total = 10 g*).

METOCLOPRAMIDA/PLASIL

Antiemético: antagonista D_2: atua sobre a zona do gatilho quimiorreceptora central e estimula diretamente o trato GI (⇒ ↑ motilidade).
Uso: N&V, esp GI (gastroduodenal, biliar, hepático), ou induzidos por opioide/quimioterapia.
CI: obstrução/perfuração/hemorragia GI (inc 3–4 dias pós-cirurgia GI), fhaeo, **L**.
Precaução: epilepsia, porfiria, **H/R/G/I**.
SE: fx extrapiramidais (ver p. 264 – esp em mulheres idosas e jovens: reversível se droga suspensa dentro de 24 h ou com prociclidina), **sonolência**,

agitação (acatisia), transtorno GI, Δs comportamento/humor, ↑ prolactina. Raramente reações cutâneas, síndrome neuroléptica maligna.
Interações: ↑fx de NSAIDs e níveis de ciclosporina. ↑ risco de fx extrapiramidais de antipsicóticos, SSRIs e TCAs.
Dose: 10 mg 3 v/d vo/im/iv. **NB: ↓ dose se RF, LF 15–19 anos de idade ou peso < 60 kg**.

METOLAZONA
Diurético potente semelhante a tiazida: como bendroflumetiazida, mais fx diuréticos adicionais com diuréticos de alça.
Uso: edema[1], HTN[2] (*para orientação sobre Mx gradual de HTN ver p. 226*).
CI/Precaução/SE/Interações: ver Bendroflumetiazida.
Monitorar: eletrólitos (esp Na+/K+/Ca2+) estreitamente.
Dose: 5–10 mg 1 v/d vo (manhã), ↑ se necessário para máx. de 80 mg/dia (raramente > 20 mg/dia[1]); inicialmente 5 mg 1 v/d, a seguir em dias alternados para manutenção[2].

METOPROLOL
β-Bloqueador cardiosseletivo ($\beta_1 > \beta_2$) de ação curta.
Uso: HTN[1] (*para orientação sobre Mx gradativo de HTN ver p. 226*), angina[2], arritmias[3], Px de enxaqueca[4], ↑T_4 (adjunto)[5].
CI/Precaução/SE/Interações: ver Propranolol.
Dose: 50–100 mg 2 v/d vo[1,4]; 50–100 mg 2 v/d vo[2,3]; 50 mg 4 v/d vo[5]. Preparação MR 1 v/d (Lopresor SR) disponível. Pode-se dar 2–5 mg iv[SPC/BNF] repetindo até máx. 10–15 mg. Ver p. 218 para uso em AMI/ACS. **NB: ↓ dose em LF**.

METOTREXATO
Imunossupressor, antimetabólito: inibidor de diidrofolato redutase (↓ síntese de ácido nucleico).
Uso: artrite reumatoide[1] (DMARD de 1ª linha) e outras doenças inflamatórias de articulações e músculos, **psoríase** (se grave/resistente), **Ca** (ALL, linfoma não Hodgkin, coriocarcinoma, vários tumores sólidos), raramente em doença de Crohn.
CI: discrasias sanguíneas graves, infecções ativas, imunodeficiência, **R/H** (se qualquer delas importante, caso contrário precaução), **G** (mulheres e *homens* devem evitar concepção por ≥ 3 meses após parar o tratamento), **L**.

Precaução: derrames (esp ascite e derrames pleurais: drenar antes de começar tratamento uma vez que risco ↑ de toxicidade), ↑ nódulos reumatoides, distúrbios hematológicos, UC, PU, ↓ imunidade, porfiria, **I**.

SE: mucosite/intolerância GI, mielossupressão, reações cutâneas. Raramente **fibrose pulmonar**/pneumonite (esp em RA), toxicidade hepática/fibrose hepática (esp em psoriásicos), neurotoxicidade (inc leucoencefalopatia desmielinizante necrosante), convulsões, RF (esp necrose tubular).

Monitorar: U&Es, FBC, LFTs ± proteína procolágeno 3 (para monitorar quanto à fibrose hepática).

Interações: NSAIDs (p. ex., uso contomitante em RA), **trimetoprim**, **cotrimoxazol**, corticosteroides (p. ex., uso concomitante em RA), probenecida, óxido nitroso, pirimetamina, clozapina, cisplatina, acitretina, ciclosporina todos ⇒ ↑ toxicidade ± níveis.

Advertência: evitar NSAIDs* livremente comercializados, relatar quaisquer aspectos de infecção (esp dor de garganta).

Dose: Oral: começar 7,5 mg 1 vez por semana (dose semanal oral máx. 20 mg)[1]. Para outras indicações e vias ver BNF/SPC. NB: ↓ dose em RF. *Geralmente necessita de ácido fólico concomitante (faixa 5 mg 1 v/sem – 5 dias/ sem [omitida no dia e no dia seguinte após metotrexato]).*

☠ NB: dose é somente 1 vez por semana: potencialmente fatal se dada diariamente ☠.

METOTRIMEPRAZINA ver Levomepromazina; antagonista da DA.

METRONIDAZOL/FLAGYL

Antibiótico "bactericida": liga-se ao DNA de bactérias/protozoários anaeróbicos (e microaerofílicos).

Uso: infecções anaeróbicas e protozoárias, sepse abdominal (esp *Bacteroides*), pneumonia de aspiração, *C. difficile* (AAC), erradicação de *H. pylori*, infecções *Giardia/Entamoeba,* Px durante cirurgia GI. Também infecções dentárias/ginecológicas, vaginose bacteriana (*Gardnerella*), PID.

Precaução: evitar com álcool: droga metabolizada a acetaldeído e outras toxinas ⇒ ruborização, dor abdominal, ↓BP (reação "semelhante a dissulfiram"), porfiria aguda, **H/G/L**.

SE: intolerância GI (esp N&V), perturbação do paladar (gosto metálico), reações cutâneas. Raramente, sonolência, cefaleia, tonteira, urina escura, hepatotoxicidade, discrasias sanguíneas, mialgia, artralgia, convulsões (transitórias), ataxia, **neuropatia periférica** (se Rx prolongado).

Interações: pode ↑ níveis de lítio, ciclosporina e fenitoína, **W +**.

Dose: 500 mg 3 v/d ivi/400 mg 3 v/d vo para infecções graves. Doses mais baixas podem ser dadas vo ou doses mais altas vr (1 g 2 v/d–3 v/d) de acordo com a indicação[SPC/BNF]. **NB:** ↓ **dose em LF**.

MICOFENOLATO MOFETIL (MMF)

Imunossupressor: ↓ linfócitos B/T (e ↓ produção de Ab pelas células B).

Uso: Px de rejeição de transplante, doenças autoimunes, vasculite.

CI: G/L.

Precaução: doenças GI sérias ativas[†], **I**.

Monitorar: FBC e LFTs (semanalmente durante 1as 4 semanas, cada 2 semanas por 2 meses, a seguir mensalmente durante 1º ano).

Advertência: ao paciente para relatar equimoses inexplicadas/sangramento/sinais de infecção. Evitar luz solar forte*.

SE: desarranjo GI, **discrasias sanguíneas** (esp ↓NØ, ↓Pt), fraqueza, tremor, Δ paladar, cefaleia, ↑ colesterol, ↑ ou ↓K⁺. Raramente ulceração GI/sangramento/perfuração[†], hepatotoxicidade, neoplasmas da pele*.

Interações: níveis ↓ pela rifampicina.

Dose: uso por especialista somente[SPC/BNF].

MICONAZOL

Antifúngico imidazol (tópico), mas *absorção sistêmica pode ocorrer*.

Uso: infecções fúngicas orais (dar vo), infecções fúngicas cutâneas (aplicar topicamente).

CI: H. Gel oral – em lactentes: reflexo de deglutição prejudicado, e até 5–6 meses se nascido prematuro.

Precaução: porfiria aguda, **G/L**.

SE: desarranjo GI. Raramente hipersensibilidade, hepatotoxicidade.

Interações: como cetoconazol, mas comumente menos importantes. **W +**.

Dose: vo: gel oral (Daktarin) 5–10 mL 4 v/d (após alimento); 2,5 mL 2 v/d (4 meses–2 anos), 5 mL 2 v/d (2–6 anos), 5 mL 4 v/d (6 anos+) ou comprimidos bucais (Loramyc) 50 mg 1 v/d manhã. NB: com gel oral tratar por 48 h após curadas as lesões. **top:** aplicar 1–2 v/dia.

MIDAZOLAM

Benzodiazepina de ação muito curta.
Uso: sedação para procedimentos estressantes/dolorosos[1] (esp se amnésia desejável) e para agitação/angústia em cuidado paliativo[2].
CI/Precaução/SE/Advertência/Interações: ver Diazepam.
Dose: 1,0–7,5 mg iv[1]; inicialmente 2 mg (0,5–1 mg se idoso) ao longo de 60 s, a seguir titular para cima lentamente até obtida sedação desejada usando *bolus* de 0,5–1 mg ao longo de 30 s (pode-se também dar im[SPC/BNF]); 2,5–5 mg sc SOS[2] (ou com bomba sc). Também disponível como líquido para uso oral (com 2,5, 5 ou 10 mg/mL, preparações "prescrição especial") – uso não licenciado.
NB: ↓ **dose em RF ou idoso.**

> ☠ Cuidado com depressão respiratória: dispor de flumazenil e O_2 (± carro de ressuscitação) à mão, esp se doença respiratória ou dando altas doses im/iv ☠.

MINOCICLINA

Antibiótico derivado da tetraciclina: inibe síntese de proteína ribossômica (subunidade 30S); o mais largo espectro das tetraciclinas.
Uso: acne[1], rosácea.
CI/Precaução/SE/Interações: como tetraciclina, mas ↓ resistência bacteriana, embora ↑ risco de SLE e alteração de cor irreversível da pele/líquidos orgânicos. Pode-se também usar (com cautela) em RF. Checar toxicidade hepática a cada 3 meses – suspender se houver desenvolvimento.
Dose: 100 mg 1 v/d vo[1] (pode-se ↑ para 2 v/d para outras indicações). Usar durante ≥ 6 semanas em acne.

MINOXIDIL

Vasodilatador periférico (arteríolas >> veias): também ⇒ ↑CO, ↑HR, retenção de líquido ∴ *sempre necessita de β-bloqueador e diurético concomitante.*
Uso: HTN (se grave/resistente a Rx); *para conselho sobre Mx de HTN ver p. 226.*
CI: phaeo.
Precaução: IHD, porfiria aguda, R/G/L.
SE: hipertricose, **"embrutecimento" das feições faciais** (reversível, mas o torna menos adequado para mulheres), ↑P, edema periférico, derrames pericárdicos, angina (decorrente de ↑HR). Raramente, intolerância GI, ginecomastia/dor à palpação mamária, comprometimento renal, reações cutâneas.

Dose: inicialmente 2,5–5 mg/dia em 1 ou 2 doses divididas, ↑ por 5–10 mg a um intervalo de pelo menos 3 dias se necessário até o máx. usual de 50 mg/dia. **NB:** ↓ **dose em pacientes idosos e de diálise**. Também usado topicamente para calvície em padrão masculino.

MIRTAZAPINA/ZISPIN

Antidepressivo: agonista de noradrenalina e específico de serotonina (ANES/*NASSA*); estimula especificamente receptores a $5HT_1$ (antagoniza $5HT_{2C}/5HT_3$), antagoniza receptores α_2 pré-sinápticos centrais.

Uso: depressão, esp em idoso* ou se insônia[†].

CI/Precaução/SE: como fluoxetina, mas ⇒ ↓ **disfunção sexual**/desarranjo GI, ↑ **sedação**[†] (esp durante titulação) e ↑ **apetite/P** (pode ser benéfico em idoso*). Raramente, distúrbios hematológicos (inc agranulocitose**), Δ LFTs, convulsões, mioclônus, edema.

Advertência: sobre a sedação inicial, não descontinuar subitamente (risco de abstinência) e para notificar sinais de infecção** (esp dor de garganta, febre): parar a droga e checar FBC se houver preocupação.

Interações: evitar com outros sedativos (inc álcool), artemether/lumefantrina. ☠ **Nunca dar com, ou ≤ 2 semanas depois, de MAOIs** ☠.

Dose: inicialmente 15 mg à noite, ↑ para 30 mg após 1–2 sem (máx. 45 mg/dia). *Notar doses mais baixas mais sedativas que doses mais altas.*

MISOPROSTOL/CITOTEC

Análogo sintético de PGE_1: ↓ secreção ácida gástrica.

Uso: Px/Rx de PU (esp induzida por NSAID). Usos não licenciados: vo ou topicamente no colo do útero para indução de trabalho de parto, para induzir aborto médico e para amadurecer colo para aborto cirúrgico; também pr em hemorragia pós-parto.

CI: ☠ **gravidez** ☠ (atual ou planejada; só dar a mulheres em idade reprodutiva se alto risco de PU e prescritos contraceptivos), **G/L**.

Precaução: doença cardiovascular/cerebrovascular (pode ⇒ ↓BP), IBD.

SE: diarreia. Raramente, outro transtorno GI, erupção cutânea, sonolência, Δ menstruais, sangramento vaginal.

Advertência: as mulheres em idade reprodutiva sobre riscos para gravidez e necessidade de contracepção adequada quando tomando.

Dose: mais frequentemente usado com diclofenaco sob forma de **Arthrotec**. Também disponível com naproxeno como **Napratec**. Ambas estas preparações contêm 200 microgramas de misoprostol por comprimido, *i. e.*, dose diária total < ideal de 800 microgramas.

MMF ver Micofenolato mofetil; imunossupressor.

MOMETASONA (FUROATO) CREME OU POMADA/ELOCON
Corticosteroide tópico potente.
Uso: condições inflamatórias da pele, esp eczema.
CI: infecção não tratada, rosácea, acne.
SE: atrofia da pele, piora de infecções, acne.
Dose: aplica finamente 1 v/d top. (usar "pomada" em condições secas da pele).

MONONITRATO DE ISOSSORBIDA (ISMN)
Nitrato; como GTN, mas aplicação vo em vez de sl.
Uso/CI/Precaução/SE/Interações: como GTN, mas ⇒ ↓ cefaleia.
Dose: 10–40 mg 2 v/d–3 v/d vo (disponíveis preparações MR 1 v/d$^{SPC/BNF}$).

MONTELUKAST/SINGULAIR
Antagonista de receptor a leucotrieno; ↓ broncoconstrição induzida por Ag.
Uso: asma *não aguda,* esp se grande componente induzido por exercício ou associada rinite alérgica estacional.
Precaução: asma aguda, síndrome de Churg–Strauss **G/L**
SE: cefaleia, transtorno GI, mialgia, boca seca/sede. Raramente **síndrome de Churg–Strauss**: asma (± rinite/sinusite) com vasculite sistêmica e ↑E∅*.
Monitorar: FBC* e quanto ao desenvolvimento de erupção vasculítica (purpúrica/não descorável), neuropatia periférica, ↑ sintomas respiratórios/cardíacos: todos são sinais de possível síndrome de Churg–Strauss.
Dose: 10 mg à noite (↓ doses se < 15 anos de idade$^{SPC/BNF}$).

MORFINA (SULFATO)
Analgésico opioide.
Uso: dor grave (inc pós-op), AMI e LVF aguda.
IC: depressão respiratória aguda, doença obstrutiva grave aguda das vias aéreas, ↑ risco de íleo paralítico, esvaziamento gástrico retardado, cólica biliar, alcoolismo agudo, ↑ICP/traumatismo cranioencefálico (depressão respiratória ⇒ retenção de CO_2 e vasodilatação cerebral ⇒ ↑ICP), phaeo. **C** (se 2º a pneumopatia crônica).

Precaução: ↓ reserva respiratória, doença obstrutiva das vias aéreas, ↓BP/choque, abdome agudo, distúrbios das vias biliares (NB: cólica biliar é CI), pancreatite, obstrução intestinal, IBD, ↑ próstata/estenose uretral, arritmias, ↓T$_4$, insuficiência corticossuprarrenal, MG, H (pode ⇒ **coma**), R/G/L/I.

SE: N&V (e outra perturbação GI), constipação* (pode ⇒ **íleo**), **depressão respiratória**, ↓ BP (inc ortostática. NB: raramente ⇒ ↑BP), ↑/↓HR, edema pulmonar, edema, broncospasmo, ↓ reflexo de tosse, sedação, retenção urinária, RF, espasmo do trato biliar, ↑ pancreatite, Δ LFTs, hipotermia, rigidez muscular/fasciculação/mioclônus, ↑ICP, boca seca, vertigem, síncope, cefaleia, miose, perturbação sensitiva, prurido, anorexia, alodinia, Δ humor (↑ ou ↓), delírio, alucinações, agitação, convulsões (com ↑ doses), rabdomiólise, amenorreia, ↓ libido, **dependência**. Raramente, reações cutâneas.

Interações: ☠ **MAOIs (não dar dentro de 2 semanas de)** ☠. Níveis ↓ por ritonavir, ↓ níveis de ciprofloxacina. ↑fx sedativos com anti-histamínicos, baclofeno, álcool (também ⇒ ↓BP), TCAs, antipsicóticos (também ↓BP), ansiolíticos/hipnóticos, barbitúricos e moclobemida (também ⇒ ↑CNS e ↑/↓BP). ↑fx de oxibato de sódio, gabapentina.

Dose: Dor aguda: 5–20 mg sc/im cada 4 h; 2,5–15 mg iv até cada 4 h (2 mg/min). NB: doses iv são geralmente 1/4–1/2 doses im. **AMI:** 5–10 mg iv (1–2 mg/min), repetida se necessário. **LVF aguda:** 1–2,5 mg iv (1 mg/min). **Dor crônica:** uso vo como Oramorph solução ou como comprimidos MST Continus, Morphgesic, MXL, Sevredol ou Zomorph; ajuste de dose pode ser necessário ao mudar de marca. Também disponível vr como supositórios de 10, 15, 20 e 30 mg dando 15–30 mg até cada 4 horas. *A não ser que Rx a curto prazo, sempre considerar Px laxativa*.* Pode-se ↑ doses e frequência com supervisão especializada. Sempre ajustar a dose à **resposta**. **NB:** ↓ **dose se LF, RF ou idoso.**

☠ Se ↓BMI ou idoso, titular dose para cima lentamente, monitorar sat O$_2$ e dispor de naloxona ± carro de ressuscitação à mão ☠.

MORPHGESIC SR Morfina (sulfato) SR (10, 30, 60 ou 100 mg). Dada 2 v/d. NB: ↓ dose se LF, RF ou idoso.

MST CONTINUS Morfina (sulfato) oral, equivalente em eficácia a Oramorph mas SR: aplicação a cada 12 h. Necessário especificar se *comprimidos*

(5, 10, 15, 30, 60, 100 ou 200 mg) ou *suspensão* (sachês de 20, 30, 60, 100 ou 200 mg a serem misturados com água).

MUPIROCINA/BACTROBAN
Antibiótico tópico para infecções bacterianas (esp erradicação de transporte nasal de MRSA); disponível como pomada nasal, aplicada 2 v/d–3 v/d.

> Frequentemente existem protocolos locais de erradicação de MRSA; caso contrário, então um esquema sensível consiste em dar por 5 dias e, então, colher *swab* 2 dias mais tarde, repetindo o esquema se a cultura ainda for positiva.

MXL CAPSULES Morfina (sulfato) cápsulas (30, 60, 90, 120, 150 ou 200 mg), equivalentes em eficácia a **Oramorph** mas SR: aplicação 1 v/d. NB: ↓ dose se LF, RF ou idoso.

N-ACETILCISTEÍNA ver Acetilcisteína; antídoto contra paracetamol.

NALOXONA
Antagonista dos receptores a opioides para reversão de opiáceo em caso de OD ou excessivo Rx.
Precaução: doença cardiovascular, se tomando drogas cardiotóxicas, dependência física de opioide, **C**.
Dose: 0,4–2 mg iv (ou sc/im), doses muito maiores podem ser necessárias para certos opioides (p. ex., tramadol), repetindo após 2 min se sem resposta (ou ↑ se intoxicação grave). *NB: ação curta:* pode necessitar de repetição cada 2–3 min (até total de 10 mg), então rever e considerar ivi (10 mg constituída a 50 mL com glicose 5%; velocidade inicial útil é 60% da dose inicial ao longo de 1 h, a seguir ajustada conforme a resposta).

NALTREXONA
Antagonista de opioide: ↓ euforia de opioides se for caso de dependência e ↓ procura e taxa de recidiva em abstinência alcoólica (opioides considerados como mediando vício de álcool; não licenciada para isto ainda no Reino Unido).
Uso: abstinência de opioide e álcool; começar > 1 semana após parar*.
CI: se ainda tomando opioides (pode precipitar abstinência*), **H** (inc hepatite aguda), **R** grave.
Precaução: **G/L**.
SE: desarranjo GI, hepatotoxicidade, distúrbios do sono e Ψ.
Monitorar: LFTs.

Advertência: ao paciente que está tentando superar bloqueamento de opiáceo OD pode ⇒ intoxicação aguda.

Dose: dose inicial 25 mg 1 v/d vo, depois 50 mg 1 v/d (ou 350 mg por semana divididos em doses 2 × 100 mg e 1 × 150 mg); uso por especialista unicamente.

> NB: também ↓fx de analgésicos opioides.

NAPROXENO

NSAID de potência moderada; inibidor não seletivo de COX.

Uso: doença reumática[1]; dor musculoesquelética aguda e dismenorreia[2]; gota aguda[3].

CI/Precaução/SE/Interações: como ibuprofeno, mas um pouco ↑SEs. notavelmente, ↑ risco de PU/sangramentos GI. Mais baixo risco trombótico de qualquer NSAID. Probenecida ⇒ ↑ níveis séricos. Nenhuma interação conhecida com baclofeno ou triazóis. Brandamente **W +**.

Dose: 500 mg–1 g por dia em 1–2 doses divididas[1]; 500 mg inicialmente, a seguir 250 mg cada 6–8 h (máx. 1,25 g/dia)[2]; 750 mg inicialmente, a seguir 250 mg cada 8 h[3]. Também disponível com misoprostol como Px contra PU (como Napratec). **NB: evitar ou ↓ dose em RF e considerar Rx gastroprotetor**.

NARATRIPTANO/NARAMIG

Agonista 5HT$_{1B/1D}$ para enxaqueca aguda.

CI/Precaução/SE/Interações: ver Sumatriptano. Não recomendado se > 65 anos.

Dose: 2,5 mg vo (pode repetir após ≥ 4 h se respondeu e a seguir recidivou). Máx. 5 mg/24 h (2,5 se LF ou RF, evitar se grave).

NARCAN ver Nalocona; antídoto contra opioide.

NICORANDIL

Ativador dos canais de K$^+$ (⇒ dilatação arterial ⇒ ↓ pós-carga) com componente nitrato (⇒ dilatação venosa ⇒ ↓ pré-carga).

Uso: Px/Rx de angina (não respondendo a outros Rx).

CI: ↓BP (esp choque cardiogênico), LVF com ↓ pressões de enchimento, **L**.

Precaução: hipovolemia, edema pulmonar agudo, ACS com LVF e ↓ pressões de enchimento, **G**.

SE: cefaleia (muitas vezes apenas inicialmente*), **rubor**, tonteira, fraqueza, N&V, ↓BP ↑HR (dependente da dose). Raramente úlceras GI/perianais (considerar parar a droga), mialgia, angioedema, hepatotoxicidade.

Interações: ☠ risco de ↓↓BP com silden/tadal/vardenafil ☠.

Dose: 5–30 mg 2 v/d (começar baixo, esp se suscetível a cefaleias*).

NIFEDIPINA

Bloqueador dos canais de Ca^{2+} (di-hidropiridina): dilata músculo liso, esp artérias (inc coronárias). Estimulação simpaticaereflexa ⇒ ↑HR e ↑contratilidade ∴ ⇒ ↓HF em comparação com outros bloqueadores dos canais de Ca^{2+} (p. ex., verapamil, e em menor grau diltiazem), os quais ⇒ ↓HR + ↓ contratilidade. Também efx diurético.

Uso: Px de angina[1], HTN[2] (*para orientação sobre Mx gradativo de HTN ver p. 226*), doença de Raynaud[3].

CI: choque cardiogênico, estenose aórtica clinicamente importante, ACS (inc dentro de 1 mês de MI).

Precaução: angina ou LVF podem piorar (considerar parar a droga), ↓BP, DM, BPH, porfiria aguda H/R/C/G/L.

SE: rubor, cefaleia, edema de tornozelos, tonteira, ↓BP, palpitações, poli/nictúria, erupção/prurido, transtorno GI, fraqueza, mialgia, artralgia, hiperplasia gengival, rinite. Raramente, PU, hepatotoxicidade.

Interações: metab pelo **P450**. ↑fx da digoxina, teofilina e tacrolimo. ↓fx da quinidina. Quinu/dalfopristina, ritonavir e suco de toronja ↑fx da nifedipina. Rifampicina, fenitoína e carbamazepina ↓fx da nifedipina. Risco de ↓↓BP com α-bloqueadores, β-bloqueadores ou Mg^{2+} iv/im.

Dose: 5–20 mg 3 v/d vo[3]; usar preparações de ação longa para HTN/angina, uma vez que preparações de liberação normal ⇒ controle errático da BP e ↑HR reflexa, o que pode piorar IHD (p. ex., Adalat LA ou Retard e muitos outros com diferentes fx e doses[SPC/BNF]). **NB: ↓ dose se LF grave**.

NISTATINA

Antifúngico polieno.

Uso: infecções por *Candida*: topicamente para pele/membranas mucosas (esp boca/vagina); vo para infecções GI (não absorvida).

SE: transtorno GI (a doses ↑), reações cutâneas.

Dose: suspensão vo: 100.000 unidades 4 v/d, geralmente por 1 semana, para Rx *após alimento*.

NITROFURANTOÍNA
Antibiótico apenas ativo na urina (nenhum fx antibacteriano sistêmico).
Uso: UTIs (mas não pielonefrite).
CI: deficiência de G6PD, porfiria aguda, **R** (também ⇒ ↓ atividade da droga: ela necessita ser concentrada na urina), crianças < 3 anos de idade, **G/L**.
Precaução: DM, doença pulmonar, ↓Hb, ↓ vitamina B, ↓ folato, desequilíbrio eletrolítico, suscetibilidade à neuropatia periférica, **H/I**.
SE: desarranjo GI, **reações pulmonares** (derrames, fibrose), **neuropatia periférica**, **hipersensibilidade**. Raramente, hepatotoxicidade, colestase, pancreatite, artralgia, alopecia (transitória), reações cutâneas (esp dermatite esfoliativa), discrasias sanguíneas, BIH.
Dose: 50 mg 4 v/d vo (↑ para 100 mg se infecção recorrente crônica grave); 1 v/d à noite para Px. *Tomar com alimento*. Não disponível iv ou im.

NB: pode ⇒ teste falso-positivo para glicose com bastão de imersão e altera cor da urina.

NORADRENALINA (= NOREPINEFRINA)
Simpaticomimético vasoconstritor: estimula α-receptores ⇒ vasoconstrição.
Uso: ↓BP (não respondendo a outros Rx).
CI: ↑BP, **G**.
Precaução: trombose (coronariana/mesentérica/periférica), angina de Prinzmetal, pós-MI, ↑T_4, DM, ↓O_2, ↑CO_2, hipovolemia (não corrigida), **I**.
SE: pode ↓BF para órgãos vitais (esp rim). Também cefaleia, ↓HR, arritmias, isquemia periférica. ↑BP se hiper-Rx.
Interações: ☠ Risco de arritmias com halotano e ciclopropano ☠. Risco de ↑BP com clonidina, MAOIs e TCAs.
Dose: 80 microgramas/mL ivi a 0,16–0,33 mL/min (ajustar de acordo com a resposta). (☠ NB: *doses dadas aqui são de* **tartarato ácido** *de noradrenalina, não* **base** ☠.)

NORETISTERONA
Progestogênio (análogo de testosterona).
Uso: endometriose[1], sangramento uterino disfuncional e menorragia[2], dismenorreia[3], adiamento da menstruação[4].
CI: cânceres de fígado/genital/mama (a menos que progestogênios estejam sendo usados para estas condições), aterosclerose, sangramento vaginal não

diagnosticado, porfiria aguda, Hx de icterícia idiopática, prurido grave, penfigoide durante gravidez.
Precaução: risco de retenção de líquido, doença TE, DM, depressão. **H/C/R**.
SE: ↑ peso, náusea, cefaleia, tonteira, insônia, sonolência, dor à palpação mamária, acne, depressão, Δ libido, reações cutâneas, hirsutismo e alopecia.
Dose: 5 mg 2 v/d–3 v/d vo durante ≥ 4–6 meses, começando no dia 5 do ciclo (pode ↑ para 10 mg 2 v/d–3 v/d [máx. 25 mg/dia] se ocorrer manchas, ↓ quando parar)[1]; 5 mg 3 v/d vo durante 10 dias para Rx (para Px dar 5 mg 2 v/d vo a partir do dia 19–26 do ciclo)[2]; 5 mg 3 v/d vo a partir do dia 5–24 durante 3–4 ciclos[3]; 5 mg 3 v/d vo começando 3 dias antes do início da menstruação esperada (sangramento começará 2–3 dias após parar)[4].

NUROFEN ver Ibuprofeno; NB: uso "adquirido ao balcão" pode ⇒ má resposta a Rx de HTN e HF.

OFLOXACINA 0,3% COLÍRIO/EXOCIN

Antibiótico tópico; predominantemente usado para úlceras de córnea[1] (só começar se colhidas bacterioscopia/cultura da córnea e especialista não disponível).
Precaução: G/L.
SE: irritação local. Raramente tonteira, cefaleia, entorpecimento, náusea.
Dose: 1 gota cada 2–4 horas nos 1ᵒˢ 2 dias, a seguir 4 v/d (máx. 10 dias)[1]. Ver SPC para outros usos.

OLANZAPINA/ZYPREXA

Antipsicótico "atípico": antagonista D1, D_2, D_4 e $5HT_2$ (+ brando muscarínico).
Uso: esquizofrenia^NICE, mania, Px bipolar, sedação aguda.
CI: L. Se dando im também MI agudo/ACS, ↓↓BP/HR, SSS ou cirurgia cardíaca recente. Ver também Clorpromazina.
Precaução: drogas que ↑QTc, demência, doença cardiovascular (esp se Hx de ou ↑ risco de CVA/TIA, DM*, ↑ próstata, glaucoma (fechamento do ângulo), Parkinson, Hx de epilepsia, discrasias sanguíneas, íleo paralítico, ↑fx de álcool, **H/R/C/G/L**.
SE: sedação, ↑P, edema de tornozelos, Δ LFTs, ↓ postural BP (esp inicialmente ∴ titular a dose para cima lentamente). ↑ **glicose*** (raramente ☠ DM/DKA ☠). Também fx extrapiramidais/anticolinérgicos (ver p. 264; frequentemente transitórios) e raramente síndrome neuroléptica maligna e hepatotoxicidade.

Monitorar: BG* (± HbA$_{1C}$), LFTs, U&Es, FBC, prolactina, P, lipídios (e CK se suspeitada síndrome neuroléptica maligna). Se dando im acompanhar estreitamente função cardiorrespiratória por ≥ 4 h pós-dose, esp se dado outro antipsicótico ou benzodiazepina.

Interações: metab pelo **P450** ∴ muitas, mas mais importantes são níveis ↓ por carbamazepina e fumo. ↑ risco de ↓NØ com valproato. Níveis podem ser ↑ por ciprofloxacina. ↑ risco de toxicidade no CNS com sibutramina. ↑ risco de arritmias com drogas que ↑QTc e atomoxetina. ↑ risco de ↓BP com anestésicos gerais. ↓fx de anticonvulsivos.

Dose: 5–20 mg vo diariamente (preferivelmente à noite para evitar sedação diurna). Disponível em forma "derretível" se ↓ obediência/deglutição (como Velotab). Disponível em forma de ação rápida (▼) para sedação aguda; dar 5–10 mg (2,5–5 mg em idoso) repetindo 2 h mais tarde se necessário até dose diária total máx., inc doses vo, de 20 mg (máx. 3 injeções/dia por 3 dias).

> NB: doses im não recomendadas com benzodiazepinas im/iv (↑ risco de depressão respiratória) que devem ser dadas ≥ 1 hora mais tarde; se benzodiazepinas já dadas, usar com cautela e acompanhar estreitamente a função cardiorrespiratória.

ÓLEO DE HORTELÃ-PIMENTA

Antiespasmódico: relaxante direto do músculo liso GI.
Uso: espasmo muscular GI, distensão (esp IBS).
SE: irritação perianal, indigestão. Raramente erupção ou outra alergia.
Dose: 1–2 cápsulas 3 v/d, antes de refeições e com água.

OLMESARTANA/OLMETEC

Antagonista da angiotensina II: ver Losartana.
Uso: HTN; *para orientação sobre Mx gradual de HTN ver p. 226.*
CI: obstrução biliar, **G/L**.
Precaução/SE/Interações: ver Losartana.
Dose: inicialmente 10 mg 1 v/d, ↑ máx. 40 mg (20 mg em LF, RF ou idoso).

OMEPRAZOL/LOSEC

PPI: inibe H$^+$/K$^+$ ATPase das células parietais ⇒ ↓ secreção de ácido.
Uso: Rx/Px de PU (esp se sob NSAIDs), doença de refluxo gastroesofágico (se sintomas graves ou complicada por hemorragia/úlceras/estenose)^{NICE}. Também usado para erradicação de *H. pylori* e síndrome ZE.
Precaução: pode mascarar sintomas de Ca gástrico, H/G/L.

SE: transtorno GI, **cefaleia**, tonteira, artralgia, fraqueza, reações cutâneas. Raramente, hepatotoxicidade, discrasias sanguíneas, hipersensibilidade.
Interações: ↓ (e ↑) **P450** ∴ muitas, mais importantes: ↑ níveis de **fenitoína**, cilostazol, diazepam, raltegravir e digoxina. ↓fx de ataza/nelfi/tipranavir, brandamente **W +**.
Dose: 20 mg 1 v/d vo, ↑ até 40 mg em vasos graves/resistentes e ↓ para 10 mg 1 v/d para manutenção se sintomas estáveis; 20 mg 2 v/d para esquemas de erradicação de *H. pylori*. Se impossível tomar vo (p. ex., perioperatoriamente, ↓GCS, em ITU), dar 40 mg iv 1 v/d ou ao longo de 5 min ou como ivi ao longo de 20–30 min. **NB: dose máx. 2 mg se LF.**

> NB: também uso de especialista iv para sangramentos agudos. Geralmente como 8 mg/h ivi durante 72 h se evidência endoscópica de PU (prescrita como infusões divididas, uma vez que a droga é instável). Contatar farmácia ± equipe GI para orientação sobre indicações e esquemas posológicos exatos.

ONDANSETRON

Antiemético: antagonista de 5HT$_3$: atua sobre receptores centrais e GI.
Uso: N&V, esp se resistente a outro Rx ou grave pós-operatório/induzido por quimioterapia.
Precaução: obstrução GI (inc subagudo), ↑QTc*, **H** (a não ser branda), **G/L**
SE: constipação (ou diarreia), **cefaleia**, sedação, fadiga, tonteira. Raramente convulsões, dor torácica, ↓BP, Δ LFTs, erupção, hipersensibilidade.
Interações: metab por **P450**. Níveis ↓ por rifampicina, carbamazepina e fenitoína. ↓fx do tramadol. Evitar com drogas que ↑QTc*.
Dose: 8 mg 2 v/d vo; 16 mg 1 v/d vr; 8 mg cada 2–8 h iv/im. Máx. 24 mg/dia geralmente (8 mg/dia se LF). Pode-se também dar como ivi a 1 mg/h durante máx. de 24 h. Dose exata e via depende da indicação[SPC/BNF].

ORAMORPH Solução de morfina oral para dor grave, esp útil para dor SOS ou de escape.
Dose: multiplicar dose de morfina sc/im por 2 para obter aprox dose equivalente de Oramorph. **NB: ↓ dose se LF ou RF**.

> Solução mais comumente usada é 10 mg/5 mL, mas pode ser 100 mg/5 mL ∴ especificar concentração se prescrevendo em mL (em vez de mg).

OTOSPORINA Gotas auriculares para otite externa (esp se suspeitada infecção bacteriana); contém antibacterianos (neomicina, polimixina B) e hidrocortisona 1%.
Dose: 3 gotas 3 v/d–4 v/d.

OXIBUTININA
Anticolinérgico (antagonista seletivo M_3); antispasmódico (↓ contrações musculares da bexiga).
Uso: instabilidade do detrusor (também instabilidade de bexiga neurogênica, enurese noturna).
CI: obstrução da saída da bexiga ou GI, retenção urinária, UC grave/megacólon tóxico, glaucoma (ângulo estreito), MG, L.
Precaução: ↑ próstata, neuropatia autonômica, hérnia hiatal (se refluxo), ↑T_4, IHD, arritmias, porfiria, H/R/C/G/I.
SE: fx antimuscarínicos (ver p. 262), desarranjo GI, palpitações/↑HR, reações da pele – principalmente relacionadas com a dose e descritas como menos graves em preparações MR*.
Dose: inicialmente 5 mg 2 v/d–3 v/d vo (2,5 mg 2 v/d se idoso) ↑ se necessário até máx. de 5 mg 4 v/d (2 v/d se idoso). Também disponível como comprimido MR (Lyrinel XL* 5–20 mg 1 v/d) e adesivo transdérmico (Kentera 36 mg; libera 3,9 mg/dia e dura 3–4 dias).

OXICODONA (CLORIDRATO)/OXYNORM
Opioide para dor moderada/grave (esp em cuidado paliativo).
CI: como fentanil, mais abdome agudo, esvaziamento gástrico retardado, constipação crônica, *cor pulmonale*, porfiria aguda. H (se moderada/grave)/R (se grave), G/L.
Precaução: todas as outras condições nas quais morfina é CI/precaução.
SE/Interações: como a morfina, mas não interage com baclofeno, gabapentina e ritonavir.
Dose: cada 4–6 h vo/sc/iv ou como infusão sc. NB: 2,5 mg sc/iv = 5 mg vo = aprox 10 mg morfina vo. Disponível em forma MR como OxyContin (a cada 12 h). Disponível com naloxona (funciona localmente para ↓ SEs GI) como ▼ Targinac (a cada 12 h). **NB:** ↓ **dose se LF, RF ou idoso**.

OXITETRACICLINA
Antibiótico tetraciclina: inibe síntese de proteína ribossômica.

Uso: *acne vulgaris* (e rosácea).

CI/Precaução/SE/Interações: como tetraciclina, mais precaução em porfiria.

Dose: 500 mg 2 v/d vo (1 h antes de alimento ou com estômago vazio) durante ≥ 16 semanas.

PABRINEX

Vitaminas parenterais (iv ou im) que vêm em um par de frascos. Frasco 1 contém B_1 (tiamina*), B_2 (riboflavina) e B_6 (piridoxina). Frasco 2 contém C (ácido ascórbico), nicotinamida e glicose.

Uso: deficiências vitamínicas agudas (esp tiamina*).

Precaução: raramente ⇒ anafilaxia (esp se dada iv rápido demais; deve ser dada ao longo de ≥ 30 min). *Assegurar acesso a recursos de ressuscitação.*

*Ver p. 260 para Px/Rx de encefalopatia de Wernicke em abstinência de álcool.

PAMIDRONATO (DISSÓDICO)

Bisfosfonato: ↓ reabsorção óssea osteoclástica.

Uso: ↑Ca^{2+} (esp metastático: também ↓ dor)[1], doença de Paget[2], mieloma.

CI: G/L.

Precaução: Hx de cirurgia tireóidea, doença cardíaca, H/R/C.

SE: **sintomas semelhantes a gripe** (inc febre, pirexia transitória), **desarranjo GI** (inc hemorragia), **tonteira/sonolência** (comum pós-dose*). ↑ (ou ↓) BP, convulsões, dor musculoesquelética, osteonecrose da mandíbula (esp em pacientes de câncer; considerar exame dentário ou Rx preventivo – conselho do MHRA), Δ dos eletrólitos (↓PO_4, ↓ ou ↑K^+, ↑Na^+, ↓Mg^{2+}), RF. distúrbios sanguíneos.

Monitorar: eletrólitos (inc U&E antes de cada dose), Ca^{2+}, PO_4^-, antes de começar bisfosfonato considerar checagem dentária como risco de osteonecrose da mandíbula.

Advertência: não dirigir/operar máquina imediatamente após Rx*.

Dose: 15–90 mg ivi de acordo com a indicação (± níveis Ca^{2+})[1]. **NB: se RF velocidade máx. de ivi 20 mg/h (a menos que para ↑Ca^{2+} ameaçando a vida)**. *Nunca dar regularmente durante períodos sustentados.*

PAMIDRONATO DISSÓDICO ver Pamidronato.

PANCURÔNIO

Bloqueador neuromuscular; como vecurônio mas ↑ duração de ação (60–120 min).

Uso: bloqueamento neuromuscular para cirurgia[1] ou durante tratamento intensivo[2].

CI: anestesista não confiante na manutenção da via aérea.

Precaução: hipersensibilidade a outros bloqueadores neuromusculares (reatividade cruzada alérgica), doença neuromuscular (MG/síndrome de Eaton-Lambert, pólio antiga), ↑BP, Δ hídrico/eletrolítico (resposta imprevisível). **H** (início mais lento, ↑ necessidade posológica, ↑ tempo de recuperação)/**R** (↑ duração do bloqueio).

SE: ↑HR, ↑BP, miopatia.

Advertência: não dirigir por 24 h após recuperação completa. Injeção dolorosa.

Monitorar: função cardíaca, respiratória e motora.

Interações: fx ↑ por aminoglicosídeos, clindamicina e polimixinas. Só administrar após recuperação completa de bloqueamento por suxametônio. Corticosteroides podem ↑ risco de miopatia. Antidepressivos tricíclicos podem ⇒ arritmia.

Dose: inicialmente 100 microgramas/kg, a seguir 20 microgramas/kg iv conforme necessário[1]; inicialmente 100 microgramas/kg (opcional) a seguir 60 microgramas/kg iv cada 60–90 min[2]. **NB:** *se obeso (peso 30% acima do peso corporal ideal [IBW: ver p. 282]) usar IBW para cálculo da dose.*

☠ Uso por especialista apenas; respiração necessita de assistência/controle até droga inativada ou antagonizada e anestésico/sedativo para prevenir percepção ☠.

PANTOPRAZOL

PPI; como omeprazol, mas ↓ interações e pode ⇒ ↑TGs.

Dose: 20–80 mg de manhã vo (↓ para 20 mg manutenção se sintomas permitirem). Se impossível tomar vo (p. ex., perioperatoriamente, ↓GCS, na ITU), pode-se dar 40 mg iv ao longo ≥ 2 min (ou como ivi) 1 v/d. ↑ doses se síndrome ZE[SPC/BNF]. **NB:** ↓ **dose se RF e LF**.

PARACETAMOL

Antipirético e analgésico brando. Diferentemente de NSAIDs, *não tem fx anti-inflamatório*.

Uso: dor branda (ou moderada/grave em combinação com outro Rx), pirexia.

Precaução: dependência de álcool, **H** (CI se doença hepática grave), **R**.

SE: *todos raros:* erupção, discrasia sanguínea, insuficiência hepática (raramente renal) – esp se excesso Rx/OD (para Mx, ver p. 265).

Interações: pode **W +** se uso prolongado regular.

Dose: 0,5–1 mg vo/vr; 1 g (ou 15 mg/kg se < 50 kg) iv. Todas as doses cada 4–6 h, máx. 4 g/dia. Máx. 3 g/dia iv (▼) em LF, desidratação, alcoolismo crônico ou desnutrição crônica. Intervalo mínimo de administração iv em RF: cada 6 h. (Em crianças, ver Calpol.)

PAROXETINA/AROPAX

Antidepressivo SSRI; como fluoxetina, mas $\downarrow t_{1/2}$*.

Uso: depressão[1], outros distúrbios Ψ (transtorno de ansiedade social/generalizado[1], PTSD[1], transtorno de pânico[2], OCD[3]).

CI/Precaução/SE/Interações: como fluoxetina, mas $\downarrow$ frequência de agitação/insônia, embora $\uparrow$ frequência de **fx antimuscarínicos** (ver p. 262), **fx extrapiramidais** (ver p. 264) e **fx de abstinência*** (ver p. 263). Evitar se < 18 anos de idade uma vez que pode $\uparrow$ risco de suicídio e hostilidade[SPC]. Também não $\uparrow$ níveis de carbamazepina (mas seus níveis são $\downarrow$ pela carbamazepina) porém $\uparrow$ níveis de galantamina. Risco de toxicidade no CNS se dado com tramadol. Evitar se paciente entrar em fase maníaca. **G**.

Dose: inicialmente 20 mg[1,3] (10 mg[2]) manhã, $\uparrow$ se necessário até máx. 50 mg[1] ou 60 mg[2,3].

NB: $\downarrow$ dose se RF, LF ou idoso.

> Parar lentamente durante pelo menos algumas semanas, uma vez que o curto $t_{1/2} \Rightarrow \uparrow$ risco de síndrome de abstinência.

PARVOLEX ver Acetilcisteína; antídoto para envenenamento por paracetamol.

PENICILAMINA

Quelante de cobre/chumbo $\Rightarrow \uparrow$ eliminação (também atua como DMARD): início lento de ação (6–12 semanas).

Uso: doença de Wilson*, envenenamento por cobre/chumbo, raramente para artrite reumatoide (também hepatite autoimune, cistinúria).

CI: SLE, **R** (a não ser que branda, quando apenas precaução).

Precaução: alergia à penicilina (pode também ser alérgico à penicilamina), tomando outras drogas nefrotóxicas, G.

SE: RF (esp nefrite imune $\Rightarrow$ proteinúria*: parar droga se grave), **discrasias sanguíneas** ($\downarrow$**Pt**, $\downarrow$N$\varnothing$, agranulocitose, $\downarrow$Hb aplástica), **erupções** (inc SJS, pênfigo), Δ **paladar**, **transtorno GI** (esp náusea, mas $\downarrow$ se tomada com alimento). Pode $\uparrow$ sintomas neurológicos em Wilson. Raramente hepatotoxicidade, pancreatite, fenômenos autoimunes: poli/dermatomiosite, síndrome de Goodpasture, síndromes semelhantes a lúpus/miastenia.

Advertência: relatar imediatamente dor de garganta, febre, infecção, enfermidade inespecífica, sangramento/equimose inesperados, púrpura, úlcera na boca ou erupção.

Monitorar: FBC, U&Es, teste com bastão de imersão ± colheita de 24 h*.

Interações: $\uparrow$ risco de agranulocitose com clozapina. Absorção $\downarrow$ por antiácidos e $FeSO_4$. Pode $\downarrow$ níveis de digoxina.

Dose: 125–2.000 mg por dia$^{SPC/BNF}$ dependendo da indicação.

NB: considerar $\downarrow$ dose se RF ou idoso.

> Pode $\Rightarrow$ $\downarrow$ piridoxina que frequentemente necessita suplementação. Considerar parar se febre, linfadenopatia, $\downarrow$Pt/N$\varnothing$, proteinúria ou sintomas neuro piorando. Sensibilidade ocorre em 10%; pode recomeçar com prednisolona – obter orientação sênior.

PENICILINA G ver Benzilpenicilina.

PENICILINA V ver Fenoximetilpenicilina.

PENTASA ver Mesalazina; aminossalicilato para UC, com $\downarrow$SEs.

PEPTAC Suspensão oral de alginato formadora de sobrenadante para refluxo ácido.
Dose: 1–2 cápsulas 3 v/d, antes de refeições e com água.

PERINDOPRIL/COVERSYL
Agente ACE-i ver Captopril.

Uso: HNT (*para aconselhamento sobre Mx gradativo de HNT ver p. 226*), HF, Px de IHD.

CI/Precaução/SE/Monitorar/Interações: como Captopril, mais pode $\Rightarrow$ Δ humor/sono.

Dose: 2–8 mg 1 v/d^(SPC/BNF), começando a 2–4 mg 1 v/d. **NB: considerar ↓ dose se RF, idoso, tomando diurético, descompensação cardíaca ou depleção de volume.**

PETIDINA

Opioide; menos potente que morfina mas ação mais rápida ⇒ ↑ euforia + ↑ abuso/potencial de dependência ∴ não para uso crônico p. ex., em cuidado paliativo.

Uso: dor moderada/grave, analgesia obstétrica e periop.

CI: depressão respiratória aguda, risco de íleo, ↑ICP/traumatismo craniana/coma, fhaeo.

Precaução: qualquer outra condição na qual morfina CI/precaução.

SE: como morfina, mas ↓ constipação; metabólitos tóxicos podem-se acumular.

Interações: como morfina mas ☠ ↑ risco de hiperpirexia/toxicidade no CNS com **MAOIs** ☠. Ritonavir ⇒ ↓ níveis e ↑ metabólitos tóxicos. Pode ↑ fx serotonérgicos da duloxetina. Nenhuma interação conhecida com gabapentina ou baclofeno.

Dose: 25–100 mg até cada 4 h im/sc (pode-se dar cada 2 h pós-op ou cada 1–3 h em trabalho de parto com máx. 400 mg/24 h); 25–50 mg até cada 4 h iv lenta. Raramente usada vo: 50–150 mg até cada 4 g. **NB: ↓ dose se LF, RF ou idoso.**

PHYLLOCONTIN CONTINUS ver Aminofilina (MR).

Dose: inicialmente 1 comprimido (225 mg) 2 v/d vo, a seguir ↑ para 2 comprimidos 2 v/d após 1 semana de acordo com níveis séricos. (Comprimidos Forte de 350 mg usados se fumante/outra causa de ↓$t_{1/2}$, p. ex., interações com outras drogas; ver Teofilina.) **NB: ↓ dose se LF.**

PICOLAX ver Preparações intestinais.

Dose: 1 sachê às 8 h e às 15 h do dia anterior à cirurgia ou Ix GI.

PIOGLITAZONA/ACTOS

Hipoglicemiante oral do grupo tiazolidinodiona (glitazona)/↓ resistência periférica à insulina (e em menor extensão, gliconeogênegese hepática).

Uso: DM tipo 2 em combinação com uma sulfonilureia (se metformina não tolerada) *ou* metformina (se risco de ↓ glicose com sulfonilureia inaceitável) *ou* sulfonilureia + metformina (se obeso, síndrome metabólica ou insulina humana inaceitável em decorrência de estilo de vida/questões pessoais)^NICE.

CI: ACS (inc Hx de), câncer de bexiga prévio ou ativo, **C** (inc Hx de), **H/G/L**.

Precaução: doença cardiovascular no peroperatório. Omitir pioglitazona peroperatoriamente quando necessária insulina. **R**.

SE: edema (esp se HTN/CCF), ↓**Hb**, ↑**P**, desarranjo GI (esp diarreia), cefaleia, hipoglicemia (se também tomando sulfonilureias), ↑ risco de fraturas distais, raramente **hepatotoxicidade**.

Monitorar: LFTs. ☠ *Descontinuar se houver desenvolvimento de icterícia* ☠ e com sinais de HF.

Interações: níveis ↓ por rifampicina e ↑ por genfibrozila.

Dose: inicialmente 15–30 mg 1 v/d (máx. 45 mg 1 v/d).

PIPERACILINA

Ureidopenicilina: antipseudômonas.

Uso: só disponível com tazobactam* (inibidor de β-lactamase) como Tazocin, reservado para infecções graves.

CI/Precaução/SE/Interações: ver Benzilpenicilina.

Dose: ver Tazocin*.

PIRAZINAMIDA

Antibiótico: "bactericida" apenas contra micobactérias intracelulares e se dividindo (p. ex., TB). Boa penetração no CSF*.

Uso: Rx de tuberculose (para fase inicial, ver p. 254), meningite tuberculosa*.

CI: porfiria aguda, **H** (se grave, de outro modo precaução).

Precaução: DM, gota (evitar em ataque agudo), **G**.

SE: hepatotoxicidade**, ↑ **urato**, desarranjo GI (inc N&V), disúria, nefrite intersticial, **artr**/mialgia, ↓Hb sideroblástica, ↓Pt, erupção cutânea (e fotossensibilidade).

Monitorar: LFTs**.

Advertência: aos pacientes e cuidadores para parar a droga e procurar atenção médica urgente se sinais de LF (explicar sintomas).

Dose: até 2 g diariamente geralmente dadas como parte de produto de combinação (comprimidos de 500 mg apenas de pirazinamida disponíveis, mas não licenciados) – dose exata varia de acordo com o P e se o paciente é "supervisionado" ou não^SPC/BNF.

PIRIDOSTIGMINA

Anticolinesterásico: inibe colinesterase na junção neuromuscular $\Rightarrow \uparrow$ACh $\Rightarrow \uparrow$ transmissão neuromuscular.

Uso: miastenia grave.
CI: obstrução GI/urinária.
Precaução: asma, MI recente, $\downarrow$HR/BP, arritmias, vagotonia, $\uparrow$T, PU, epilepsia, parkinsonismo, R/G/L/E.
SE: fx colinérgicos (ver p. 262) – esp se excs Rx/OD, quando $\downarrow$BP, broncoconstrição e fraqueza (causando confusão) também podem ocorrer (= crise colinérgica*); $\uparrow$ **secreções** (suor/saliva/lágrimas) e miose são bons indícios** de excs ACh.
Interações: fx $\downarrow$ por **aminoglicosídeos** (p. ex., gentamicina), **polimixinas**, clindamicina, lítio, quinidina, cloroquina, propranolol e procainamida. $\uparrow$fx de suxametônio.
Dose: 30–120 mg ou até 4 v/d (pode-se $\uparrow$ até total máx. 1,2 g/24 h; se possível dar < 450 mg/24 h para evitar regulação dos receptores para baixo).
NB: $\downarrow$ dose se RF.

> ☠ Fraqueza $\uparrow$ pode ser decorrente de *crise colinérgica** bem como a uma exacerbação de MG; se não tiver certeza sobre qual é responsável**, obter ajuda sênior (esp se $\downarrow$ função respiratória) antes de dar Rx, uma vez que a escolha errada pode ser fatal! ☠

PIRITON ver Clorfeniramina; anti-histamínico para alergias.

PLAVIX ver Clopidogrel; agente anti-Pt para Px de IHD (e CVA).

POTÁSSIO COMPRIMIDOS ver **Kay-cee-L** (xarope 1 mmol/mL), **Sando-K** (comprimido efervescente 12 mmol/compr.) e **Slow-K** (comprimido não efervescente 8 mmol/compr., reservado para quando preparações xarope/efervescente são inapropriadas; evitar se $\downarrow$ deglutição).

PRAMIPEXOL/MIRAPEXIN

Agonista da dopamina (não derivado do ergot); uso em Parkinson inicial $\Rightarrow$ $\downarrow$ complicações motoras (p. ex., discinesias), porém $\downarrow$ se $\downarrow$ desempenho motor cf L-dopa.

Uso: doença de Parkinson[1], síndrome das pernas inquietas (RLS)[2] moderada-grave.
CI: L
Precaução: transtornos psicóticos, doença cardiovascular grave R/C/G.

SE: intolerância GI, sonolência (inc sono de início súbito), ↓BP (inc postural, esp inicialmente), transtornos Ψ (esp psicose e distúrbios de controle de impulso, p. ex., jogo e ↑ sexualidade), amnésia, cefaleia, edema.
Advertência: sonolência e ↓BP podem prejudicar tarefas especializadas (inc dirigir). Evitar retirada abrupta.
Monitorar: exame oftalmológico se ocorrerem Δ visuais.
Dose: inicialmente 88 microgramas 3 v/d[1] (ou 88 microgramas à noite para RLS[2]) ↑ se tolerado/necessário até máx. 1,1 mg 3 v/d[1] (ou 540 microgramas à noite[2]). **NB: doses dadas de BASE (não SALT) e ↓ dose se RF.**

PRAVASTATINA/LIPOSTAT
Inibidor de HMG-CoA redutase: "estatina"; ↓ colesterol/LDL (e TG).
Uso/CI/Precaução/SE/Monitorar: ver Sinvastatina.
Interações: ↑ risco de miosite (± ↑ níveis) com ☙ fibratos ☙, ácido nicotínico, daptomicina, ciclosporina e eri/claritromicina.
Dose: 10–40 mg à noite. NB: ↓ dose se RF (10 mg se RF moderada a grave).

PREDNISOLONA
Glicocorticoide (com pequena atividade mineralocorticoide).
Uso: anti-inflamatório (p. ex., artrite reumatoide, IBD, asma, eczema), imunossupressão (p. ex., Px de rejeição de transplante, leucemias agudas), reposição de glicocorticoide (p. ex., doença de Addison, hipopituitarismo).
CI: infecções sistêmicas (sem cobertura antibiótica).
Precaução/EC/Interações: ver p. 210.
Advertência: portar cartão de esteroide (e evitar contato estreito com pessoas que têm varicela/herpes-zóster se paciente nunca teve varicela).
Dose: geralmente 2,5–15 mg 1 v/d vo para manutenção. Em fases aguda/inicial, 20–60 mg 1 v/d frequentemente necessária (depende da causa e muitas vezes preferência do médico), p. ex., asma aguda (40–50 mg 1 v/d, COPD agudizada (30 mg 1 v/d), arterite temporal (40–60 mg por dia). Tomar com alimento (recomendada dieta ↓Na+, ↑ K+ se sob Rx a longo prazo). Para outras causas, consultar[SPC/BNF], farmácia ou especialista local relevante para a doença. Também disponível como 1 ou 2 vezes por semana injeção im.

> ☙ Avisar o paciente para não parar comprimidos subitamente (*pode ⇒ crise addisoniana*). Necessidades podem ↑ se doença/cirurgia intercorrente. Considerar suplementos de Ca/vit D/bisfosfonato para ↓ risco de osteoporose, e PPI para ↓ risco de úlcera GI ☙.

PREGABALINA/LYRICA

Antiepiléptico; análogo do GABA.

Uso: epilepsia (convulsões parciais com ou sem generalização 2°), dor neuropática, distúrbio de ansiedade generalizada.

CI: L.

Precaução: evitar retirada abrupta, C (se grave) R/G/I.

SE: perturbação neuro-Ψ; esp **sonolência/tonteira** (⇒ quedas em idosos), confusão, Δ visual (esp visão turva), humor ↑ ou ↓ (e *possivelmente* ideação/comportamento suicida[†]), ↓ libido, disfunção sexual e vertigem. Também transtorno GI, ↑ apetite/P, edema e boca seca. Raramente HF (esp se idoso e/ou doença CVS).

Advertência: procurar aconselhamento médico se ↑ tendência suicida ou ↓ humor[†]. Não descontinuar abruptamente uma vez que pode ⇒ fx de abstinência* (insônia, cefaleia, N&D, sintomas semelhantes a gripe, dor, sudorese, tonteira, dor).

Dose: 50–600 mg/dia vo em 2–3 doses divididas[SPC/BNF]. **NB: parar ao longo de ≥ 1 semana* e ↓ dose se RF.**

PREPARAÇÕES INTESTINAIS

Soluções de limpeza intestinal como preparo de cirurgia/Ix GI.

CI: obstrução/ulceração/perfuração GI, íleo, retenção gástrica, megacólon tóxico/colite, **C**.

Precaução: UC, DM, cardiopatia, esofagite de refluxo, ↑ risco de regurgitação/aspiração (p. ex., ↓ deglutição/reflexo de ânsia/GCS), R/G.

SE: náusea, **distensão**, dores abdominais, vômito.

Dose: ver Citramag, Fleet (Phospho-Soda), Klean-Prep, Picolax.

PROCICLIDINA

Antimuscarínico; ↓ proporção colinérgica para dopaminérgica em síndromes extrapiramidais ⇒ ↓ tremor/rigidez. Sem fx sobre bradicinesia (ou discinesia tardia; pode mesmo piorar).

Uso: sintomas extrapiramidais (p. ex., parkinsonismo), esp se induzido por droga[1] (p. ex., antipsicóticos; ver p. 264).

CI: retenção urinária (se não tratada), glaucoma de ângulo fechado*, obstrução GI, MG.

Precaução: doença cardiovascular, ↑ próstata, discinesia tardia, H/R/C/G/L/I.

SE: fx antimuscarínicos (ver p. 262), perturbações Ψ, euforia (pode ser droga de abuso), glaucoma*.
Advertência: pode ↓ capacidade de dirigir/tarefas delicadas.
Dose: 2,5 mg 3 v/d SOS[1] (↑ se necessário até máx. de 10 mg 3 v/d); 5–10 mg im/iv se distonia aguda ou crise oculógira.

NB: não parar subitamente: pode ⇒ rebote de fx muscarínicos.

PROCLORPERAZINA/STEMETIL

Antiemético: antagonista da DA (fenotiazina ∴ também antipsicótico, mas agora raramente usada para isto).
Uso: N&V (inc distúrbios labirínticos).
CI/Precaução/SE/Monitor/Advertência/Interações: como clopromazina, mas CI são relativas e ⇒ ↓ sedação. NB: pode ⇒ **fx extrapiramidais** (esp se idoso/debilitado) inc agitação (acatisia); ver p. 264.
Dose: *vo:* agudamente 20 mg, a seguir 10 mg 2 h mais tarde (5–10 mg 2 v/d–3 v/d para Px e distúrbios labirínticos). **im:** 12,5 mg, a seguir doses vo 6 h mais tarde; *vr:* 25 mg, a seguir doses vo 6 h mais tarde (5 mg 3 v/d vr para enxaqueca). Disponível em comprimidos de 3 mg de dissolução rápida para serem postos embaixo do lábio (Buccastem); dar 1–2 v/d. **NB: ↓ dose se RF**.

PROMETAZINA

Anti-histamínico, sedativo.
Uso: insônia[1]. Também usado iv/im para anafilaxia e vo para alívio de sintomas em alergias crônicas.
CI: depressão CNS/coma, MAOI dentro de 14 dias.
Precaução: retenção urinária, ↑ próstata, glaucoma, epilepsia, IHD, asma, porfiria, obstrução piloroduodenal, R (↓ dose), H (evitar se grave)/G/L/I.
SE: fx antimuscarínicos (ver p. 262), **sedação rebote**, cefaleia.
Advertência: pode ↓ capacidade de dirigir/tarefas delicadas.
Interações: ↑fx de anticolinérgicos, TCAs e sedativos/hipnóticos.
Dose: 25 mg à noite[1] (pode-se ↑ dose para 50 mg).

PROPILTIOURACIL

Antireoidiano. Tionamida (inibidor de peroxidase): ↓I⁻ ⇒ I$_2$ e ∴ ↓ produção T$_{3/4}$, como faz o carbimazol, mas também ↓ conversão periférica de T$_4$ em T$_3$. Possível fx imunossupressor.
Uso: ↑T$_4$ (2ª linha no UK.; se carbimazol não tolerado).

DROGAS COMUNS/ÚTEIS

Precaução: H/R, G/L (pode causar bócio fetal/neonatal/↓T_4 ∴ usar mín. dose e monitorar estreitamente desenvolvimento neonatal; esquema "bloquear e repor" ∴ não adequado uma vez que altas doses são usadas para isto).
SE: discrasias sanguíneas (esp ☠ **agranulocitose** ☠ parar a droga se ocorrer), **reações cutâneas** (esp urticária, raramente vasculite cutânea/lúpus), febre. Raramente **hepatotoxicidade**, nefrite.
Advertência: ao paciente para relatar sintomas de infecção (esp dor de garganta) ou doença hepática (p. ex., anorexia, N&V, icterícia, prurido) e sinais de LF (explicar os sintomas).
Monitorar: FBC, LFTs, coagulação.
Dose: 200–400 mg vo em doses divididas até eutireóideo, então ↓ para dose de manutenção de 50–150 mg 1 v/d. **NB**: **↓ dose se LF, RF**.

PROPIONATO DE CLOBETASOL 0,05% CREME OU POMADA/DERMOVATE

Corticosteroide tópico muito potente.
Uso: Rx a curto prazo de condições cutâneas inflamatórias graves (esp lúpus discoide, *lichen simplex* e psoríase palmoplantar).
CI: infecção não tratada incluindo H. zóster, rosácea, acne.
SE: atrofia da pele, piora de infecções, acne (↑SEs cf esteroides tópicos menos potentes).
Dose: aplicar camada fina 1 v/d/2 v/d, geralmente sob supervisão de especialista.

PROPOFOL

Anestésico (iv).
Uso: indução ou manutenção de anestesia. Também para sedação durante terapia intensiva (se > 16 anos de idade*) ou procedimentos diagnósticos.
CI: sedação para intubação traqueal, sedação na ICU em crianças < 16*, alergia a amendoim ou soja.
Precaução: hipovolemia, ↓BP, doença cardiovascular, comprometimento respiratório, epilepsia, ↑ICP, **H/R/G/L** (durante 24 h)/**I**.
SE: dor local, cefaleia, N&V na recuperação, anafilaxia, movimentos musculares incomuns, convulsões (inc início retardado), ↓HR (ocasionalmente profundo – tratar com antimuscarínico IV), ↓BP, ruborização, apneia transitória, hiperventilação, tosse, soluço durante indução, ☠ **síndrome de infusão de propofol*** se < 16 anos de idade em sedação em tratamento intensivo – potencialmente fatal, acidose metabólica, HF, rabdomiólise, hiperlipidemia, hepatomegalia ☠, ☠ **arritmia** (↑/↓HR, assistolia) ☠.

Advertência: injeção dolorosa (pode ↓ dando em veia grande ou com lidocaína iv); não dirigir/operar máquina durante ≥ 12 h (ou mais dependendo da idade e da condição do paciente); evitar álcool antes e durante pelo menos 8 h depois.

Monitorar: função cardíaca/respiratória. Possuir prontamente disponível equipamento de ressuscitação.

Interações: outros depressores do CNS ↑ sedação e depressão cardiorrespiratória. Suxametônio (↑ risco de depressão miocárdica e ↓HR), ↑fx hipotensores com bloqueadores dos neurônios adrenérgicos, α-bloqueadores, antipsicóticos, verapamil.

Dose: dependente da idade, peso e concentração da droga[BNF/SPC]; titulada ao efeito, exceto quando usando "indução em sequência rápida".

> ☠ Só deve ser administrado por, ou sob supervisão direta de, pessoal experiente no seu uso, com treinamento adequado em anestesia e manejo da via aérea, e quando for disponível equipamento de ressuscitação. Pode ⇒ apneia e ↓BP dentro de um tempo de circulação braço-cérebro. ☠

PROPRANOLOL

β-Bloqueador não seletivo: $β_1$ ⇒ ↓HR e ↓ contratilidade, $β_2$ ⇒ vasodilatação (e broncoconstrição e liberação de glicose do fígado). Também bloqueia efx das catecolaminas, ↓ produção de renina, retarda condução SAN/AVN.

Uso: HTN[1] (*para orientação sobre Mx escalar de HTN[4] ver p. 226*), IHD (Rx de angina[2], Px MI[3]), hipertensão portal (Px de sangramento varicoso; NB: *pode piorar função do fígado*), tremor essencial[5], Px de enxaqueca[6], ansiedade[7], ↑T (alívio sintomático[8], tempestade tireóidea[9]), arritmias[8] (inc graves[9]).

CI: asma/Hx de broncospasmo, **doença arterial periférica** (se grave), angina de Prinzmetal, grave ↓HR ou ↓BP, SSS, HB 2°/3° grau, choque cardiogênico, acidose metabólica, phaeo (a menos que usado especificamente com α-bloqueadores, **C** (se não controlada).

Precaução: COPD, HB 1° grau, DM*, MG Hx de hipersensibilidade (pode ↑ a *todos* os alergênicos), **H/R/G/L**.

SE: ↓HR, ↓BP, HF, **vasoconstrição periférica** (⇒ extremidades frias, piora de claudicação/doença de Raynaud), **fadiga**, **depressão**, **perturbação do sono** (inc pesadelos), hiperglicemia (e ↓ **resposta simpática à hipoglicemia***), transtorno GI. Raramente, distúrbios da condução/hematológicos.

Interações: ☠ **verapamil e diltiazem** ⇒ **risco de HB e ↓HR** ☠. Risco de ↓BP e HF com nifedipina. Risco de ↓BP com α-bloqueadores. ↑ risco de toxicidade de bupiva/lidocaína. ↑ risco de bloqueio AV, depressão miocárdica e ↓ HR com amiodarona, flecainida. Níveis de ambas as drogas podem ↑ clorpromazina. Risco de ↑BP com moxissilito. Risco de ↑BP (e ↓HR) com dobutamina, adrenalina e noradrenalina. Risco de ↑BP de abstinência com clonidina (parar β-bloqueador antes de ir lentamente ↓ clonidina).

Dose: 80–160 mg 2 v/d vo[1]; 40–120 mg 2 v/d vo[2]; 40 mg 4 v/d por 2–3 dias, a seguir 80 mg 2 v/d vo[3] (começar 5–21 dias pós-MI); 40 mg 2 v/d vo[4] (↑ dose se necessário); 40 mg 2 v/d–3 v/d vo[5,6]; 40 mg 1 v/d vo[7] (↑ dose para 3 v/d se necessário); 10–40 mg 3 v/d–4 v/d[8]; 1 mg iv ao longo de 1 min[9] repetindo cada 2 min se necessário, até máx. total 10 mg (ou 5 mg em anestesia).

NB: ↓ dose vo em LF e ↓ dose inicial em RF. Descontinuar lentamente (esp em angina); caso contrário, pode ⇒ ↑ de rebote dos sintomas.

PROSCAR ver Finasterida; antiandrogênio para BPH (e calvície).

PROTAMINA (SULFATO)

Proteína (básica) que se liga à heparina (ácida).

Uso: reversão de heparina (ou LMWH) após excesso de Rx/OD ou após anticoagulação temporária para circuitos extracorpóreos (p. ex., *bypass* cardiopulmonar, hemodiálise).

Precaução: ↑ risco de reação de hipersensibilidade se: (1) vasectomia, (2) homem infértil, (3) alergia a peixe.

SE: ↓BP, ↓HR, N&V, ruborização, dispneia. Raramente edema pulmonar, hipertensão, **reações de hipersensibilidade**.

Dose: 1 mg para 80–100 unidades de heparina a serem revertidas (máx. 50 mg) iv/ivi à velocidade ≤ 5 mg/min; esquema exato depende de se revertendo heparina ou LMWH ou se dada iv ou sc[BNF/SPC]. NB: $t_{1/2}$ da heparina iv é curto/↓ doses de protamina se dando para reverter heparina iv > 15 min após última dose – ver SPC.

Dose total máx. 50 mg: ☠ *altas doses podem ⇒ fx anticoagulante!* ☠

PROXIMETACAÍNA

Anestésico tópico (dura 20 min).
Uso: exame do olho (se olho doloroso ou checando IOP).
SE: descamação epitelial corneana.
Dose: 1 gota SOS (não para tratamento prolongado).

PROZAC ver Fluoxetina; antidepressivo SSRI.

PULMICORT ver Budesonida; esteroide inal para asma. 50, 100, 200 ou 400 microgramas/inalação. ▼ Aerossol (não outras preparações).

QUETAMINA/KETALAR

Anestésico IV (mas também pode ser dado im). Antagonista do receptor NMDA e inibidor de óxido nítrico sintase.

Uso: indução e manutenção de anestesia (principalmente uso pediátrico; esp se necessária administração repetida).

CI: manejo da via aérea (intubação), HTN, pré-eclâmpsia/eclâmpsia, doença grave coronariana ou miocárdica, CVA, ↑ICP, traumatismo cranioencefálico, porfiria aguda.

Precaução: hipovolemia/desidratação, doença cardiovascular, pacientes nos quais ↑BP constituiria um risco sério, infecção do trato respiratório (⇒ laringospasmo), ↑IOP, traumatismo craniano/lesões de massa intracranianas, ↑ pressão CSF, ↑ risco de convulsão, transtornos Ψ (esp psicose), disfunção tireóidea, excs EtOH (agudo ou crônico). **H/C/G** (pode ↓ respiração neonatal se usada durante parto) **/L** (evitar durante ≥ 12 h após última dose); **I** (↓ dose e velocidade de administração).

SE: pesadelos, psicose (pode ↓ com benzodiazepinas), N&V, ↑RR, ↑HR/BP, diplopia, nistagmo, erupção cutânea, hipertonia, movimentos musculares incomuns. Pode ⇒ delírio durante período de recuperação.

Advertência: não dirigir ou usar maquinaria perigosa durante 24 h.

Monitorar: função cardíaca, respiratória e motora (recuperação é relativamente lenta).

Interações: memantina (⇒ toxicidade CNS). ↑fx de atracúrio e tubocurarina (depressão respiratória e apneia). Teofilina ⇒ convulsões. ↓BP com bloqueadores neuronais adrenérgicos, α-bloqueadores, antipsicóticos, verapamil (também ⇒ retardo AV). Hormônios tireóideos (⇒ HTN e ↑HR).

Dose: titular ao efeito, exceto durante "indução em sequência rápida".
IM: para procedimentos curtos; inicialmente 6,5–13 mg/kg ajustando à resposta (10 mg/kg geralmente ⇒ 12–25 min anestesia). Para manobras diagnósticas/procedimentos não envolvendo dor intensa, inicialmente 4 mg/kg.
IV: (ao longo ≥ 60 s): procedimentos curtos, inicialmente 1–4,5 mg/kg (2 mg/kg geralmente ⇒ 5–10 min anestesia). **IVI** (solução 1 mg/mL): Para

procedimentos mais longos; dose total de indução de 0,5–2 mg/kg, a seguir manutenção 10–45 microgramas/kg/min ajustando à resposta.

> ☠ Deve somente ser administrada por, ou sob supervisão direta de, pessoal experiente no seu uso, com treinamento adequado em anestesia e manejo da via aérea, e quanto for disponível equipamento de ressuscitação. Pode ⇒ apneia e ↓ BP dentro de um tempo de circulação braço-cérebro. ☠

QUETIAPINA/SEROQUEL
Antipsicótico atípico (2ª geração).
Uso: esquizofrenia[1], mania[2], depressão em doença bipolar[3]. Uso não estabelecido para psicose/distúrbios comportamentais (esp em demências, mas uso de antipsicóticos em demência geralmente não é recomendado).
CI: L.
Precaução: doença cardiovascular, Hx de epilepsia, drogas que ↑QTc, H/ R/I/G.
SE/Interações/Advertência/Monitorar: como olanzapina, mas doses terapêuticas são inicialmente sedativas e ↓BP exigindo ∴ começar com ↓ dose*. Também níveis ↑ por eri/claritromicina.
Dose: *necessita de "titulação"* (ver SPC/BNF): inicialmente 25 mg 2 v/d ↑ diariamente até máx. 750 mg/dia[1]; inicialmente 50 mg 2 v/d ↑ diariamente até máx. de 800 mg/dia[2]; inicialmente 50 mg 1 v/d ↑ diariamente até máx. 600 mg/dia[3]. Se RF, LF ou idoso começar com 25 mg 1 v/d ↑ menos frequentemente. Disponível em forma MR (▼ Seroquel XL); inicialmente 300 mg 1 v/d, a seguir 600 mg 1 v/d no dia seguinte[2], a seguir ajustar à resposta (se dado para depressão[3] ou se RF, LF ou idoso começar a 50 mg 1 v/d, a seguir ↑ cautelosamente[SPC/BNF]).

QUININA
Antimalárico: mata esquizontes no sangue.
Uso: Rx de malária[1] (esp falciparum), cãibras noturnas nas pernas[2].
CI: neurite óptica, zumbido, hemoglobinúria, MG.
Precaução: doença cardíaca (inc dfx de condução, AF, BH), deficiência G6PD, C/G/I.
SE: Δ **visuais** (inc cegueira temporária, esp em OD [overdose]), **zumbido** (e vertigem/surdez), **intolerância GI, cefaleia, erupção/rubor, hipersensibilidade**, confusão, hipoglicemia*. Raramente discrasias sanguíneas, AKI, fx cardiovasculares (pode ⇒ ↓ grave BP em OD).

Monitorar: glicemia*, ECG (se idoso) e eletrólitos (se dada iv).

Interações: níveis ↑ de flecainida e digoxina. ↑ risco de arritmias com pimozida, moxifloxacina e amiodarona. ↑ risco de convulsões com mefloquina. Evitar artemether/lumefantrina.

Dose: 200–300 mg à noite vo como *sulfato* de quinina[2]. *Para Rx de malária, ver p. 254* (**NB:** ↓ **dose de manutenção iv se RF**).

RABEPRAZOL/PARIET
PPI; como omeprazol, mas ↓ interações[BNF/SPC].

Dose: 20 mg 1 v/d (↓ para 10 mg 1 v/d para manutenção). Máx. 120 mg/dia (dependendo da indicação).

RAMIPRIL/TRITACE
Agente ACE-i; ver Captopril.

Uso: HTN[1] (*para conselho sobre Mx escalar de HTN ver p. 226*), HF[2], Px pós-MI[3]. Também Px de doença cardiovascular (se idade > 55 anos e em risco)[4].

CI/Precaução/SE/Monitorar/Interações: como captopril.

Dose: inicialmente 1,25 mg 1 v/d (↑ lentamente até máx. 10 mg por dia)[1,2]; inicialmente 2,5 mg 2 v/d, a seguir ↑ para 5 mg 2 v/d após 2 dias[3] (começar 3–10 dias pós-MI) a seguir manutenção 2,5–5 mg 2 v/d; inicialmente 2,5 mg 1 v/d (↑ até 10 mg)[4].

NB: ↓ dose se RF.

RANELATO DE ESTRÔNCIO/PROTELOS
↑ formação de osso e ↓ diminui reabsorção de osso.

Uso: osteoporose pós-menopáusica[NICE] se bisfosfonatos CI/não tolerados e idade > 75 com fratura precedente.

CI: VTE (inc Hx de), imobilização temporária ou prolongada, fenilcetonúria (contém aspartame), **G/L**.

Precaução: ↑ risco de VTE, Δ medidas de Ca^{2+} urinário e plasmático. **R** (evitar se grave).

SE: reações alérgicas graves*, transtorno GI.

Advertência: para relatar qualquer erupção cutânea* e imediatamente parar a droga.

Interações: absorção ↓ pela ingestão concomitante de Ca^{2+} (p. ex., leite) e $Mg^{2=}$. ↓ absorção de quinolonas e tetraciclina.

Dose: 2 g (1 sachê em água) vo 1 v/d ao deitar[SPC/BNF]. *Evitar alimento/leite 2 h antes e depois de tomar.*

> ☠ **Erupção* pode ser síndrome DRESS** inicial: Erupção de Droga, Eosinofilia e Sintomas Sistêmicos (p. ex., febre); linfadenopatia e ↑ WCC também vistos inicialmente. Pode ⇒ LF, RF ou insuficiência respiratória ± morte ☠.

RANITIDINA/ANTAK

Antagonista H_2 ⇒ ↓ secreção de H^+ pelas células parietais.
Uso: PU (Px se sob alta dose a longo prazo de NSAIDs[1], Rx crônico[2], Rx agudo[3]), esofagite de refluxo.
Precaução: porfiria aguda, H/R/G/L. ☠ *Pode mascarar sintomas de câncer gástrico* ☠.
SE: *todos raros*: intolerância GI (esp diarreia), tonteira, confusão, fadiga, visão turva, cefaleia, Δ LFTs (raramente hepatite), erupção. Muito raramente arritmias (esp se dada iv), hipersensibilidade, discrasias sanguíneas.
Dose: inicialmente 150 mg 2 v/d vo (ou 300 mg à noite)[1,2], ↑ para 600 mg/dia se necessário. Mas procurar ↓ para 150 mg à noite para manutenção; 50 mg 3 v/d–4 v/d iv[3] (ou im/ivi[SPC/BNF]).
NB: ↓ dose se RF.

REOPRO ver Abciximab; agente antiplaquetas para MI/ACS.

RETEPLASE (= r-PA)

Ativador do plasminogênio recombinante: trombolítico.
Uso/CI/Precaução/SE: ver Alteplase e p. 222, mas apenas para Rx de AMI (*i. e.,* não aprovado para CVA/outro uso).
Dose: 10 unidades em injeção iv lenta ao longo de ≤ 2 min, repetindo após 30 min.

Heparina não fracionada iv concomitante necessária durante 48 h; ver p. 223.

RIFABUTINA

Antibiótico rifamicina; ver Rifampicina.
Uso: TB: Rx de tuberculose pulmonar[1] e doença micobacteriana não tuberculosa[2]. Também Px de *Mycobacterium avium*[3] (se HIV com ↓CD4).
CI/Precaução/SE/Advertência/Monitorar/Interações: como rifampicina, mais níveis ↑ por macrolídeos, triazóis, imidazóis e antivirais (⇒ ↑ risco de uveíte; ↓ dose rifabutina) e ↓ níveis de carbamazepina e fenitoína.

Dose: 150–450 mg 1 v/d^1; 450–600 mg 1 v/d^2; 300 mg 1 v/d^2. **NB:** ↓ **dose se LF ou RF grave**.

RIFAMPICINA

Antibiótico rifamicina: "bactericida" ⇒ ↓ síntese de RNA.

Uso: Rx tuberculose, Px de meningite por *N. meningitidis* (meningocócica)/*H. influenzae* (tipo b). Raramente para infecções *Legionella*/*Brucella*/*Staphylococcus*.

CI: icterícia, recebendo concomitantemente terapia com saquinavir/ritonavir, hipersensibilidade a rifamicinas ou excipientes.

Precaução: porfiria aguda, H/R/G/L.

SE: hepatotoxicidade, desarranjo GI (inc AAC), cefaleia, febre, sintomas semelhantes a gripe (esp se uso intermitente), secreções corporais alaranjadas/vermelhas*, SOB, distúrbios hematológicos, reações cutâneas, choque, AKI.

Advertência: sobre sintomas/sinais de doença hepática; relatar icterícia/N&V persistente imediatamente. Avisar sobre secreções*.

Monitorar: LFTs, FBC (e U&Es se dose > 600 mg/dia).

Interações: ↑**P450** ∴ muitas; mais importantes: ↓**fx de OCP****, lamotrigina, fenitoína, sulfonilureias, tolbutamida, mefloquina, gefi/nilotinib, digoxina, ceto/flu/itra/posa/voriconazol, antivirais, telitromicina, nevirapina, ciclosporina, siro/tacrolimo, imatinib, corticosteroides, haloperidol, aripiprazol, disopiramida, mefloquina, bosentana, propafenona, eplerenona e antagonistas de Ca^{2+}. **W–**.

Dose: para Rx de TB, ver p. 254; para outras indicações ver SPC/BNF. (NB: bem absorvido vo; dar iv *somente* se ↓ deglutição.) **NB:** ↓ **dose se LF, RF**.

Outra contracepção** necessária durante Rx.

RIFATER Preparação de combinação com rifampicina, isoniazida e pirazinamida para os primeiros 2 meses de Rx de TB (⇒ ↓ carga/infecciosidade bacterianas até serem conhecidas as sensibilidades); ver p. 254.

RISEDRONATO

Bisfosfonato: ↓ reabsorção óssea osteoclástica.

Uso: osteoporose (Px^1/Rx^2, esp se pós-menopáusica ou induzida por esteroide), doença de Paget^3.

CI: ↓Ca^{2+}, **R** (se eGFR < 30 mL/min), **G/L**.

Precaução: trânsito/esvaziamento GI retardado (esp anormalidades esofágicas). Corrigir Ca^{2+} e outras Δ metabolismo ósseo/mineral (p. ex., função da vit D e PTH) antes de Rx, procedimentos odontológicos em pacientes em risco de osteonecrose da mandíbula (p. ex., quimioterapia).

SE: intolerância GI, dor óssea/articular/muscular, cefaleia, erupção. Raramente irite, olhos secos/lesões corneais, estenose/inflamação/úlcera* esofágica, osteonecrose da mandíbula e fraturas femorais atípicas.

Advertência: sobre sintomas de irritação do esôfago e se houver desenvolvimento parar comprimidos/procurar atenção médica. Deve-se engolir comprimidos inteiros com copo cheio d'água em estômago vazio ≥ 30 min antes, e permanecer ereto até desjejum*. Necessário relatar dor na coxa, quadril ou virilha.

Interações: produtos contendo Ca^{2+} (inc leite) e antiácidos (⇒ ↓ absorção) ∴ separar as doses tanto quanto possível do risedronato. Também evitar suplementos de ferro e minerais.

Dose: 5 mg 1 v/d[1,2] (ou 1 × comprimido 35 mg/sem como Actonel Once a Week [2]); 30 mg diariamente por 2 meses[3].

▼ RISPERIDONA/RISPERDAL

Antipsicótico "atípico": similar à olanzapina (⇒ ↓fx extrapiramidais cf antipsicóticos "típicos", especialmente discinesia tardia.

Uso: psicose/esquizofrenia (aguda e crônica)[NICE], mania e Rx curto prazo (< 6 semanas) de agressão persistente não respondendo a Rx não farmacológico em Alzheimer.

CI: fenilcetonúria (apenas se usada forma Quicklet).

Precaução/SE: similar à olanzapina mas ⇒ ↓ sedação, ↑ hipotensão (esp inicialmente: ↑ dose lentamente* (titular novamente se perdidas muitas doses), ↓ hiperglicemia, ↑fx extrapiramidais; se ↑ risco de AVE.

Interações: níveis podem ser ↓ por carbamazepina e ↑ por ritonavir, fluoxetina e paroxetina. ↑ risco de toxicidade com sibutramina. ↑ taxa de mortalidade em idoso se tomando furosemida. ↑ risco de arritmias com drogas que ↑QTc e atomoxetina. ↑ risco de ↓BP com anestésicos gerais. ↓fx de anticonvulsivos. Evitar paliperidona.

Dose: inicialmente 2 mg 1 v/d titulando para cima se necessáro, geralmente para 4–6 mg 1 v/d (se idoso inicialmente 0,5 mg 2 v/d titulando para cima se necessário até máx. 2 mg 2 v/d vo). Também disponível como líquido ou comprimidos de dissolução rápida de 1, 2, 3 ou 4 mg (" Quicklets ") e como injeções im de ação longa cada 2 sem (" Consta " ▼) para ↑ obediência.

NB: ↓ dose se LF ou RF.

RITUXIMAB/MABTHERA

Ab monoclonal contra linfócitos B (CD20+).

Uso: vários linfomas não Hodgkin de células B[1] (muitas indicações para Linfoma Difuso de Grandes Células B e Linfoma Folicular[NICE]), RA[2] (em combinação com metotrexato, em casos ativos graves com resposta inadequada a DMARDs, inc ≥ 1 inibidor de TNF-α[NICE]), SLE, vasculite, CLL[NICE].

CI: infecções graves ativas, hipersensibilidade a substâncias ativas ou excipientes, **L**.

Precaução: IHD, se já sob outras drogas cardiotóxicas/citotóxicas, com infecções ativas ou crônicas (p. ex., hepatite B), **C** (evitar se grave e dado para RA)/**G**.

SE: ☙ síndrome de hipersensibilidade à infusão/liberação de citocina* (principalmente durante 1ª infusão: febre, calafrios, arritmias, ARDS e reações alérgicas) ☙, síndrome de lise tumoral, pancitopenia, ↓BP, ↑ risco de PML, ↑ infecções.

Advertência: restringir drogas anti-hipertensivas 12 h antes de ivi. Lembrar de dar cartão de alerta ao paciente.

Monitorar: BP, função neurológica (PML), FBC.

Dose: procurar aconselhamento perito e literatura do produto para dose/frequência[1], 1 g ivi inicialmente e repetir 1 vez após 2 semanas[2] (ver SPC/BNF).

> ☙ Só dar se recursos completos de ressuscitação forem disponíveis. Interromper ivi se reações graves* e instituir medidas de cuidado suportivo.

RIVASTIGMINA/EXELON

Inibidor de acetilcolinesterase que atua centralmente (cruza BBB): reenche de ACh, que é ↓ em certas demências.

Uso: demência de doença de Alzheimer[NICE] e de doença de Parkinson.

CI: **H** (se grave, caso contrário, precaução), **L**.

Precaução: defeitos de condução (esp SSS), suscetibilidade a PU, Hx de COPD/asma/convulsões, obstrução da saída da bexiga, **R/G**.

SE: fx colinérgicos (ver p. 262), **intolerância GI** (esp náusea inicialmente), **cefaleia**, **tonteira**, reações comportamentais/Ψ. Raramente hemorragia GI, ↓HR, bloqueio AV, angina, convulsões, erupção cutânea.
Monitorar: peso.
Dose: 1,5 mg 2 v/d vo inicialmente (↑ lentamente até 3–6 mg 2 v/d: revisão especialista necessária quanto à resposta clínica e tolerância). Disponível como adesivo transdérmico diário liberando 4,6 mg ou 9,5 mg/24 h. Continuar apenas se MMSE permanecer 10–20[NICE].

NB: se > doses de vários dias perdidas, necessária retitulação da dose.

RIZATRIPTANO/MAXALT
Agonista de $5HT_{1B/1D}$ para enxaqueca aguda.
Uso/CI/Precaução/SE/Interações: ver Sumatriptano.
Dose: 10 mg vo (pode repetir após ≥ 2 h se respondeu e a seguir recidivou). Máx. 20 mg/24 h. **NB: dar doses de 5 mg se RF e LF (e evitar se qualquer das duas graves).**

ROCURÔNIO
Bloqueador neuromuscular aminosteroide (ver Vecurônio). O mais rápido início dentre os bloqueadores neuromusculares não despolarizantes (2 min). Duração intermediária de ação.
Uso: bloqueamento neuromuscular para cirurgia[1] ou durante tratamento intensivo[2].
CI: anestesista não confiante na manutenção da via aérea.
Precaução: doença neuromuscular (MG, Eaton-Lambert, pólio antiga), hipotermia, obesidade, queimaduras. H/R/I.
SE: ↑HR/BP (brando), paralisia prolongada e miopatia*.
Advertência: não dirigir até 24 h após recuperação completa. Injeção dolorosa.
Monitorar: função cardíaca, respiratória e motora.
Interações: fx ↑ por aminoglicosídeos, clindamicina e polimixinas. Só administrar após recuperação completa de bloqueio neuromuscular por suxametônio. Corticosteroides podem ↑ risco de miopatia*.
Dose: inicialmente 600 microgramas/kg iv, a seguir manutenção 150 microgramas/kg iv, ou inicialmente 300–600 microgramas/kg/h ivi ajustando à resposta[1]; inicialmente 600 microgramas/kg iv (opcional), a seguir 300–600 microgramas/kg/h ivi durante 1ª hora, a seguir ajustando à resposta[2]. ***NB: se***

obeso (peso 30% acima do peso corporal ideal [IBW; *ver p. 282]), usar IBW para calcular a dose*. ↓ **Dose se idoso, LF ou RF**[SPC/BNF].

> ☠ Uso por especialista somente. Necessita assistência/controle respiratório até droga inativada ou antagonizada. Necessita anestésico/sedatuvi para prevenção de percepção. ☠

RONIPIROL/REQUIP[1] ou ADARTREL[2]

Agonista da dopamina (não derivado de ergot); uso em Parkinson inicial ⇒ ↓ complicações motoras (p. ex., discinesias), mas ↓ desempenho motor cf L-dopa. Também uso adjuntivo em doença de Parkinson com flutuações motoras.

Uso: Parkinson[1], síndrome de pernas inquietas (RLS)[2] moderada-grave.

CI: G/L.

Precaução: transtornos psicóticos maiores, doença cardiovascular grave, H/R.

SE: transtorno GI, sonolência (inc sono de início súbito), ↓BP (inc postural, esp inicialmente), distúrbios Ψ (esp psicose e distúrbios de controle de impulso, p. ex., jogo e ↑ sexualidade), confusão, edema de membros inferiores, piora paradoxal de sintomas da síndrome de pernas inquietas ou rebote pela manhã cedo (pode necessitar suspender ou reduzir a dose).

Advertência: sonolência e ↓BP podem prejudicar tarefas especializadas (inc dirigir). Evitar descontinuação abrupta.

Dose: inicialmente 250 microgramas 3 v/d[1] (ou 250 microgramas à noite para RLS[2]) ↑ se tolerado/necessário até máx. 8 mg 3 v/d[1] (ou 4 mg à noite para RLS[2]). Disponível em preparação MR (Requip XL) 2–24 mg 1 v/d[1].

ROSUVASTATINA/CRESTOR

Inibidor de HMG-CoA redutase; "estatina" para ↓ colesterol (e TG).

Uso/CI/Precaução/SE: como sinvastatina, mas segura na porfiria, pode ⇒ DM e proteinúria (e raramente hematúria). Evitar se RF grave.

Interações: ↑ risco de miosite com ☠ **fibratos e ciclosporina** ☠, daptomicina, inibidores de protease, ácido fusídico e nicotínico. Níveis ↓ por antiácidos. Brando W +.

Dose: inicialmente 5–10 mg 1 v/d. Se necessário ↑ para 20 mg após ≥ 4 semanas (se não de origem asiática ou fatores de risco para miopatia/rabdomiólise, pode ↑ para 40 mg após mais 4 semanas). **NB:** ↓ **dose se RF, origem asiática ou outro** ↑ **fator de risco para miopatia.**

(r)tPA Ativador do plasminogênio tipo tecidual (recombinante); ver Alteplase.

SALBUTAMOL
β_2-Agonista de ação curta: dilata músculo brônquico (e endométrio). Também inibe liberação de mediador dos mastócitos.
Uso: asma crônica[1] e aguda[2]. Raramente ↑K⁺ (dar neb SOS), trabalho de parto prematuro (iv).
Precaução: doença cardiovascular (esp arritmias*, suscetibilidade a ↑QTc, HTN), DM (pode ⇒ DKA, esp se iv ∴ monitorar CBGs [glicose sangue capilar]), ↑T₄, G/L.
SE: *neurológicos:* tremor fino, cefaleia, nervosismo, Δ comportamentais/ sono (esp em crianças); *CVS:* ↑**HR**, palpitações/arritmias (esp se iv), ↑ QTc*; *outros:* ↓K⁺, cãibras musculares, acidose láctica. Raramente hipersensibilidade, **broncospasmo paradoxal**. Rx prolongado ⇒ pequeno ↑ risco de glaucoma.
Monitorar: K⁺ e glicose (esp se ↑ ou doses iv).
Interações: salbutamol iv ⇒ ↑ risco de ↓↓BP com metildopa.
Dose: 100–200 microgramas (aerossol) ou 100–400 microgramas (pó) inal SOS até 4 v/d[1]; 2,5–5 mg 4 v/d cada 4 h neb[2]. Se ameaçando a vida (ver p. 232), pode ↑ nebs para cada 15 min ou dar como ivi (inicialmente 5 microgramas/min, a seguir até 20 microgramas/min de acordo com a resposta).

SALMETEROL/SEREVENT
Broncodilatador: β_2-agonista de ação longa (LABA, *long-acting* β-*agonist*).
Uso: 1ª escolha a acrescentar para Rx de asma (em cima de β_2-agonista de ação curta e esteroides Inal). *Não para Rx agudo!*
Precaução/SE/Monitorar: como salbutamol.
Dose: 50–100 microgramas 2 v/d inal.

SALOFALK ver Mesalazina; "novo" aminossalicilato para UC (↓SEs).

SANDOCAL Suplemento de cálcio; disponível em comprimidos efervescentes "400" (400 mg cálcio = 10 mmol Ca²⁺) ou "1.000" (1 g cálcio = 25 mmol Ca²⁺).

SANDO-K
KCl oral efervescente (12 mmol K⁺/comprimido).
Uso: ↓K⁺.

CI: K⁺ > 5 mmol/L, **R** (se grave, de outro modo precaução).
Precaução: úlcera/estenose GI, hérnia de hiato, tomando outras drogas que ↑K⁺ e doença cardíaca.
SE: N&V, ulceração GI, flatulência.
Dose: de acordo com K⁺ sérico: começar com 2–4 comprimidos/dia se dieta normal. Tomar com alimento. **NB: ↓ dose em RF/idoso** (↑ se estabelecido ↓K⁺).

SENA/SENOKOT
Laxativo estimulante; leva 8–12 h para funcionar.
Uso: constipação.
CI: obstrução GI.
Precaução: G (tentar 1º laxativo formador de volume ou osmótico).
SE: cãibras GI. Se uso crônico cólon não funcionante atônico, ↓K⁺.
Dose: 2 comprimidos à noite (pode-se ↑ para 4 comprimidos à noite). Disponível em xarope.

SEPTRIN ver Co-trimoxazol (sulfametoxazol + trimetoprim).

SERC ver Betaistina; análogo da histamina para distúrbios vestibulares.

SERETIDE Inalador de combinação para asma ou COPD com possível ação sinergística: agonista β₂ de ação longa (LABA) salmeterol 50 microgramas (Accuhaler) ou 25 microgramas (Evohaler) + fluticason (esteroide) em quantidades variadas (50, 100, 125, 250 ou 500 microgramas/baforada). Observar que diferentes aparelhos têm diferentes indicações licenciadas.

SEROXAT ver Paroxetina; antidepressivo SSRI.

SERTRALINA/LUSTRAL
Antidepressivo SSRI; também aumenta níveis de dopamina; ver Fluoxetina.
Uso: depressão[1] (também PTSD em mulheres, OCD, distúrbio de ansiedade social e distúrbio de pânico). Retrospecto de segurança relativamente boa em gravidez e amamentação.
CI/Precaução/SE/Advertência/Interações: como fluoxetina, mas ↓ incidência de agitação/insônia, não ↑ níveis de carbamazepina/fenitoína, mas ↑ níveis pimozida.

Dose: inicialmente 50 mg 1 vd, ↑ em incrementos de 50 mg ao longo de várias semanas até dose diária máx. de 200 mg (se > 100 mg/dia, precisa ser dividida em pelo menos 2 doses)[1]. **NB: ↓ dose se LF.**

SEVREDOL Comprimidos de morfina (sulfato) de 10, 20 ou 50 mg.
Dose: ver Oramorph.

SILDENAFIL/VIAGRA ou REVATIO (▼)
Inibidor de fosfodiesterase tipo 5: ↑fx locais do NO (⇒ ↑ relaxamento do músculo liso ∴ ↑ fluxo sanguíneo dentro do corpo cavernoso).
Uso: disfunção erétil[1], hipertensão arterial pulmonar[2] (e ulceração digital sob supervisão de especialista).
CI: CVA/MI/ACS recente, ↓BP (sistólica < 90 mmHg), distúrbios retinianos degenerativos hereditários, Hx de neuropatia óptica isquêmica anterior não arterítica e condições nas quais vasodilatação/atividade sexual desaconselháveis. **H/C** (se qualquer das duas graves).
Precaução: doença cardiovascular, obstrução da ejeção LV, diáteses hemorrágicas (inc PU ativa), deformação anatômica do pênis, predisposição a ereção prolongada (p. ex., mieloma múltiplo/leucemias/anemia falciforme), R/G/L.
SE: cefaleia, rubor, intolerância GI, tonteira, perturbações visuais, congestão pulmonar, reações de hipersensibilidade. Raramente, eventos cardiovasculares sérios, priapismo e olhos vermelhos dolorosos.
Interações: ☠ *Nitratos (p. ex., GTN/ISMN/ISDN) e nicorandil podem ↓↓BP ∴ nunca dar junto* ☠. Antivirais (esp rito/ataza/indinavir) ↑ seus níveis.
↑ efx hipotensores de α-bloqueadores; evitar uso concomitante. Níveis ↑ por ceto/itraconazol.
Dose: inicialmente 50 mg aprox. 1 h antes da atividade sexual[1], ajustando à resposta (1 dose por 24 h, máx. 100 mg por dose); 20 mg 3 v/d[2]. **NB: ↓ dose se RF ou LF.**

SINEMET ver Co-careldopa; L-dopa para doença de Parkinson.

SINVASTATINA/ ZOCOR
Inibidor de HMG-CoA redutase ("estatina"); ⇒ ↓ colesterol (↓ síntese), ↓LDL (↑ captação), ↓ brandamente TG.
Uso: ↑colesterol, Px de doença aterosclerótica: IHD (inc prevenção 1ª), CVA, PVD.

CI: porfiria aguda, **H** (inc hepatopatia ativa ou Δ LFTs), **G** (contracepção necessária durante, e por 1 mês após, Rx), **L**.
Precaução: ↓T_4, abuso de álcool, Hx de doença hepática, **R** (se grave).
SE: hepatite e **miosite*** (ambas raras porém importantes), cefaleia, intolerância GI, erupção. Raramente pancreatite, hipersensibilidade.
Monitorar: LFTs (e CK se houver desenvolvimento de sintomas*).
Interações: ↑ risco de miosite (± ↑ níveis) com ☠ **fibratos** ☠, **clari/eri/telitromicina**, **itra/ceto/mi/posaconazol**, **ciclosporina**, **inibidores de protease**, ácido nicotínico, ácido fusídico, colquicina, danazol, amiodarona, verapamil, diltiazem, anlodipina, ranolazina e suco de uva. Brandamente **W +**.
Dose: 10–80 mg à noite (geralmente iniciar com 10–20 mg$^{SPC/BNF}$) ↑ a intervalos ≥ 4 sem. ↓ dose máx. se interações de drogas importantes$^{SPC/BNF}$.
NB: ↓ **dose se RF ou outro fator de risco** ↑ **para miosite***.

> ☠ Miosite* pode raramente ⇒ **rabdomiólise**; risco ↑ se ↓T_4, RF ou tomando drogas que ↑ níveis/risco de miosite (ver acima) ☠.

SLOW-K
KCl oral de liberação lenta (não efervescente) (8 mmol K$^+$/comprimido).
Uso: ↓K$^+$ quando líquido/comprimidos efervescentes inapropriados.
CI/Precaução/SE: como Sando-K, mais precaução se ↓ deglutição.
Dose: de acordo com K$^+$ sérico: média 3–6 comprimidos/dia. **NB:** ↓ **dose se RF** (e precaução se tomando outras drogas que ↑K$^+$).

SOLUÇÃO DE HARTMANN
Líquido iv de lactato de sódio composto. Diretrizes GIFTASUP recomendam este em relação a NaCl 0,9% em pacientes cirúrgicos para ressuscitação ou reposição hídrica a não ser com perdas de vômito/gástricas. 1 L contém **5 mmol K$^+$**, 2 mmol Ca^{2+}, 29 mmol HCO$_3$, 131 mmol Na$^+$, 111 mmol Cl$^-$.

SOLUÇÃO DE LUGOL
Solução de I$_2$ oral (contendo iodo e iodeto de K$^+$).
Uso: ↑T_4 se grave ("tempestade tireóidea" ou pré-operatório de cirurgia de tireoide).
CI: L.
Precaução: não para Rx a longo prazo, **G**.
SE: hipersensibilidade.
Dose: 0,1–0,3 mL 3 v/d (de solução contendo 130 mg iodo/mL).

SOTALOL

β-Bloqueador (não seletivo); antiarrítmico classe II (+ III).

Uso: Px de SVT (esp de AF paroxística), **Rx de VT** (se ameaçando a vida/sintomática, esp não sustentada ou espontânea sustentada dev a IHD ou miocardiopatia).

CI: como propranolol, mais síndromes de ↑QT, torsades de pointes, **R** (se grave, de outra forma, precaução).

Precaução: como propranolol, mais Δ eletrólitos (⇒ ↑ risco de arritmias, esp se ↓K⁺/↓Mg²⁺; ∴ cuidado se diarreia grave).

SE: como propranolol, mais arritmias (pode ⇒ **↑QT ± torsades de pointes***, esp em mulheres).

Interações: como propranolol (*NB: ☠ Verapamil e diltiazem ⇒ risco de ↓HR e HB ☠*) mais disopiramida, quinidina, procainamida, amiodarona, moxifloxacina, mizolastina, dolasetron, ivabradina, TCAs e antipsicóticos ⇒ ↑ **risco de arritmias***.

Dose: 40–160 mg 2 v/d vo (↑ se ameaçando a vida até máx. 640 mg/dia); 20–120 mg iv ao longo de 10 min (repetir cada 6 h se necessário). **NB:** ↓ **dose se RF**.

> Dar sob supervisão de especialista e com monitorização ECG.

SPIRIVA ver Tiotrópio; novo antagonista muscarínico inalado.
▼ Respimat (não HandiHaler).

STEMETIL ver Proclorperazina; antiemético antagonista de DA.

SULFASALAZINA

Aminossalicilato: combinação do imunomediador ácido 5-aminossalicílico (5-ASA) e o antibacteriano sulfapiridina (uma sulfa).

Uso: artrite reumatoide[1]. Também UC[2] (inc manutenção de remissão) e doença de Crohn ativa[2], mas não 1ª linha, uma vez que drogas mais recentes (p. ex., mesalazina) têm ↓ SEs de sulfas; ainda usada se afecção bem controlada com esta droga e sem SEs ou se sem manifestações articulares.

CI: hipersensibilidade a sulfa ou salicilato, **R** (precaução se branda).

Precaução: acetiladores lentos, Hx de qualquer alergia, porfiria, deficiência de G6PD, **H/G** (dar apenas sob cuidado especialista)/**L**.

SE: desarranjo GI (esp ↓ apetite/Wt), **hepatotoxicidade**, **discrasias sanguíneas**, **hipersensibilidade** (inc reações cutâneas graves como síndrome de Stevens–Johnson), convulsões, lúpus.

Monitorar: LFTs, U&Es, FBC.

Advertência: relatar sinais de distúrbios sanguíneos.

Dose: 500 mg/dia ↑ até máx. 3 g/dia[1]; 1–2 g 4 v/d vo para ataques agudos[2], ↓ para manutenção de 500 mg 4 v/d – pode-se também dar 0,5–1 g vr 2 v/d após evacuação (em supositório) ± Rx vo.

SULFATO DE MAGNÉSIO (iv)

Reposição de Mg^{2+}.

Uso: asma ameaçando a vida[1] (medicação não licenciada), arritmias sérias[2] (esp se torsades ou se ↓K^+; frequentemente causadas por ↓Mg^{2+}), MI[3] (evidência duvidosa de ↓ mortalidade), eclâmpsia/pré-eclâmpsia[4] (↓ convulsões), ↓ sintomática de Mg^{2+}[5] (predominantemente 2° a perda GI).

Precaução: monitorar = BP, frequência respiratória e débito urinário, H/R.

SE: rubor, ↓**BP**, **intolerância GI**, sede, ↓ reflexos, fraqueza, confusão/sonolência. Raramente arritmias, depressão respiratória, coma.

Interações: ↑ risco de ↓BP, com bloqueadores dos canais de Ca^{2+}.

Dose: 4–8 mmol ivi ao longo de 20 min[1]; 8 mmol iv ao longo de 10–15 min[2] (repetindo 1 vez se necessário); 8 mmol ivi ao longo de 20 min a seguir ivi de 65–72 mmol ao longo de 24 h[3]; 4 mg ivi ao longo de 5–10 min e a seguir ivi a 1 mg/h até 24 h depois da última convulsão[4]; até 160 mmol ivi/im de acordo com a necessidade[5] (ao longo de até 5 dias). Para injeção iv, usar concentrações de ≤ 20%; se usando solução 50%, diluir 1 parte com ≥ 1,5 partes de água para injeção.

SULFATO FERROSO

Preparação de Fe oral.

Uso: Rx/Px em ↓Hb ferropriva.

Precaução: G.

SE: **fezes escuras** (pode-se confundir com melena, que tem pior cheiro (!) e é sempre não formada), **intolerância GI** (esp **náusea**; considerar mudar para gliconato/fumarato ferro ou tomar com alimento, mas este pode ⇒ ↓ absorção), Δ hábito intestinal (dependente da dose).

Dose: Rx: 200 mg 2 v/d–3 v/d. Px: 200 mg 1 v/d.

SUMATRIPTANO/ IMIGRAN
Agonista de 5HT$_{1B/1D}$.
Uso: enxaqueca (aguda). Também cefaleia em cacho (via sc e uso não licenciado intranasalmente).
CI: IHD, vasospasmo coronariano (inc de Prinzmetal), PVD, HTN (moderada, grave ou incontrolada). Hx de MI, CVA ou TIA.
Precaução: predisposição a IHD (p. ex., cardiopatia), H/C/G/L/I.
SE: Δ sensitivos (formigamento, calor, pressão/aperto), tonteira, rubor, fadiga, N&V, convulsões, Δ visuais e sonolência.
Interações: ↑ risco de toxicidade no CNS com SSRIs, MAOIs, moclobemida e erva-de-são-joão. ↑ risco de vasospasmo com ergotamina e metisergida.
Dose: 50 mg vo (pode-se repetir após ≥ 2 h se respondeu e recidivou, e pode-se ↑ doses, **se sem LF**, até 100 mg se necessário). Máx. 300 mg/24 h. Disponível sc ou intranasal$^{BNF/SPC}$.

NB: uso frequente pode ⇒ cefaleia por excesso de uso da medicação.

SUXAMETÔNIO
Bloqueador neuromuscular despolarizante. Antagonista da ACh nicotínico na junção neuromuscular.
Uso: relaxamento muscular em anestesia geral (curta duração).
CI: anestesista não confiante na manutenção da via aérea, FHx de hipertermia maligna, ↑K$^+$, grande trauma, queimaduras graves, doença neurológica com atrofia muscular importante aguda, imobilização prolongada (↑ risco K$^+$), Hx ou FHx de doença miotônica congênita, distrofia muscular de Duchenne, ↓ atividade de colinesterase plasmática (inc LF grave), paciente consciente.
Precaução: ação irreversível (cf agentes não despolarizantes – ver página 178), recuperação é espontânea (ventilação assistida precisa continuar até que seja restaurada a função muscular), MG e síndrome de Eaton-Lambert (resistente à ação), doença cardíaca/respiratória/neuromuscular, ↑IOP, sepse grave (↑ risco K$^+$). H/G/L (retomar uma vez mãe recuperada do bloqueio neuromuscular).
SE: ↑ pressão gástrica, ↑K$^+$. dor muscular pós-op, mioglobinúria, mioglobinemia, ↑IOP, rubor, erupção, arritmias, parada cardíaca, broncospasmo, apneia, depressão respiratória prolongada. Fasciculações dolorosas antes de bloqueio neuromuscular ∴ dar depois da indução.
Monitorar: função cardíaca e respiratória.

Interações: anticolinesterases (p. ex., neostigmina) ↑ bloqueio neuromuscular. fx ↑ por aminoglicosídeos, clindamicina, vancomicina e polimixinas. Depressão miocárdica e risco HR ↓ com propofol. Não pode ser misturado com qualquer outro agente na mesma seringa.
Dose: IV: 1–1,5 mg/kg; **IM:** até 2,5 mg/kg (máx. 150 mg).

> ☠ Uso especialista unicamente; exige assistência/controle da respiração até que a droga esteja inativada ou antagonizada, e anestésico/sedativo para evitar percepção. ☠

SYMBICORT Inalador de combinação para asma: cada baforada contém x micrograma de budesonida (esteroide) + y micrograma de formoterol (β_2-agonista de ação longa) nas seguintes concentrações "x/y": "100/6", "200/6" e "400/12".

SYNACTHEN SINtético ACTH (hormônio adrenocorticotrópico), também chamado tetracosatídeo.
Uso: Dx de doença de Addison; resumidamente, teste com Synacthen encontrará cortisol plasmático ↓ 0, 30 e 60 min após 250 microgramas em dose iv/im.
CI: transtornos alérgicos (esp asma). NB: pode ⇒ anafilaxia.

TACROLIMO (= FK 506)

Imunossupressor (inibidor de calcineurina): ↓ proliferação de L∅ mediada por IL-2.
Uso: Px de rejeição de transplante (esp renal). Também usado topicamente como pomada 0,1% ou 0,03% em eczema atópico moderado-grave que não responde à terapia convencional (uso especialista).
CI: hipersensibilidade a macrolídeo, imunodeficiência, **G** (excluir antes de começar), **L**.
Precaução/SE: como a ciclosporina, mas ⇒ ↑ neuro/nefrotoxicidade (embora ⇒ ↓ hipertricose/hirsutismo); também **diabetogênico** e raramente ⇒ miocardiopatia (acompanhar ECG quanto a Δ hipertróficas).
Interações: metab pelo **P450** ∴ muitas, as mais importantes sendo: ↑ níveis de ☠ ciclosporina ☠. Níveis ↑ por clari/eri/telitromicina, quinu/dalfopristina, cloranfenicol, antifúngicos, ataza/rito/nelfi/saquinavir, nifedipina, diltiazem e suco de toranja. Níveis ↓ por rifampicina, fenobarbital, fenitoína e erva-de-são-joão. Nefrotoxicidade ↑ por NSAIDs, aminoglicosídeos e anfotericina. Evitar com outras drogas que ↑K^+.

Dose: uso por especialista^{SPC/BNF}. **NB: pode necessitar ↓ dose se LF.**

> ☠ Interações importantes: ↑ níveis ⇒ toxicidade; ↓ níveis pode ⇒ rejeição. Disponível em preparações de liberação imediata e liberação modificada com diferentes posologias; Adoport, Capexion, Modigraf, Prograf, Tacni & Vivadex (2 v/d) e Advagraf (preparação MR 1 v/d) ∴ necessário não confundir ☠.

TADALAFIL/CIALIS/ADCIRCA (▼)
Inibidor de fosfodiesterase tipo 5; ver Sildenafil.
CI/Uso/Precaução/SE/Interações: como o sildenafil mais CI em HF moderada e HTN/arritmias incontroladas.
Dose: *(para disfunção erétil):* inicialmente 10 mg ≥ 30 min antes da atividade sexual, ajustando à resposta (1 dose por 24 h, máx. 20 mg por dose, a não ser que RF ou LF quando máx. 10 mg).

TAMOXIFENO
Antagonista de receptor a estrogênio.
Uso: Ca de mama[1] positivo para receptor estrogênico (como Rx adjuvante: ⇒ ↑ sobrevida, retarda metástases), infertilidade anovulatória[2].
CI: G** (excluir gravidez antes de começar Rx).
Precaução: ↑ risco de TE* (**se tomando citotóxicos**), porfiria, L.
SE: ondas de calor, transtorno GI, Δ menstruais/endometriais (☠ inc Ca: se Δ sangramento/corrimento vaginal ou dor/pressão pélvica ⇒ Ix urgente ☠). Também retenção de líquido, exac de dor de metástases ósseas. Muitas outras Δ ginecológicas/hematológicas/pele/metabólicas (esp lipídios LFTs).
Advertência: sobre sintomas de câncer endometrial e TE* (e para informar dor na panturrilha/SOB súbita). Se apropriado, aconselhar contracepção não hormonal**.
Interações: W +.
Dose: 20 mg 1 v/d vo[1]; para infertilidade anovulatória[2] ver SPC/BNF.

TANSULOSINA/ FLOMAXTRA XL
α-Bloqueador ⇒ relaxamento do esfíncter uretral interno (∴ ⇒ ↑ ejeção vesical) e vasodilatação sistêmica.
Uso: BPH.
CI/Precaução/SE/Interações: como a doxazosina mais **H** (se grave).
Dose: 400 microgramas pela manhã (após alimento).

TAZOCIN Combinação de piperacilina (penicilina antipseudomonas) + tazobactam (inibidor de β-lactamase).
Uso: infecção grave/sepse (principalmente em contexto de ITU ou se resistente a outros antibióticos).
CI/Precaução/SE/Interações: como benzilpenicilina.
Dose: 2,25–4,5 g 3 v/d–4 v/d iv. **NB**: ↓ **para 2 v/d–3 v/d em RF**.

TEGRETOL ver Carbamazepina; antiepiléptico.

TEICOPLANINA
Antibiótico glicopeptídeo.
Uso: infecções Gram-positivas sérias (principalmente reservado para MRSA).
Precaução: sensibilidade à vancomicina, R/G/L/I.
SE: **desarranjo GI**, **reações de hipersensibilidade/cutâneas**, **distúrbios hematológicos**, nefrotoxicidade, ototoxicidade (mas menos que vancomicina), Δ LFTs, reações locais no lugar da injeção.
Monitorar: U&Es, LFTs, FBC, função auditiva (esp se Rx crônico ou sob outras drogas oto/nefrotóxicas, p. ex., gentamicina, anfotericina B, ciclosporina, cisplatina e furosemida). Níveis de drogas podem ser acompanhados em algumas situações – consultar diretrizes/peritos locais.
Dose: se peso < 70 kg, inicialmente 400 mg iv/ivi cada 12 h por 3 doses, a seguir 400 mg 1 v/d (doses subsequentes podem ser dadas im). Se peso > 70 kg, inicialmente 6 mg/kg iv/ivi cada 12 h por 3 doses, a seguir 6 mg/kg 1 v/d. **NB**: ↑ **dose se sepse**, **artrite séptica**, **osteomielite**, **queimaduras graves ou endocardite**, **e ↓ dose em RF**; **ver SPC/BNF**.

▼ TELMISARTANA/ MICARDIS
Antagonista da angiotensina II; ver Losartana.
Uso: HTN; *para orientação sobre Mx gradual de HTN, ver p. 226*.
CI: obstrução biliar, H (se grave, de outro modo precaução), G/L.
Precaução/SE/Interações: como Losartana, mais ↑ níveis de digoxina.
Dose: 20–80 mg 1 v/d (geralmente 40 mg 1 v/d). **NB**: ↓ **dose se LF ou RF**.

TEMAZEPAM
Benzodiazepina de ação curta.
Uso: insônia.
CI/Precaução/SE/Interações: ver Diazepam.

Dose: 10 mg à noite (pode-se ↑ dose se tolerante a benzodiazepinas, mas cuidado com depressão respiratória). *Dependência é comum:* máx. 4 sem de Rx. **NB:** ↓ dose se LF, RF grave ou idoso.

TENECTEPLASE (= TNK-tPA)/ METALYSE
Trombolítico recombinante; vantajoso uma vez que é dado em *bolus* único.
Uso: infarto agudo do miocárdio (*i. e.,* não aprovado para CVA/outro uso).
CI/Precaução/SE: ver p. 222, mais **L**.
Dose: *bolus* iv ao longo de 10 s de acordo com o peso: ≥ 90 kg, 50 mg; 80–89 kg, 45 mg; 70–79 kg, 40 mg; 60–69 kg, 35 mg; < 60 kg, 30 mg.

> Heparina não fracionada iv ou enoxaparina concomitante é necessária por 24–48 h; ver p. 202.

TEOFILINA
Broncodilatador metilxantina. *Teorias de ação:* (1) ↑cAMP intracelular; (2) antagonista da adenosina; (3) ↓ fadiga diafragmática. NB: fx aditivos com β_2-agonistas (mas com risco ↑ de SEs, esp ↓K^+).
Uso: asma grave/COPD: aguda (iv como aminofilina; ver p. 233) ou crônica (vo).
CI: hipersensibilidade a qualquer "xantina" (p. ex., aminofilina/teofilina), porfiria aguda.
Precaução: doença cardíaca (risco de arritmias*, epilepsia, ↑T_4, PU, HTN, febre, porfiria, enfermidade febril aguda, **H/G/L/I**.
SE: (taqui)**arritmias***, convulsões (esp se dada rapidamente iv), **intolerância GI** (esp náusea), estimulação do CNS (agitação, insônia), cefaleia, ↓K^+.
Monitorar: K^+, níveis séricos (4–6 h pós-dose) uma vez que a janela terapêutica é estreita (10–20 mg/L = 55–110 micromol/L), mas fx tóxicos podem ocorrer mesmo nesta faixa.
Interações: metab pelo **P450** (⇒ $t_{1/2}$ muito variável): **níveis** ↑ **em HF/LF*/infecções virais/idoso**, e se tomando **fluvoxamina**/cimetidina/ciprofloxacina/norfloxacina/macrolídeos (eri/claritromicina)/propranolol/vacina de gripe/fluconazol/cetoconazol/OCP/bloqueadores de canais de Ca^{2+}. **Níveis** ↓ **em** fumantes/abuso crônico de álcool, e se tomando fenitoína/carbamazepina/fenobarbital/rifampicina/ritonavir/erva-de-são-joão. ↑ risco de convulsões com quinolonas.
Dose: preferidas preparações MR (↓SEs), e as doses variam com a marca$^{SPC/BNF}$; variação 200–500 mg 2 v/d. *Disponível iv sob a forma de aminofili-*

H/R/C = Insuficiência **H**epática, **R**enal e **C**ardíaca (convenção completa ver p. xv)

na. **NB:** ↓ **dose se LF***. Nota: ajustamento da dose pode ser necessário se fumo for começado ou abandonado durante tratamento crônico.

TERAZOSINA/ HYTRIN

α-Bloqueador ⇒ relaxamento do esfíncter uretral interno (∴ ⇒ ↑ ejeção vesical) e vasodilatação sistêmica.
Uso: BPH[1] (e raramente HTN[2]).
Precaução: Hx de síncope miccional ou ↓BP postural, G/L/I.
SE/Interações: ver Doxazosina. "Colapso de 1ª dose" é comum.
Dose: inicialmente 1 mg à noite, ↑ conforme necessário até máx. 10 mg/dia[1] (ou 20 mg/dia[2]).

TERBINAFINA/LAMISIL

Antifúngico: oral[1,2] ou creme tópico[3].
Uso: dermatofitose[1] (*Tinea* spp), infecções ungueais dermatofíticas[2], infecções fúngicas da pele[3]. NB: inefetiva em infecções levedurais.
Precaução: psoríase (pode piorar), doença autoimune (risco de síndrome semelhante a lúpus), H/R (nenhuma das duas se aplica se dando topicamente), G/L.
SE: cefaleia, desarranjo GI, erupção branda, dores articulares/musculares. Raramente perturbações neuro-Ψ, discrasias sanguíneas, disfunção hepática, reações cutâneas sérias (parar a droga se houver erupção progressiva).
Dose: 250 mg 1 v/d vo durante 2–6 semanas[1] ou 6 semanas–3 meses[2]; 1–2 aplicações tópicas/dia durante 1–2 semanas[3].

TERBUTALINA/ BRICANYL

β_2-Agonista inalado similar ao salbutamol.
Dose: 500 microgramas 1 v/d–4 v/d inal (pó ou aerossol); 5–10 mg até 4 v/d neb. Pode-se dar também vo/sc/im/iv[SPC/BNF].

TETRACICLINA

Antibiótico tetraciclina de amplo espectro: inibe síntese de proteína ribossômica (subunidade 30S).
Uso: *acne vulgaris*[1] (ou rosácea), infecções genitais/tropicais (NB: doxiciclina frequentemente preferida).
CI: idade < 12 anos (**mancha/deforma dentes**), porfiria aguda, R/G/L.
Precaução: pode piorar MG ou SLE, H.

SE: transtorno GI (raramente AAC), irritação esofágica, cefaleia, disfagia. Raramente hepatotoxicidade, discrasias sanguíneas, fotossensibilidade, hipersensibilidade, Δ visuais (raramente 2º a BIH; parar a droga se suspeitada).
Interações: ↓ absorção com leite (não beber 1 h antes ou 2 h depois da droga), antiácidos e sais de Fe/Al/Ca/Mg/Zn. ↓fx de OCP (pequeno risco). ↑ risco de BIH com retinoides. Brandamente W +.
Dose: 500 mg 2 v/d vo[1], de outro modo 250–500 mg 3 v/d–4 v/d vo.
NB: máx. 1 g/24 h em LF.

NB: deglutir comprimidos inteiros com bastante líquido enquanto sentado ou em pé e tomar > 30 min antes de alimento.

TIAMINA (= vitamina B1)
Uso: reposição para deficiências nutricionais (esp em alcoolismo).
Dose: 100 mg 2 v/d–3 v/d vo em deficiência grave (25 mg 1 v/d se branda/crônica).

Para preparações iv, ver Pabrinex e p. 272 para Mx de abstinência aguda de álcool.

TIMOLOL COLÍRIO/ TIMOPTOL
β-Bloqueador colírio; ↓ produção de humor aquoso.
Uso: glaucoma (2ª linha), hipertensão ocular (1ª linha); não útil se sob β-bloqueador sistêmico.
CI: asma, ↓HR, HB, C (se incontrolada).
Precaução/SE/Interações: como propranolol*, pode ainda ⇒ irritação local.
Dose: 1 gota 2 v/d (0,25% ou 0,5%). Também disponível em preparações 1 v/d de ação longa TIMOPTOL LA (0,25 e 0,5%) e NYOGEL / TIOPEX (0,1%). Timolol 0,5% também disponível em combinação com outras classes de medicações para glaucoma; inibidores de anidrase carbônica (dorzolamida Cosopt, brinzolamida ▼ Azarga), análogos de PG (latanoprost Xalacom, travoprost Duotrav, bimatoprost Ganfort), α-agonistas (brimonidina Combigan).

☠ Absorção sistêmica possível apesar de aplicação tópica* ☠.

TINZAPARINA/ INNOHEP
Heparina de baixo peso molecular (LMWH).
Uso: Rx[1] e Px[2] (inc pré-operatória) de DVT/PE. Não licenciada para MI/ angina instável (diversamente de outras LMWHs).

H/R/C = Insuficiência Hepática, Renal e Cardíaca (convenção completa ver p. xv)

TIROFIBAN — 159

CI/Precaução/SE/Monitorar/Interações: como heparina, mais CI se amamentando (**L**) e precaução em asma ($\Rightarrow \uparrow$ reações de hipersensibilidade).
Dose: (todas sc) 175 unidades/kg 1 v/d^1; 50 unidades/kg ou 4.500 unidades 1 v/d^2 (3.500 unidades 1 v/d se baixo risco).

> Considerar monitorar anti-Xa (3–4 h pós-dose) ± ajuste de dose se RF (*i. e.*, creatinina > 150), LF grave, gravidez, P > 100 kg ou < 45 kg; ver p. 202.

TIOTRÓPIO/ SPIRIVA

Antagonista muscarínico Inalalatório de ação longa para COPD (não licenciado para asma) similar ao ipratrópio, mas apenas para uso crônico, e precaução em RF.
SE: boca seca, retenção urinária, glaucoma.
Dose: 18 microgramas inalador de pó seco ou 5 microgramas por inalador de névoa suave (▼ Respimat) 1 v/d inal.

TIREOXINA (= LEVOTIREOXINA)

T_4 sintética (NB: tireoxina frequentemente agora chamada "levotireoxina").
Uso: Rx de $\downarrow T_4$ (para manutenção); **NB:** agudamente, p. ex., coma mixedematoso, frequentemente é necessária liotireonina (T_3) – ver p. 245.
CI: $\downarrow T_4$.
Precaução: pan-hipopituitarismo/outra predisposição à insuficiência suprarrenal (*corticosteroides necessários 1°*), $\downarrow T_4$ crônica, distúrbios cardiovasculares (esp HTN/IHD; podem piorar)*, DI, DM**, **G/L/l**.
SE: características de $\uparrow T_4$ (devem ser mínimos a menos que excs Rx): D&V, tremores, agitação, cefaleia, ruborização, sudorese, intolerância ao calor, angina, arritmias, palpitações, $\uparrow$HR, cãibras musculares/fraqueza, $\downarrow$P. Também osteoporose (esp se dada dose excessiva; usar mín. dose necessária).
Interações: pode Δ necessidades de digoxina e antiabético**, $\uparrow$fx de TCAs e $\downarrow$ níveis de propranolol. **W +**.
Monitorar: ECG básico para ajudar a distinguir Δ decorrentes de isquemia ou $\downarrow T_4$.
Dose: 25–200 microgramas pela manhã (titular para cima lentamente, esp se > 50 anos de idade/$\downarrow\downarrow T_4$/HTN/IHD*).

TIROFIBAN/AGGRASTAT

Agente antiplaquetário: inibidor de receptor glicoproteína IIb/IIIa – detém ligação de fibrinogênio e inibe agregação de plaquetas.

Uso: Px de MI em angina instável/NSTEMI (*se último episódio de dor torácica foi dentro de 12 h*), esp se alto risco e aguardando PCI[NICE] (ver p. 224).
CI: sangramento anormal ou CVA dentro de 30 dias, diátese hemorrágica, Hx de CVA hemorrágico, doença intracraniana (neoplasma/aneurisma/AVM), HTN grave, ↓Pt, ↑INR/PT, **L**
Precaução: ↑ risco de sangramento (p. ex., drogas, recente sangramento/trauma/procedimento; ver[SPC/BNF]), **H** (evitar se grave), **C** (se grave), **R/G**.
SE: sangramento, náusea, febre, ↓Pt (reversível).
Monitorar: FBC (básico, 2–6 h após dar, a seguir pelo menos diariamente).
Dose: 400 *nanogramas*/kg/min ao longo de 30 min, a seguir 100 *nanogramas*/kg/min durante ≥ 48 h (continuar por 12–24 h pós-PCI), durante máx. de 108 h. Necessita de heparina concomitante. **NB: ↓ dose se RF**.

> Uso especialista unicamente: obter orientação de médico experiente ou contatar cardiologista de plantão.

TOLBUTAMIDA
Hipoglicemiante oral (sulfonilureia de curta ação).
Uso/CI/Precaução/SE/Interações: como gliclazida. Pode também ⇒ cefaleia e zumbido. fx ↑ por azapropazona.
Dose: 0,5–2 g por dia em doses divididas, com alimento. **NB: ↓ dose se RF ou LF**.

TOLTERODINA/ DETRUSITOL
Antimuscarínico, antiespasmódico.
Uso: instabilidade detrusora; incontinência; frequência/urgência urinária.
CI/Precaução/SE: como a oxibutinina (SEs predominantemente fx antimuscarínicos; ver p. 262) mais precaução se Hx de, ou tomando drogas que, ↑QTc, **G/L**
Interações: ↑ risco de arritmias ventriculares com amiodarona, disopiramida, flecainida e sotalol.
Dose: 1–2 mg 2 v/d vo. **NB: ↓ dose se RF ou LF.** (Preparação MR disponível como 4 mg 1 v/d vo; não adequada em RF ou LF.)

tPA (= ativador do plasminogênico tipo tecidual) ver Alteplase.

TRAMADOL
Opioide. Também ↓ dor ↑ transmissão 5HT/noradrenérgica.
Uso: dor moderada/grave (esp musculoesquelética).

CI/Precaução: como codeína, mas também CI em epilepsia não controlada, **G/L**. Não adequada como substituto em pacientes dependentes de opioide.
SE: como morfina, mas ↓ depressão respiratória, ↓ constipação, ↓ adição. ↑ confusão (esp em idoso) em comparação com codeína.
Interações: como codeína; também ↑ risco de convulsões com SSRIs/TCAs/antipsicóticos, ↑ risco de síndrome serotonínica com SSRIs. Carbamazepina e ondansetron ↓ seus efx. **W +**.
Dose: 50–100 mg até cada 4 h vo/im/iv, máx. 400 mg/dia. Pós-op: inicialmente 100 mg im/iv, a seguir 50 mg cada 10–20 min SOS (máx. dose total de 250 mg na 1ª h), a seguir 50–100 mg cada 4–6 h (máx. 600 mg/dia).
NB: ↓ **dose se RF, LF ou idoso**.

TRANDOLAPRIL/ GOPTEN
Agente ACE-i para HTN (*para orientação sobre Mx gradativo de HTN ver p. 226*), HF e LVF pós-MI.
CI/Precaução/SE/Monitor/Interações: ver Captopril.
Dose: inicialmente 0,5 mg 1 v/d, ↑ a intervalos de 2–4 sem. se necessário até máx. 4 mg 1 v/d (máx. 2 mg se RF). ↓ doses se dado com diurético. Se para LVF pós-MI, começar ≥ 3 dias após MI.

TRAVOPROST COLÍRIO/ TRAVATAN
Análogo de PG tópico para glaucoma; ver Latanoprost.
Uso/CI/Precaução/SE: ver Latanoprost.
Dose: 1 gota 1 v/d, preferivelmente à noite.

TRIANTERENO
Diurético poupador de K⁺ (fraco); ver Amilorida.
Uso/CI/Precaução/SE: como amilorida, porém ⇒ menos ↓BP ∴ não usado para HTN (a não ser que usado com outras drogas), mais **H** (evitar se grave).
Advertência: urina pode ficar azul.
Interações: ↑ níveis de lítio e fenobarbital. NSAIDs ↑ risco de RF e ↑K⁺.
Dose: quase exclusivamente usado com diuréticos perdedores de K⁺ mais fortes em preparações de combinação (p. ex., co-triamterzide). Para uso isolado, inicialmente dar 150–250 mg diariamente, ↓ para dias alternados após 1 semana.

> Cuidado se sob outras drogas que ↑K⁺, p. ex., amilorida, espironolactona, ACE-i, antagonistas de angiotensina II e ciclosporina. Não dar com comprimidos de K⁺ orais ou substitutos do sal da dieta.

TRI-IODOTIREONINA
Ver Liotireonina; T_3 sintética usada principalmente em coma mixedematoso.

TRIMETOPRIM
Antibiótico antifolato: inibe diidrofolato redutase.
Uso: UTIs (raramente outras infecções).
CI: discrasias sanguíneas (esp ↓Hb megaloblástica).
Precaução: ↓ folato (ou predisposição a), porfiria, R/G/L/I.
SE: ver Cotrimoxazol (Septrin), mas menos frequentes e graves (esp supressão BM, reações cutâneas). Também **desarranjo GI**, erupção cutânea, raramente outra hipersensibilidade.
Advertência: naqueles sob Rx a longo prazo para procurarem sinais de distúrbios hematológicos e relatarem febre, dor de garganta, erupção cutânea, úlcera na boca, equimose ou sangramento.
Interações: ↑ níveis de fenitoína; ↑ risco de arritmia com amiodarona, fx antifolato com pirimetamina, e toxicidade com ciclosporina, azatioprina, mercaptopurina e metotrexato. **W +**.
Dose: 200 mg 2 v/d vo (100 mg à noite para infecções crônicas ou como Px se em risco; NB: risco de ↓ folato se Rx a longo prazo). **NB: ↓ dose se RF**.

TRINITRATO DE GLICERILA ver GTN.

TROPICAMIDA COLÍRIO
Midriático antimuscarínico (dura aprox. 4 h), cicloplégico fraco.
Uso: exame retiniano com dilatação. Ver também "Colírios dilatadores".
CI: glaucoma agudo de ângulo fechado não tratado.
Precaução: ↑IOP* (inc predisposição a), olho inflamado (↑ risco de absorção sistêmica).
SE: ferroada transitória e visão turva e ↓ acomodação. Raramente precipitação de glaucoma de ângulo fechado (↑ risco se > 60 anos, hipermetrope, história de família).
Advertência: incapaz para dirigir até que possa ler número de placa a 20 metros (aprox. 4 h).
Dose: 1 gota solução 1,0% 15–20 min antes do exame. 0,5% em crianças < 1 ano da idade. NB: causa rara de glaucoma agudo de ângulo fechado* (esp se > 60 anos ou hipermetrope).

TURBOHALER Aparelho de aplicação de inal. de drogas para asma.

H/R/C = Insuficiência **H**epática, **R**enal e **C**ardíaca (convenção completa ver p. xv)

VALPROATO (DE SÓDIO)

Anticonvulsivante e estabilizador do humor: potencializa e ↑ níveis de GABA.
Uso: epilepsia[1], mania (e, fora de licença, para outros distúrbios Ψ).
CI: porfiria aguda, Hx pessoal ou familial de disfunção hepática grave, **H** (inc hepatopatia ativa).
Precaução: SLE, ↑ risco de sangramento*, **R/G** (⇒ dfx tubo neural/craniofaciais, Px folato), **L**.
SE: sedação, **efx cerebelares** (ver p. 264; esp tremor, ataxia), **cefaleia**, **transtorno GI**, ↑P, SOA, alopecia, reações da pele, ↓ função cognitiva/motora, transtornos Ψ, encefalopatia (2º ↑ amônia). Raramente, mas sérias, **hepatotoxicidade**, **discrasias sanguíneas** (esp ↓Pt*), **pancreatite** (principalmente nos 1ºs 6 meses de Rx).
Advertência: de aspectos clínicos de pancreatite e transtornos hepáticos/hematológicos. Informar as mulheres em idade reprodutiva sobre teratogenicidade/necessidade de contracepção.
Monitorar: LFTs, FBC ± níveis séricos *pré-dose* (faixa terapêutica 50–100 mg/L; útil para checar obediência mas ↓ uso quanto à eficácia).
Interações: fx ↓ por antimaláricos (esp mefloquina), antidepressivos (inc erva-de-são-joão), antipsicóticos e alguns antiepilépticos[SPC/BNF]. Níveis ↑ por cimetidina e carbapenemes. ↑fx da aspirina e primidona. ↑ risco de ↓NØ com olanzapina. Brandamente **W +**.
Dose: inicialmente 300 mg 2 v/d, ↑ até máx. de 2,5 g/dia[1]. **NB:** ↓ **dose se RF**.

> Pode dar falso-positivo da urina para cetonas com bastão de imersão.

VALPROATO DE SÓDIO ver Valproato; antiepiléptico.

▼ VALSARTANA/ DIOVAN

Antagonista de angiotensina II; ver Losartana.
Uso: HTN[1] *(para orientação sobre Mx escalar de HTN ver p. 226),* MI com insuficiência/disfunção LV[2], insuficiência cardíaca[3].
CI: obstrução biliar, cirrose, **H** (se grave) /**G**/**L**.
Precaução/SE/Interações: ver Losartana (inc advertência sobre drogas que ↑K+).
Dose: inicialmente 80 mg 1 v/d[1] (**NB: dar 40 mg se ≥ 75 anos de idade**, **LF**, **RF** ou ↓ **volume intravascular**) ou 20 mg 2 v/d[2,3], ↑ se necessário até máx. 320 mg 1 v/d[1]/160 mg 2 v/d[2] ou 40 mg 2 v/d[3].

VANCOMICINA

Antibiótico glicopeptídeo. Má absorção vo (a menos que inflamação intestinal*), mas ainda efetivo contra *C. difficile*** uma vez que atua "topicamente" no trato GI.

Uso: infecções Gram-positivas sérias[1] (inc Px de endocardite e MRSA sistêmico), AAC[2] (dar vo)**.

Precaução: Hx de surdez, IBD* (apenas se dada vo), evitar infusões rápidas (risco de anafilaxia), R/G/L/I.

SE: nefrotoxicidade, ototoxicidade (parar se houver desenvolvimento de zumbido), **discrasias sanguíneas, erupção, hipersensibilidade** (inc anafilaxia, reações cutâneas graves), náusea, febre, flebite/irritação no local de injeção.

Monitorar: níveis séricos: manter níveis séricos de 10–15 mg/L; começar a monitorar após 3ª dose (1ª dose se RF); NB: nível plasmático mais alto recomendado em osteomielite, endocardite. Também monitorar U&Es, FBC, exame de urina (e função auditiva se idoso/RF).

Interações: ↑ nefrotoxicidade com ciclosporina. ↑ ototoxicidade com diuréticos de alça. ↑ fx de suxametônio.

Dose: 1–1,5 g 2 v/d ivi a 10 mg/min[1]; 125 mg 4 v/d vo[2]. **NB: ↓ dose se RF ou idoso.**

NB: se ivi dada demasiado rapidamente ⇒ ↑ risco de reações anafilactoides (p. ex., ↓BP, sintomas respiratórios, reações cutâneas).

VARDENAFIL/ LEVITRA

Inibidor de fosfodiesterase tipo 5; ver Sildenafil.

Usos/CI/Precaução/SE/Interações: como sildenafil mais CI em doenças retinianas degenerativas hereditárias, cautela se suscetível a (ou tomando drogas que) ↑QTc, e níveis ↑ por suco de *uva*.

Dose: inicialmente 10 mg aprox 25–60 min antes da atividade sexual, ajustando à resposta (1 dose por 24 h, máx. 20 mg por dose). **NB: dividir pela metade a dose se LF, RF, idoso ou tomando α-bloqueador.**

VECURÔNIO (BROMETO)

Bloqueador neuromuscular não despolarizante aminosteroide. Duração intermediária de ação (30–40 min). Inibe competitivamente receptor a ACh na junção neuromuscular. Reversível com anticolinesterásicos.

Uso: bloqueio neuromuscular para cirurgia.

CI: manejo para intubação de via aérea da via difícil.
Precaução: hipersensibilidade a outros bloqueadores neuromusculares (reatividade cruzada alérgica), MG e hipotermia prolongam a atividade (usar doses mais baixas), Δ hídrico-eletrolíticas (resposta imprevisível), queimaduras (pode-se desenvolver resistência), doença cardiovascular (↓ velocidade de administração); obesidade (↑ duração de ação), **H/R**.
SE: ↓ ou ↑HR. Raramente miopatia aguda*.
Monitorar: função cardíaca, respiratória e motora.
Interações: fx ↑ por aminoglicosídeos, clindamicina e polimixinas. Corticosteroides podem ↑ miopatia[1].
Dose: inicialmente 80–100 microgramas/kg iv; a seguir, manutenção *ou* 20–30 microgramas/kg iv (máx. 100 microgramas/kg em cesariana) *ou* 0,8–1,4 microgramas/kg/ivi, ajustando à resposta. ***NB: se obeso (peso 30% acima do peso corporal ideal [IBW; ver p. 282]), usar IBW para calcular a dose***.

> ☠ Uso por especialista somente; respiração necessita de assistência/controle até a droga estar inativada ou ter sido antagonizada, e anestésico/sedativo para prevenir percepção. ☠

VENLAFAXINA/ EFEXOR

Inibidor da Recaptação de Serotonina e Noradrenalina (SNRI): antidepressivo com ↓fx sedativos/antimuscarínicos em comparação com TCAs. ↑ perigo em OD/cardiopatia do que outros antidepressivos.
Uso: depressão[1], transtorno de ansiedade generalizada.
CI: risco muito alto de arritmia cardíaca ventricular séria (p. ex., disfunção LV importante, classe III/IV NYHA), HNT não controlada, **G**.
Precaução: Hx de mania, convulsões ou glaucoma, **H/R** (evitar se qualquer das duas graves) **C/L**.
SE: intolerância GI, ↑**BP** (relacionado com a dose; acompanhar BP se dose > 200 mg/dia), **fx de abstinência** (ver p. 263; comum mesmo se se dose apenas algumas horas atrasada), **erupção cutânea** (considerar parar a droga, uma vez que pode ser 1º sinal de reação grave*), insônia/agitação, boca seca, disfunção sexual, ↑ peso, sonolência, tonteira, SIADH e ↑QTc.
Advertência: relatar erupções*, e pode ↓ capacidade de dirigir/tarefas delicadas. Não parar subitamente.
Monitorar: BP se cardiopatia ± ECG.
Interações: ☠ *Nunca dar com, ou ≤ 2 semanas depois, de MAOIs* ☠.

↑ riscos de sangramento com aspirina/NSAIDs e toxicidade no CNS com selegilina/sibutramina. Evitar artemether/lumefantrina. ↑ níveis de clozapina. Brandamente **W +**.

Dose: 37,5–187,5 mg 2 v/d vo[1]; começar baixo e ↑ dose se necessário. Efexor XL preparação MR 1 v/d disponível (máx. 225 mg 1 v/d). *NB: dividir ao meio a dose se LF moderada (PT 14–18 s) ou RF (GFR 10–30 mL/min).*

VENTOLIN ver Salbutamol; β-agonista broncodilatador.

VERAPAMIL

Bloqueador dos canais de Ca^{2+} (tipo limitador da frequência): fx sobre coração ($\Rightarrow$ ↓HR, ↓ contratilidade*) > vasculatura (dilata artérias periféricas/coronárias; *i. e.,* o inverso do tipo di-hidropiridina (p. ex., nifedipina). Único bloqueador dos canais de Ca^{2+} com propriedades antiarrítmicas úteis (classe IV).

Uso: HTN[1] (*para conselho sobre Mx escalar de HTN ver p. 226*), angina[2], taquiarritmias de complexos estreitos (SVTs, esp em lugar de adenosina se asma)[3].

CI: ↓BP, ↓HR (< 50 bpm), HB 2°/3° grau, ↓ função LV, bloqueio SAN, SSS, AF ou *flutter* atrial 2° a WPW, porfiria aguda, **C*** (inc Hx de).

Precaução: AMI, HB 1° grau, H/G/L.

SE: constipação (raramente outro desarranjo GI), **HF**, ↓**BP** (dependente da dose), HB, cefaleia, tonteira, fadiga, edema de tornozelos, hipersensibilidade, reações cutâneas.

Interações: ↑ risco de bloqueio AV e HF com ☠ β-**bloqueadores** ☠ disopiramida, flecainida, dronedarona e amiodarona. ↑fx hipotensor de anti-hipertensivos (esp α-bloqueadores) e anestésicos. ↑ níveis/fx da digoxina, teofilinas, carbamazepina, quinidina, ivabradina, dabigatrana e ciclosporina. Níveis/fx ↓ por rifampicina, barbitúricos e primidona. ↑ risco de miopatia com sinvastatina. Sirolimo ↑ níveis de ambas as drogas. Níveis podem ser ↑ por clari/eritromicina e ritonavir. Risco de FV com ☠ dantroleno iv ☠.

Advertência: fx ↑ por suco de toronja (evitar).

Dose: 80–160 mg 3 v/d vi[1]; 80–120 mg 3 v/d vo[2]; 40–120 mg 3 v/d vo[3]; 5–10 mg iv (ao longo de 2 min [3 min em idoso] com monitorização ECG, seguida por 5 mg iv adicionais se necessário após 5–10 min[3]. Disponíveis preparações MR (1 v/d–2 v/d) [BNF]. **NB:** ↓ **dose oral em LF**.

VIAGRA ver Sildenafil; inibidor de fosfodiesterase.

VITAMINA K ver Fitomenadiona.

VOLTAROL ver Diclofenaco; NSAID de potência moderada.

WARFARINA
Anticoagulante oral: bloqueia síntese de fatores dependentes de vitamina K (II, VII, IX, X) e proteínas C e S.
Uso: Rx/Px de TE; ver p. 205.
CI: HTN grave. PU, sangramento grave, CVA hemorrágico, **G**.
Precaução: cirurgia recente, endocardite bacteriana, 48 h pós-parto, **H/R** (evitar se *clearance* de creatinina < 10 mL/min) /**L**.
SE: hemorragia, erupção, febre, diarreia. Raramente outro distúrbio GI, "síndrome de dedos dos pés purpúreos", necrose de pele, hepatotoxicidade, hipersensibilidade.
Advertência: fx são ↑ por álcool e suco de oxicoco (evitar).
Dose: ver p. 207.

> ☠ NB: **W +** e **W−** denotam interações importantes em todo este livro: tomar particular cuidado com antibióticos e drogas que afetam o citocromo **P450** (ver p. 265) ☠.

XALATAN ver ▼ Latanoprost; análogo de PG tópico para glaucoma.

ZALEPLON
Hipnótico "não benzodiazepina"; ver Zopiclone.
Uso/CI/Precaução/SE/Interações: ver Zopiclone.
Dose: 10 mg à noite (5 mg se idoso). **NB: dividir a dose ao meio se LF (evitar se grave), RF grave ou idoso**.

ZANTAC ver Ranitidina; antagonista H.

ZESTRIL ver Lisinopril; ACE-i.

ZIDOVUDINA (AZT)
Antiviral (análogo de nucleosídeo): inibidor de transcritase reversa.
Uso: Rx de HIV (e PX, esp de transmissão vertical).
CI: grave ↓N∅ ou ↓Hb (precaução se outras discrasias sanguíneas), porfiria aguda, **L**.
Precaução: ↓B12, ↑ risco de acidose láctica, **H/R/G/I**.

SE: distúrbios hematológicos (esp ↓Hb ou ↓WCC; monitorar FBC), **desarranjo GI**, **cefaleia**, **febre**, Δ paladar, distúrbios do sono. Raramente disfunção hepática/pancreática, miopatia, convulsões, outros transtornos neurológicos/Ψ.
Interações: níveis ↑ por fluconazol. fx ↓ por ritonavir. ↑ mielossupressão com ganciclovir. ↑ risco de ↓Hb com ribavirina. ↓fx de estavudina e tipranavir.
Dose: ver SPC/BNF.

ZIRTEK ver Cetirizina; anti-histamínico não sedativo para alergias.

ZOLMITRIPTANO/ ZOMIG
Agonista $5HT_{1B/1D}$ para enxaqueca aguda.
Uso/CI/Precaução/SE/Interações: como sumatriptano mais CI em WPW ou arritmias assoc à via de condução cardíaca acessória.
Dose: 2,5 mg vo (pode-se repetir após ≥ 2 h se respondeu e a seguir recidivou, e pode-se ↑ doses para 5 mg se necessário). Máx. 10 mg/24 h (5 mg/24 h se LF moderada-grave). Disponível intranasal[BNF/SPC].

ZOLPIDEM
Hipnótico "não benzodiazepina"; ver Zopiclone.
Uso/CI/Precaução/SE/Interações: como Zopiclone mas CI em doença psicótica, **G**.
Dose: 10 mg à noite. **NB: dividir ao meio a dose se LF (evitar se grave), RF grave ou idoso.**

ZOMORPH Sulfato de morfina cápsulas (10, 30, 60, 100 ou 200 mg), equivalente em eficácia a Oramorph porém SR: doses cada 12 horas.

ZOPICLONE
Hipnótico de curta ação (ciclopirrolona): potencializa vias de GABA através dos mesmos receptores que as benzodiazepinas (embora não seja uma benzodiazepina!): pode também ⇒ dependência* e tolerância.
Uso: insônia (não a longo prazo*).
CI: insuficiência respiratória, apneia de sono (grave), fraqueza neuromuscular respiratória marcada (inc MG instável), **H** (se grave**), **L**.
Precaução: transtornos Ψ, história de abuso de droga*, fraqueza muscular, MG, **R**/**G**/**I**.

SE: *todos raros:* desarranjo GI, Δ do paladar, perturbações comportamentais/Ψ (inc psicose, agressão), hipersensibilidade.

Interações: níveis ↑ por ritonavir, eritromicina e outros inibidores de enzimas. Níveis ↓ por rifampicina. Sedação ↑ por outras medicações sedativas e álcool.

Dose: 7,5 mg à noite, ↑ para 15 mg se necessário. **NB: dividir ao meio a dose se LF (evitar se grave**)**, RF grave ou idoso.

ZOTON ver Lansoprazol; PPI.

ZYBAM ver Bupropiona; adjunto para cessação do fumo.

Seleção de drogas

Analgesia no ED	172
Antieméticos no ED	173
Anestesia local	175
Sedação e analgesia para procedimentos	176
Indução em sequência rápida	177
Diretriz de infusão de drogas	179

ANALGESIA NO ED

Pacientes comumente se apresentam com dor ao departamento de emergência (ED). Todos necessitam de pronto tratamento enquanto as causas subjacentes são analisadas.

Abordagens físicas e psicológicas como imobilização, elevação, gelo ou calor, com tranquilização e explicação, são tão importantes (e geralmente muito mais rápidas) quanto confiar em agentes farmacológicos.

Quando analgesia com opioide é indicada para dor aguda grave, aplique em alíquotas iv para a melhor titulação do efeito.

REGRAS GERAIS
- Procurar/tratar a causa(s) subjacente e reavaliar a causa passo a passo.

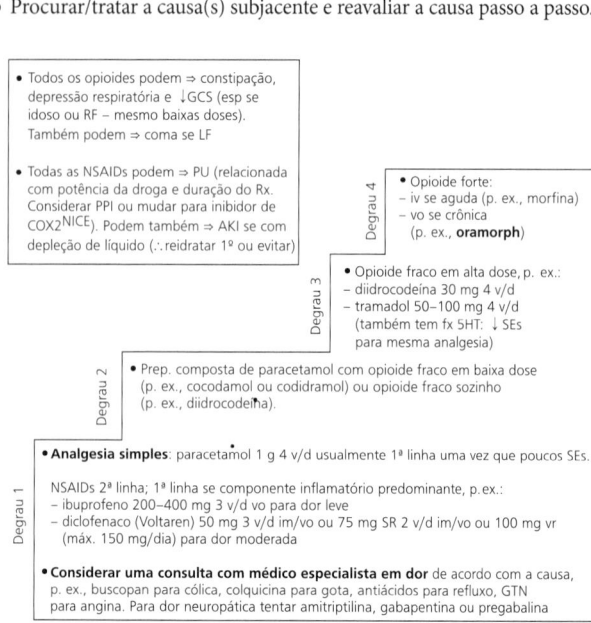

- Todos os opioides podem ⇒ constipação, depressão respiratória e ↓GCS (esp se idoso ou RF – mesmo baixas doses). Também podem ⇒ coma se LF

- Todas as NSAIDs podem ⇒ PU (relacionada com potência da droga e duração do Rx. Considerar PPI ou mudar para inibidor de COX2 NICE). Podem também ⇒ AKI se com depleção de líquido (∴ reidratar 1º ou evitar).

Degrau 4
- Opioide forte:
  - iv se aguda (p. ex., morfina)
  - vo se crônica (p. ex., **oramorph**)

Degrau 3
- Opioide fraco em alta dose, p. ex.:
  - diidrocodeína 30 mg 4 v/d
  - tramadol 50–100 mg 4 v/d (também tem fx 5HT: ↓ SEs para mesma analgesia)

Degrau 2
- Prep. composta de paracetamol com opioide fraco em baixa dose (p. ex., cocodamol ou codidramol) ou opioide fraco sozinho (p. ex., diidrocodeína).

Degrau 1
- **Analgesia simples**: paracetamol 1 g 4 v/d usualmente 1ª linha uma vez que poucos SEs.

  NSAIDs 2ª linha; 1ª linha se componente inflamatório predominante, p. ex.:
  - ibuprofeno 200–400 mg 3 v/d vo para dor leve
  - diclofenaco (Voltaren) 50 mg 3 v/d im/vo ou 75 mg SR 2 v/d im/vo ou 100 mg vr (máx. 150 mg/dia) para dor moderada

- **Considerar uma consulta com médico especialista em dor** de acordo com a causa, p. ex., buscopan para cólica, colquicina para gota, antiácidos para refluxo, GTN para angina. Para dor neuropática tentar amitriptilina, gabapentina ou pregabalina

Figura 2.1 Escada progressiva da analgesia. (Abordagem gradativa baseada na progressão de alívio da dor da WHO para dor de câncer.)

- Rx regular ↓ recorrências, mas sempre rever para verificar se ainda *necessário*.
- Se dor ↓, "descer degrau" (ver Figura 2.1) e assegurar analgesia SOS adequada para o caso de ↑ outra vez.
- Dor tem muitos fx médicos adversos e raramente é refratária a não ser que tratada incorretamente/insuficientemente.
- Dor fora de proporção à esperada pode indicar uma causa subjacente séria não reconhecida tal como síndrome de compartimento, comprometimento vascular, fascite necrosante etc.
- Se a dor persistir, obter ajuda de um médico experiente ou especialista (p. ex., anestesista ou equipe de dor).

ANTIEMÉTICOS NO ED

Antieméticos de 1ª linha/espectro estreito comumente usados. Ver Figura 2.2.

Causas de náusea/vômito

- *GI:* cirúrgicas (obstrução, peritonite, pancreatite, cólica biliar) e clínicas gerais (esofagite, gastrite, PU).
- *Neurológicas:* enxaqueca, ↑ICP (esp tumor), meningoencefalite, Ménière, labirintite.
- *Metabólicas:* ↑Ca^{2+} (também ↓Na^+, ↑K^+), DKA, AKI, Addison.
- *Infecção:* gastroenterite, UTI (frequentemente sintoma de apresentação no idoso), infecção respiratória (tosse.)
- *Drogas:* esp opiáceos, quimioterapia/citotóxicos, antibióticos (esp eritromicina, metronidazol). Também agonistas da dopamina, antidepressivos (esp fluoxetina), teofilinas, colchicina, $FeSO_4$ e agudamente amiodarona/digoxina.
- *Intoxicação exógena:* paracetamol; aspirina; agentes acima.
- *Outras:* gravidez, MI (esp inferior, frequentemente com dor atípica se DM/idoso).

Regras gerais
- Procurar/tratar causas reversíveis (ver p. 179)
- Reavaliar as causas a cada degrau
- Começar iv/im/sc mudando para vo quando possível
- Não parar Rx a não ser com a causa removida

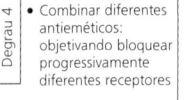

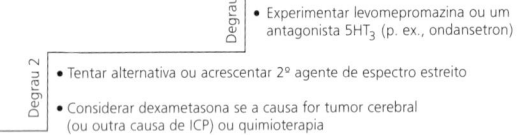

Degrau 4 • Combinar diferentes antieméticos: objetivando bloquear progressivamente diferentes receptores

Degrau 3 • Experimentar levomepromazina ou um antagonista 5HT$_3$ (p. ex., ondansetron)

Degrau 2
- Tentar alternativa ou acrescentar 2º agente de espectro estreito
- Considerar dexametasona se a causa for tumor cerebral (ou outra causa de ICP) ou quimioterapia

Degrau 1 • Começar droga de espectro estreito (1ª linha): escolher o agente mais apropriado da tabela abaixo

Figura 2.2 Escada antiemética (projetada para pacientes com câncer) – degrau 4 raramente é necessário no ED.

Classe	Exemplo	Bom para	Cuidado
Butirofenona (antagonista D$_2$)	**Haloperidol** 0,5–1,5 mg sc/vo	Opiáceos, anestésico geral, pós-operatório, quimio/radioterapia (se leve), 1ª escolha em LF	⇒ ↑ prolactina, fx extrapiramidais, ↓ limiar convulsivo, ↓BP
Fenotiazina (antagonista D$_2$)	**Levomepromazina** 6,25–25 mg 1 v/d ou 2 v/d vo/sc/iv	Largo espectro: útil quando causa não clara/ multifatorial	⇒ sedação, ↓BP, ↓ limiar convulsivo
Benzamina (antagonista D$_2$)	**Metoclopramida** 10 mg 3 v/d vo/sc/im/iv (**Maxolon**)	(GI causa ↑s motilidade GI[a]), enxaqueca, drogas (esp opioides)	⇒ ↑ prolactina, fx extrapiramidais, ☣ CI se obstrução GI ☣[a]
Benzamina (antagonista D$_2$)	**Domperidona** 10–20 mg 3 v/d vo ou 30–60 mg 2 v/d pr *(não iv ou im)*	Doença de Parkinson[b], pílula da manhã seguinte, quimioterapia	⇒ ↑ prolactina, mas mínima sedação fx extrapiramidais[b], prolongamento de QT

Classe	Exemplo	Bom para	Cuidado
Anti-histamínicos	**Ciclizina** 50 mg 3 v/d vo/sc/im/iv	Obstrução GI[a]/N&V pós-operatórios, distúrbios vestibulares/labirínticos. Antiemético de escolha em LF	⇒ fx antimuscarínicos (esp sedação). Evitar em IHD (↓fx cardiodinâmicos benéficos dos opiáceos)
Antagonistas de 5HT$_3$	**Ondansetron** 4–8 mg 2 v/d vo/im/iv (16 mg 1 v/d pr) **Granisetron** **Tropisetron**	Casos graves/resistentes (esp quimio/radioterapia)	Mínimos efeitos colaterais: cefaleia, constipação, tonteira

[a]fx procinéticos da metoclopramida por drogas anticolinérgicas (ver p. 262), esp ciclizina, se também usada neste contexto.
[b]fx extrapiramidais possíveis com todos os antagonistas D2 (ver p. 264), porém menos com domperidona.

ANESTESIA LOCAL

Usada para exploração e reparo de ferida; procedimentos dolorosos como colocação de dreno de tórax, LP e inserção de grande cânula ou punção para gasometria (ABG, gases no sangue arterial); bloqueios locais como bloqueio em anel ou bloqueio de nervo femoral, e bloqueios regionais como o de Bier.

UTILIZAÇÃO SEGURA

- Excluir alergia (perguntar), infecção local (olhar), distúrbio hemorrágico (se planejado bloqueio de nervo).
- Conhecer as doses máximas seguras (ver Tabela 2.1).
- Deitar o paciente e aspirar a seringa depois de introduzi-la para verificar a presença de sangue antes da infiltração de anestésico local (evita aplicação sistêmica inadvertida).
- Reconhecer características de toxicidade sistêmica e pedir ajuda sênior (ver Tabela 2.2).

Tabela 2.1 Dose segura recomendada máxima e duração de ação de anestésicos locais comuns

Droga	Dose (mg/kg)[a]	Duração (h)
Lignocaína (lidocaína)	3	0,5–1
Lignocaína com adrenalina	7	2–5
Bupivacaína	2	2–4
Prilocaína	6	0,5–1,5

[a]Uma solução a 1% contém 10 mg/mL.

Tabela 2.2 Características de toxicidade sistêmica de anestésico local (em ordem de concentrações plasmáticas crescentes)

Formigamento circum-oral
Tonteira
Zumbido
Perturbação visual
Contração muscular
Confusão
Convulsões
Coma
Apneia
Colapso cardiovascular (as mais altas concentrações plasmáticas)

SEDAÇÃO E ANALGESIA PARA PROCEDIMENTOS

Devem *somente* ser efetuadas quando forem disponíveis dois médicos, em uma área de ressuscitação monitorizada adequada, em um paciente cuidadosamente selecionado, com equipe experiente (idealmente credenciada) e documentação completa incluindo consentimento informado.

PRINCÍPIOS GERAIS

- Considerar para um breve procedimento doloroso tal como manipulação de fratura, redução de luxação, cardioversão ou drenagem de abscesso.
- Pacientes devem idealmente estar em jejum, hemodinamicamente estáveis, e sem comprometimento cardiorrespiratório preexistente.
- Capnografia é recomendada bem como oximetria de pulso (essencial).
- Agentes escolhidos são dados em dose mínima para realizar sedação e analgesia adequadas para o procedimento particular (ver Tabela 2.3).

Tabela 2.3 Doses de drogas IV para sedação em procedimentos em adultos de 70 kg. Reduzir as doses nos idosos ou com pequena massa muscular

Droga	Bolus IV inicial	Bolus IV titulados subsequentes	Dose cumulativa máxima
Morfina	2,5 mg	2,5 mg	10–15 mg
Fentanil	25–50 microgramas	25 microgramas	150–200 microgramas
Midazolam	2 mg	1 mg	10 mg
Diazepam	5 mg	2,5 mg	10 mg
Propofol	40–50 mg	20 mg	150 mg
Quetamina	20–30 mg	10–20 mg	120 mg
Etomidato	5–7 mg	2 mg	20 mg

- Certificar-se de que o paciente está completamente recuperado após um período de observação antes de ter alta para casa. Certos critérios devem ser satisfeitos antes que eles estejam prontos para ir (ver Tabela 2.4).

Tabela 2.4 Critérios de alta após sedação para procedimento em adultos

Alerta e orientado, ou retornou ao estado pré-procedimento
Deambula com segurança, ou retornou ao estado pré-procedimento
Confortável e com analgesia para alta programada
Alta para ser cuidado por um adulto responsável
Não dirigir ou atividade semelhante durante um mínimo de 8 horas
Evitar álcool ou outros depressores do CNS durante 12–24 horas
Advertir sobre o potencial de dor pós-procedimento, falta de firmeza ou tonteira.
Procurar atenção médica se importante ou incapacitante

INDUÇÃO EM SEQUÊNCIA RÁPIDA

Indução em sequência rápida (RSI) é a administração simultânea de sedação e um relaxante muscular de curta ação em doses pré-determinadas para possibilitar laringoscopia e colocação de um tubo endotraqueal (ETT).

Ela é *unicamente* executada por médicos treinados na técnica, incluindo como manejar a via aérea difícil, em uma área de ressuscitação monitorizada adequada, com equipe experimentada (idealmente credenciada), em um paciente em risco de aspiração (estômago cheio, ou doente crítico ou traumatizado), a fim de criar, manter e/ou proteger a via aérea, mais facilitar a ventilação.

PRINCÍPIOS GERAIS

- As drogas dadas caem em três grupos: agentes de pré-medicação (a critério); agentes de indução para realizar anestesia rapidamente; e relaxantes musculares incluindo de início rápido/ação curta para colocar o ETT (suxametônio ou rocurônio) e, em seguida, de ação longa para manter a paralisia (ver Tabela 2.5).

Tabela 2.5 Drogas para intubação com indução em sequência rápida (RSI)

Droga	Dose	Ação	Início (min)	Duração (min)
Agentes de pré-medicação				
Atropina	0,02 mg/kg	Bloqueio vagal	1	30
Lidocaína	1,5 mg/kg	Diminui ICP	1	30
Fentanil	1,5 micrograma/kg	Analgésico	2	30
Morfina	0,15 mg/kg	Analgésico	4	120
Midazolam	0,05 mg/kg	Ansiolítico	2	30
Vecurônio	0,01 mg/kg	Defasciculação	2	10
Agentes de indução				
Tiopental	1–5 mg/kg	Sedação de início rápido (+ diminui ICP)	0,5	10
Propofol	1–2 mg/kg	Sedação	1	10
Fentanil	10–20 microgramas/kg	Sedação, analgésico	1	20
Midazolam	0,05–0,1 mg/kg	Sedação de início rápido	2	10
Diazepam	0,1 mg/kg	Sedação de início rápido	2	20
Quetamina	1 mg/kg	Estado dissociativo	2	20
Relaxantes musculares				
Suxametônio	1,5 mg/kg	MR despolarizante[a]	0,5	5
Rocurônio	1 mg/kg	MR não despolarizante[a]	1	30
Vecurônio	0,2 mg/kg	MR não despolarizante	2	40
Atracúrio	0,5 mg/kg	MR não despolarizante	3	30
Pancurônio	0,1 mg/kg	MR não despolarizante	3	40

ICP, pressão intracraniana; MR, relaxante muscular.
[a]Ação curta.

- Manutenção da oxigenação é crucial, incluindo um período de pré-oxigenação, e, em seguida, durante todo o procedimento, e em qualquer execução sem sucesso de intubação traqueal inclusive na via aérea difícil.
- Confirmar a colocação do ETT usando monitorização de CO_2 no ar exalado a fim de prevenir uma intubação esofágica inadvertida.

DIRETRIZ DE INFUSÃO DE DROGAS

Infusões de drogas são comuns em áreas críticas nas quais a monitorização e a supervisão estrita constituem um padrão de qualidade. Cada hospital/área terá suas diluições e sistemas de administração preferidos.

UTILIZAÇÃO SEGURA
- A verificação constante ao longo do tempo das doses de drogas adicionadas é essencial, bem como o é a revisão dos efeitos clínicos quanto a melhora ou complicações.
- Ver Tabela 2.6 para drogas e cálculos de doses em adultos baseando-se em um peso corporal de 70–80 kg.

Tabela 2.6 Diretriz de infusão de drogas na área de terapia intensiva

Droga	Dose de carga	Faixa de infusão pediátrica (< 30 kg)	Diluição Bomba de infusão (IP)	Diluição Bomba de injeção	Concentração	Dose de adulto (70–80 kg) Dose por hora	Dose de adulto (70–80 kg) Volume por hora
Adrenalina (epinefrina)	De acordo com a condição 1–100 microgramas/kg	0,05–1 microgramas/kg/min	6 mg em 100 mL DS	3 mg em 50 mL DS	60 microgramas/mL	2–20 microgramas/min	2–20 mL/h
Aminofilina							
[b]*Padrão*	5 mg/kg em 100 mL DS em 20 min por IP	0,5–0,9 mg/kg/h	1.000 mg em 500 mL DS	—	2 mg/mL	0,5–0,9 mg/kg/h	17,5–30 mL/h
[a]*Transporte*	5 mg/kg em 100 mL DS em 20 min por IP	0,5–0,9 mg/kg/h	500 mg em 100 mL DS	250 mg em 50 mL DS	5 mg/mL	0,5–0,9 mg/kg/h	7–13 mL/h
Amiodarona							
[b]*Padrão*	2–5 mg/kg em 100 mL glicose 5% (DW) em 30 min por IP	5–15 microgramas/kg/min	600 mg em 500 mL glicose 5% em frasco de vidro. Descartar com 12 h	—	1,2 mg/mL	20–60 mg/h (máx. 15 mg/kg/24 h)	17–52 mL/h
[a]*Transporte*	2–5 mg/kg em 100 mL glicose 5% em 30 min por IP	5–15 microgramas/kg/min	300 mg em 100 mL glicose 5%	150 mg em 50 mL glicose 5%	3 mg/mL	20–60 mg/h (máx. 15 mg/kg/24 h)	7,5–22 mL/h

Cetamina	IV: 1–2 mg/kg IM: 5–10 mg/kg	5–20 microgramas/kg/min	1.000 mg em 100 mL DS	500 mg em 50 mL DS	10 mg/mL	0,3–1,2 mg/kg/h	2–10 mL/h
Clonazepam	1–2 mg	5–10 microgramas/kg/h	10 mg em 100 mL DS	5 mg em 50 mL DS	0,1 mg/mL	0,35–0,7 mg/h	3,5–7 mL/h
Dobutamina	—	2–30 microgramas/kg/min	250 mg em 100 mL DS	125 mg em 50 mL DS	2,5 mg/mL	2–30 microgramas/kg/min	2–30 mL/h
Dopamina	—	Renal: 0,5–2,5 microgramas/kg/min Inotrópico: 5–20 microgramas/kg/min	200 mg em 100 mL DS	100 mg em 50 mL DS	2 mg/mL	Renal: 0,5–2,5 microgramas/kg/min Inotrópico: 5–20 microgramas/kg/min	Renal: 1–5 mL/h Inotrópico: 10–40 mL/h
Estreptocinase AMI	1,5 milhões unidades em 100 mL NS em 45 min por IP	—	—	—	15.000 unidades/mL	2,5 mL/min	150 mL/h
Fenitoína	15–18 mg/kg em 100 mL NS em 20–30 min (máx. 50 mg/min) por IP	—	—	—	—	—	—

(Continua)

Tabela 2.6 Diretriz de infusão de drogas na área de terapia intensiva (Cont.)

Droga	Dose de carga	Faixa de infusão pediátrica (< 30 kg)	Diluição – Bomba de infusão (IP)	Diluição – Bomba de injeção	Concentração	Dose de adulto (70–80 kg) – Dose por hora	Dose de adulto (70–80 kg) – Volume por hora
Fenobarbitona (fenobarbital)	15–25 mg/kg em 100 mL DS em 20–30 min (máx. 50 mg/min) por IP	–	–	–	–	–	–
Fentanil	1–5 microgramas/kg	1–10 microgramas/kg/h	1.000 microgramas em 100 mL DS	500 microgramas em 50 mL DS	10 microgramas/mL	50–200 microgramas/h	5–20 mL/h
Gliceril trinitrato (GTN) [b]*Padrão*	–	1–10 microgramas/kg/min	200 mg em 500 mL glicose 5%. Usar frasco de vidro, equipo de baixa absorção	–	400 microgramas/mL	0,4–8 mg/h	1–20 mL/h
[a]*Transporte*	–	1–10 microgramas/kg/min	50 mg em 100 mL glicose 5%	25 mg em 50 mL glicose 5%	500 microgramas/mL	0,5–10 mg/h	1–20 mL/h
Insulina (curta ação)	2–20 unidades	0,03–0,3 unidades/kg/h	100 unidades em 100 mL NS	50 unidades em 50 mL NS	1 unidade/mL	2–20 unidades/h	2–20 mL/h

Isoprenalina					
Baixa dose	Incrementos 50–100 microgramas	0,5–7,5 microgramas/min	1 mg em 100 mL DS	0,5 mg em 50 mL DS	10 microgramas/mL	0,5–7,5 microgramas/min	2–30 mL/h
Alta dose	—	0,05–1 micrograma/kg/min	6 mg em 100 mL DS	3 mg em 50 mL DS	60 microgramas/mL	2–20 microgramas/min	2–20 mL/h
Lignocaína (lidocaína)						
[b]Padrão	1–2 mg/kg	15–50 microgramas/kg/min	Pré-misturada: 2 g em 500 mL glicose 5%	Pré-misturada: 2 g em 500 mL glicose 5%	4 mg/mL	*8 mg/min **4 mg/min ***2 mg/min	*120 mL/h por 20 min **60 mL/h por 60 min ***30 mL/h por 24 h
[a]Transporte	1–2 mg/kg	15–50 microgramas/kg/min	2 g em 100 mL glicose 5%	1 g	20 mg/mL em 50 mL glicose 5%	*8 mg/min **4 mg/min ***2 mg/min	*24 mL/h por 20 min **12 mL/h por 60 min ***6 mL/h por 24 h
Metilprednisolona Lesão medular	30 mg/kg em 30 min por IP	5,4 mg/kg/h	4 g em 100 mL Reconstituir em água para injeção. Diluir em DS	2 g em 50 mL Reconstituir em água para injeção. Diluir em DS	40 mg/mL	5,4 mg/kg/h durante 23 h	10 mL/h (70 kg)
Midazolam	0,05–0,1 mg/kg em incrementos de 1–2,5 mg	10–100 microgramas/kg/h	50 mg em 100 mL DS	25 mg em 50 mL DS	0,5 mg/mL	2,5–10 mg/h	5–20 mL/h

(Continua)

Tabela 2.6 Diretriz de infusão de drogas na área de terapia intensiva (Cont.)

Droga	Dose de carga	Faixa de infusão pediátrica (< 30 kg)	Diluição Bomba de infusão (IP)	Diluição Bomba de injeção	Concentração	Dose de adulto (70–80 kg) Dose por hora	Dose de adulto (70–80 kg) Volume por hora
Morfina	2,5–15 mg em incrementos de 2,5 mg	10–50 microgramas/kg/h	100 mg em 100 mL DS	50 mg em 50 mL DS	1 mg/mL	2–10 mg/h	2–10 mL/h
Naloxona	0,4–2 mg (máx. 10 mg)	10 microgramas/kg/h	4 mg em 100 mL DS	2 mg em 50 mL DS	40 microgramas/mL	0,5–1 mg/h	12,5–25 mL/h
Nimodipina	–	6–30 microgramas/kg/h	10 mg em 50 mL dispensada	10 mg em 50 mL dispensada	0,2 mg/mL	0,4–2 mg/h. Titular para manter MAP	Começar 2 mL/h. Aumentar 2 mL/h cada hora até máx. de 10 mL/h
Nitroprussiato de sódio	–	0,05–10 microgramas/kg/min	100 mg em 500 mL DW em frasco de vidro. Proteger da luz. Descartar com 24 h	–	Min. 200 microgramas/mL Máx. 800 microgramas/mL	0,05–10 microgramas/kg/min (máx. 1,5 mg/ kg/ 24 h)	1–210 mL/h 500 mL/24 h
Noradrenalina (norepinefrina)	–	0,05–1 microgramas/kg/h	6 mg em 100 mL DS	3 mg em 50 mL DS	60 microgramas/mL	2–20 microgramas/min	2–20 mL/h

Octreotídeo	50–200 microgramas	3–5 microgramas/kg/h	1.000 microgramas em 100 mL DS	500 microgramas em 50 mL DS	10 microgramas/mL	25–100 microgramas/h	2,5–10 mL/h
***PE, DVT* etc.**	250.000 unidades em 100 mL NS em 30 min por IP	1.500–2.000 unidades/kg/h	500.000 unidades em 100 mL NS	—	5.000 unidades/mL	100.000 unidades/h	20 mL/h
Procainamida	10 mg/kg (máx. 1.000 mg) em 100 mL glicose 5% em 30 min por IP	20–80 microgramas/kg/min	1.000 mg em 100 mL glicose 5%	500 mg em 50 mL glicose 5%	10 mg/mL	2–6 mg/min	12–36 mL/h
Propofol	Sedação: 0,5–1,0 mg/kg Indução: 2–3 mg/kg	1–10 mg/kg/h	—	500 mg em 50 mL (dispensado como amp. de 20 mL e 50 mL, ambas com 10 mg/mL)	10 mg/mL	Sedação 1–2 mg/kg/h Anestesia 5–10 mg/kg/h	Sedação 7–15 mL/h Anestesia 35–70 mL/h
rt-PA (alteplase)	15 mg em *bolus* (15 mL)	—	100 mg em 100 mL de água para injeção	—	1 mg/mL	(a) *bolus* 15 mg (b) 0,75 mg/kg (máx. 50 mg) em 30 min (c) 0,5 mg/kg (máx. 35 mg) em 60 min	

Tabela 2.6 Diretriz de infusão de drogas na área de terapia intensiva (Cont.)

Droga	Dose de carga	Faixa de infusão pediátrica (< 30 kg)	Diluição Bomba de infusão (IP)	Diluição Bomba de injeção	Concentração	Dose de adulto (70–80 kg) Dose por hora	Dose de adulto (70–80 kg) Volume por hora
r-PA (reteplase)	*bolus* de 10-U em 2 min. Após 30 min, segundo *bolus* de 10-U em 2 min	–	–	2 frascos/ seringas pré-enchidas/ aparelhos de reconstituição e agulhas			
Salbutamol (asma)	5–10 microgramas/kg em 100 mL DS em 10 min	1,0–5 microgramas/kg/min	6 mg em 100 mL DS	3 mg em 50 mL DS	60 microgramas/mL	5–50 microgramas/min	5–50 mL/h
Salbutamol (obstétrico)	5–10 microgramas/kg em 100 mL DS em 10 min	0,2–1 microgramas/kg/min	6 mg em 100 mL DS	3 mg em 50 mL DS	60 microgramas/mL	10–50 microgramas/min	10–50 mL/h

Sulfato de magnésio Solução 49,3% em 5 mL = 10 mmol = 2,47 g	0,15–0,3 mmol/kg = 10–20 mmol (adulto). Diluir em 50 mL DS. Infundir: 2 min (VT) a 20 min (pré-eclâmpsia)	0,05–0,1 mmol/kg/h	40 mmol em 100 mL DS	20 mmol em 50 mL DS	0,4 mmol/mL ou 0,1 g/mL	2–8 mmol/h 0,5–2 g/h	5–20 mL/h
Tiopental	3–6 mg/kg (0,5 mg/kg em choque)	1–5 mg/kg/h	2.500 mg em 100 mL de água para injeção (BP). Proteger da luz	1.250 mg em 50 mL de água para injeção. Proteger da luz	25 mg/mL	75–350 mg/h	3–15 mL/h
Vecurônio	0,1 mg/kg	0,05–0,1 mg/kg/h	100 mg em 100 mL. Reconstituir em água para injeção. Diluir em DS	50 mg em 50 mL. Reconstituir em água para injeção. Diluir em DS	1,0 mg/mL	4–8 mg/h	4–8 mL/h

AMI, infarto agudo do miocárdio; DS, glicose soro fisiológico, ou qualquer cristaloide isotônico; DVT, trombose venosa profunda; IM, intramuscular; IP, bomba de infusão; IV, intravenosa; MAP, pressão arterial média; NS, soro fisiológico; PE, embolia pulmonar; VT, taquicardia ventricular; água BP (British Formulary), água para injeção.

[b]Padrão: Uso no Departamento de Emergência.

[a]Transporte: Uso em resgates/transferências entre hospitais.

Reproduzida por uma cortesia de Associate Professor CT Myers, Director and Head, Department of Emergency Medicine, The Prince Charles Hospital, Brisbane.

Como prescrever

Líquidos intravenosos	190
Insulina	198
Anticoagulantes	202
Esteroides	210
Sedação no ED	212
Drogas controladas	213

LÍQUIDOS INTRAVENOSOS

O mesmo grau de cuidado deve ser tomado ao "prescrever" líquidos intravenosos no departamento de emergência (ED) no formulário de prescrição de líquidos, como ao prescrever drogas no prontuário de medicação.

Ver Tabela 3.1 para a composição dos líquidos iv mais comumente usados no ED.

CRISTALOIDES

Isotônicos: usados para reposição e/ou esquemas de manutenção:

- *Soro fisiológico (0,9%):* 1 litro contém 154 mmol Na^+. Usar como líquido de reposição e manutenção em todas as situações, a não ser que protocolo local fale de outra forma. Precaução em $\uparrow Na^+$ e disfunção hepática.
- *Solução de Hartmann:* lactato de sódio composto, usado em lugar de soro fisiológico (notar que 1 litro contém 5 mmol K^+). Evitar em RF.
- *Solução glicossalina*:* 1 litro contém mistura de NaCl (30 mmol Na^+) e glicose (4% = 222 mmol). Embora considerado útil, uma vez que contém proporções corretas de constituintes (excluindo KCl, que pode ser adicionado a cada bolsa) para necessidades diárias "médias" (ver adiante), ele logo levará à hiponatremia a mais longo prazo (dias), e não leva em consideração necessidades individuais dos pacientes. Também usado como ivi em escala móvel de insulina (ver p. 199).
- *Glicose 5%*:* 1 litro contém 278 mmol (= 50 g) de glicose, a qual é rapidamente captada pelas células e incluída apenas para tornar o líquido isotônico (as calorias são mínimas, 200 kcal). Usada como um método de dar H_2O pura e sob forma de ivi com escala móvel de insulina (ver p. 199).

NB: a causa mais comum de $\downarrow Na^+$ no hospital é uso excessivo de solução glicossalina ou glicose 5% como líquido de reposição (frequentemente pós-op).

Tabela 3.1 Composição de líquidos comumente usados

	Composição de líquidos intravenosos comumente usados							
	Na (mmol/L)	Cl (mmol/L)	K (mmol/L)	Ca (mmol/L)	Mg (mmol/L)	Outros constituintes (/L)	Osmolaridade mOsm/L (osmolalidade mOsm/kg)	pH
CRISTALOIDES								
Soro fisiológico 0,9%	154	154	–	–	–	–	308 (300)	4,0–7,0
Soro fisiológico 0,45% (hipotônico)	77	77	–	–	–	–	154 (150)	4,0–7,0
Solução de Hartmann (lactato de sódio composto)	131	111	5	2	–	29 mmol lactato	280 (274)	5,0–7,0
Hartmann modificada	131	135	29,5	2	–	29 mmol lactato	329 (324)	
Ringer-lactato	130	109	4	3	–	28 mmol lactato	272	
Glicose 5%	–	–	–	–	–	50 g glicose	278 (252)	3,5–6,5

(Continua)

Tabela 3.1 Composição de líquidos comumente usados (Cont.)

	Composição de líquidos intravenosos comumente usados						
	Na (mmol/L)	Cl (mmol/L)	K (mmol/L)	Ca (mmol/L)	Mg (mmol/L)	Outros constituintes (/L)	Osmolaridade mOsm/L (osmolalidade mOsm/kg)	pH
Glicose 10%	–	–	–	–	–	100 g glicose	556 (505)	3,5–6,5
Glicose 50%	–	–	–	–	–	500 g glicose	2.778 (2.525)	3,5–6,5
Glicose 3,3%, cloreto de sódio 0,3% (3 e 1/3)	51	51	–	–	–	33 g glicose	286 (284)	3,5–6,5
Glicose 4%, cloreto de sódio 0,18% (4 e 1/5)	30	30	–	–	–	40 g de glicose	284 (282)	3,5–6,5
Bicarbonato de sódio 8,4%	1.000	–	–	–	–	1.000 mmol HCO_3^-	–	–

Plasma-Lyte	140	98	5	—	1,5	27 mmol acetato 23 mmol gluconato	294 (294)	4,0–6,5
Plasma-Lyte Reposição e Glicose 5%	140	98	5	—	1,5	27 mmol acetato 23 mmol gluconato 50 g glicose	547 (573)	4,0–6,0
Plasma-Lyte Manutenção e Glicose 5%	40	40	13	—	1,5	16 mmol acetato 50 g glicose	363 (389)	
COLOIDES								
Gelofusina	154	120	—	—	—	40 g gelatina succinilada	274	7,4 +/- 0,3
Albumina 4%	140	128	< 2	—	—	40 g albumina 6,4 mmol octanoato		

(Continua)

Tabela 3.1 Composição de líquidos comumente usados (Cont.)

	Composição de líquidos intravenosos comumente usados							
	Na (mmol/L)	Cl (mmol/L)	K (mmol/L)	Ca (mmol/L)	Mg (mmol/L)	Outros constituintes (/L)	Osmolaridade mOsm/L (osmolalidade mOsm/kg)	pH
Haemaccel	145	145	5,1	6,25	—	35 g Poligelina	301 (293)	7,3 +/- 0,3
Dextrana 40 em soro fisiológico (0,9%)	150	150	—	—	—	Dextrana 40 g	(325)	6,0
Dextrana 40 em glicose 5%	—	—	—	—	—	Dextrana 40 g glicose 50 g	(349)	5,0
Dextrana 70 em soro fisiológico (0,9%)	150	150	—	—	—	Dextrana 70 g	(306)	6,0
Dextrana 70 em glicose 5%	—	—	—	—	—	Dextrana 70 g glicose 50 g	(325)	4,5

Não isotônicos: apenas para situações especiais/de emergência por aqueles experientes no seu uso:
- ***Cloreto de sódio hipertônico (5%):*** 1 litro contém 856 mmol Na^+; dado para hiponatremia sintomática grave, *i. e.,* com convulsões. ☠ Procurar auxílio de especialista primeiro ☠.
- ***Cloreto de sódio hipotônico (0,45%):*** para ↑Na^+ grave (p. ex., HHS).
- ***Glicose 10% e 20%*:*** para hipoglicemia branda/moderada.
- ***Glicose 50%*:*** para hipoglicemia grave (ver p. 240), ou sendo usada insulina para baixar K^+ (ver p. 256).
- ***Bicarbonato de sódio*** *(1,26% ou mais raramente 1,4%):* reposição útil para soro fisiológico (cloreto de sódio 0,9%) se ↓pH ou ↑K^+ os quais frequentemente coexistem. Não isotônico, portanto precaução com: carga de sal e retenção hídrica acompanhante. ☠ Procurar ajuda especializada de nefrologista/outros acostumados ao seu uso ☠.

*NB: glicose = dextrose. Soluções de glicose de baixa concentração costumavam ser chamadas soluções de dextrose; isto já foi abandonado.

COLOIDES
Expansores e substitutos plasmáticos úteis para ↑/manter pressão oncótica do plasma.
- **Gelofusine**: gelatina succinilada usada em ressuscitação de choque (não cardiogênico). NB: conteúdo de eletrólito muitas vezes é negligenciado: 1 litro de Gelofusine tem 154 mmol Na^+.
- ***Albumina:*** preparada a partir de sangue total e contendo proteínas solúveis e eletrólitos, mas sem fatores da coagulação etc. Pode ser líquido de escolha em sepse.
- **HAEMACCEL**: poligelina (derivado de gelatina bovina), pode causar anafilaxia.

NECESSIDADES DIÁRIAS DE LÍQUIDOS E ELETRÓLITOS (PADRÃO)
Necessidade diária padrão de líquidos e eletrólitos: para um homem adulto de 70 kg é aproximadamente 30–40 mL/kg H_2O (3 litros); 1,5–2 mmol/kg Na^+ (100–150 mmol Na^+); e 0,5–1 mmol/kg K^+ (40–70 mmol K^+).

Quando não há nenhuma ingestão oral esperada (↓GCS, deglutição comprometida/ausente, pós-CVA, pré-operatório etc.), isto pode ser fornecido do seguinte modo:

Data	Líquido de infusão	Volume	Aditivos se algum Droga e dose	Velocidade de admin.	Duração	Assin. do méd.	Hora de início	Hora completada	Ajustado por assin.	Lote Nº
01/08	Glicose 5%	1 litro	20 mmol KCl		8 h	TN				
01/08	Soro fisiológico	1 litro			8 h	TN				
01/08	Glicose 5%	1 litro	20 mmol KCl		8 h	TN				

Figura 3.1 Mapa de drogas mostrando como prescrever líquidos intravenosos.

Este esquema "1 salgado (soro fisiológico [0,9%]), 2 doces (glicose 5%)" pode ser usado em pacientes pré-operatórios aptos. Caso contrário, se houver perdas anormais como febre, vômito, diarreia etc., usar soro fisiológico (0,9%) a não ser que haja insuficiência hepática (ver adiante) ou se Na^+ estiver fora da faixa normal (↓ ou ↑).

Sempre obter auxílio sênior se não tiver certeza, uma vez que líquidos incorretamente prescritos podem ser tão perigosos quanto qualquer outra droga usada incorretamente.

Necessidades individuais de líquidos e eletrólitos podem diferir substancialmente de acordo com:
- Hábito corporal, idade, ingestão oral residual, se sob múltiplas drogas iv (as quais algumas vezes são dadas com quantidades importantes de líquido).
- Perdas insensíveis (normalmente cerca de 1 litro/dia). Perdas ↑ pela pele em caso de febre ou queimaduras. ↑ perdas pulmonares em hiperventilação ou queimaduras por inalação.
- Perdas GI (normalmente cerca de 0,2 litro/dia). Qualquer vômito (↑ conteúdo de Cl^-) ou diarreia (↑ conteúdo de K^+) deve ser levado em conta, bem como causas menos óbvias, p. ex., íleo, fístulas.
- Desvios de compartimentos líquidos, esp vasodilatação em caso de choque distributivo se houver sepse/anafilaxia.

CONSIDERAÇÕES SOBRE K^+
Não dar a > 10 mmol/h iv a não ser que K^+ esteja perigosamente baixo, quando ele pode ser dado mais rapidamente (ver p. 257).

Pacientes cirúrgicos pós-op frequentemente necessitam de menos K^+ nas 1ªs 24 h, uma vez que K^+ é liberado por necrose celular (∴ proporcional à extensão da cirurgia).

SUGESTÕES ÚTEIS
- Verificar o seguinte antes de prescrever qualquer líquido iv:
  - *Marcadores clínicos de hidratação:* temperatura, turgor da pele, membranas mucosas, turgência de jugulares (JVP), edema periférico, edema pulmonar (estertores nas bases). Fáceis de desperceber, todavia sinais simples e úteis!
  - *Entrada e saída (balanço) recente:* se preocupado, pedir às enfermeiras para começarem um mapa de balanço hídrico estrito. Considerar também começar um gráfico de peso diário.
  - U&Es recentes, esp K^+. Pode usar VBG (gasometria venosa) para obter um resultado urgente, antes que exames de sangue estejam disponíveis.
- Em geral, incentivar líquidos orais (frequentemente desprezados no ED.): a homeostasia (se normal) é mais segura, de menor custo e consome menos tempo do médico/enfermagem do que líquidos iv. Cuidado com choque, vômito, diarreia ou íleo (líquido iv será necessário); ↓ deglutição; sobrecarga de líquido (esp se HF ou RF; ↓GCS ; ou se houver distúrbios da homeostasia (esp SIADH).
- Tomar extremo cuidado com insuficiência de órgão importante:
  - *Insuficiência cardíaca:* o coração pode rapidamente ficar "sobrecarregado" e ⇒ LVF aguda. Mesmo se não atualmente em HF, precaução se predisposto (p. ex., Hx de HF ou IHD).
  - *Insuficiência renal:* a não ser uma causa pré-renal (p. ex., hipovolemia), não dar mais líquido do que a função renal residual é capaz de lidar. Obter ajuda de médico experiente ou nefrologista se estiver preocupado; bom Mx hídrico influencia grandemente os resultados neste grupo. Usar soro fisiológico a não ser que obtida orientação de especialista.
  - *Insuficiência hepática:* frequentemente é preferível usar glicose 5%. Na^+ sérico pode estar ↓, mas Na^+ corporal total frequentemente está ↑. Soro fisiológico adicional acabará no compartimento errado (p. ex., líquido peritoneal ∴ ↑ ascite) mas pode ser essencial para assegurar perfusão renal (RF frequentemente coexiste).
- Se em dúvida, dar "desafios líquidos": pequenos volumes (normalmente 200–500 mL) de líquido durante curtos períodos de tempo, para ver se a resposta clínica da BP, débito urinário ou função ventricular esquerda é benéfica ou deletéria antes de se comprometer com uma estratégia de hidratação a longo prazo.

Pode ser difícil obter toda esta informação em função do tempo. A dica é saber quando tomar extremo cuidado. Seja particularmente cuidadoso se você não conhece o paciente, *i. e.*, uma transferência, e seja precavido quando solicitado a "simplesmente receitar outra bolsa" sem rever o paciente. Você pode ser solicitado a prescrever líquidos quando não são mais necessários ou mesmo quando eles podem ser nocivos. Para poupar tempo daqueles de plantão para a enfermaria (e para ↑ as probabilidades de o seu paciente obter líquidos apropriados), deixe instruções claras com a enfermagem e na prescrição médica para tanto tempo quanto puder ser sensivelmente previsto (especialmente em fins de semana/feriados longos).

INSULINA

Ver página 241 para tratamento de DKA e HHS.

TIPOS

Muitos tipos existem de insulina, com diferenças na cronologia de início **I**, máximo **M** e duração **D** de ação.

Uso agudo, p. ex., escala móvel (ver adiante), controle agudo:
- **Solúveis** (também conhecidas como normais/neutras) podem ser dadas iv (e sc como outros tipos), p. ex., Actrapid, Humulin S:
  - **iv**: **I/M** imediato, **D** 0,5 h.
  - **sc**: **I** 0,5–1 h, **M** 2–4 h, **D** 6–8 h.

Uso em manutenção, *i. e.*, controle normal (sc somente):
- **Aspart** (NovoRapid), **lispro** (Humalog) ou **glulisina** (▼ Apidra): análogas humanas recombinantes. Início rápido ⇒ ↑ flexibilidade de alimentação (pode-se dar imediatamente antes de refeições; outros tipos de insulina sc devem ser dados 30 min antes), ↓ duração ⇒ menos hipoglicemias (esp antes de refeições). **I** 0,25 h, **M** 1–3 h, **D** 2–5 h. + geralmente dadas com insulina intermediária ou de ação longa (esquema "basal/*bolus*").
- **Isófana:** ação intermediária, p. ex., Humulin I, Insulatard ou Insuman Basal, predominantemente dadas 2 v/d.
- **Glargina:** insulina recombinante de ação longa com absorção retardada e prolongada do local de injeção sc ⇒ suprimento basal constante, mais "fisiológico"; predominantemente dada 1 v/d, mas pode ser dividida em aplicação 2 v/d (p. ex., Lantus).
- **Detemir:** análoga de ação longa. Liga-se a albumina e tem ação diferente daquela da glargina, mas vantagens semelhantes. Dar 1 v/d ou 2 v/d (p. ex., Levemir).

INSULINA 199

Insulinas bifásicas: contêm misturas de insulina de ação intermediária ou longa (p. ex., isófana) com insulina solúvel de ação curta (p. ex., aspart ou lispro); p. ex., Humalog Mix 25, Humulin M3, Insuman Comb 15, Insuman Comb 25, Novomix 30. Geralmente dadas 2 v/d (às vezes 1 v/d).

Insulinas de ação curta: também podem ser dadas por infusão contínua sc, usando uma bomba portátil, a qual aplica insulina basal com *bolus* ativados pelo paciente.

INSULINA POR ESCALA MÓVEL

= Insulina ivi com velocidade variável. Objetivo é controle ótimo da glicemia em diabéticos se (i) NBM/pré-operatório, (ii) MI*/ACS*, (iii) doença grave concomitante (p. ex., sepse), (iv) recuperação após DKA/HHS.

Ver página 241 sobre DKA na qual uma velocidade fixa ivi é recomendada em vez de escala móvel (não universal, portanto obedecer aos protocolos locais).

Como escrever uma escala móvel de insulina em um mapa de medicação

Data/Hora	Líquido de infusão	Volume	Aditivos se algum Droga e dose	Velocidade de admin.	Duração	Assin. do méd.	Hora de início	Hora completada	Ajustado por assin.	Lote Nº
01/08	Soro fisiológico	50 mL	ACTRAPID 50 unidades	Como abaixo		TN				
01/08	Soro glicosado	1 litro								
		CBG (= BM)	INSULINA ivi (mL/h)							
		0–4	0,5 (+ chamar Dr se CBG < 2,5)							
		4,1–7	1							
		7,1–9	2							
		9,1–11	3							
		11,1–13	4							
		≥ 13,1	6							
Sempre utilizar glicosalino (glicose 4% + cloreto de sódio 0,18%, ivi a 125 ml por hora se CBG (BM) < 15.										

Figura 3.2 Mapa de medicação, mostrando escala móvel.

> Esta é uma conduta e ∴ sugerida apenas como um esquema *inicial* necessidades variarão amplamente entre os indivíduos e dentro de um indivíduo com a passagem do tempo (esp com doença intercorrente, p. ex., infecção). Revisão e ajustes regulares são essenciais – ver adiante. Utilize o protocolo do seu hospital sempre que possível.

Pontos importantes
- Considerar cuidadosamente a necessidade de iniciar uma escala móvel, especialmente se paciente alimentando-se normalmente e nenhuma outra indicação obrigando.
- Uma escala móvel mal administrada ⇒ glicose flutuando e ↑ duração da internação, insulina SOS não recomendada em virtude do risco de hipoglicemia.
- ☠ Ao prescrever qualquer insulina, nunca abreviar a palavra "unidades" com "U" (porque "U" pode ser erradamente tomado por "0" levando a um erro de dose de 10 vezes) ☠.
- Checar a patência da cânula antes de ajustar a escala móvel (se não funcionar poderia ser porque glicemia (BG) não melhora/↓).
- Dar glicose 5% ou solução glicosalina (glicose 4% com cloreto de sódio 0,18%, ou glicose 5% com soro meio-fisiológico (cloreto de sódio 0,45%) e 0,15% KCl) ivi a 125 mL/h quando CBG < 15 mmol/L. Se RF ou HF branda dar glicose 5% ivi a uma velocidade mais lenta. Se HF grave dar glicose 10% (preferivelmente via linha central) a 60–70 mL/h. O conteúdo de KCl deve ser ajustado de acordo com as necessidades individuais.
- Discutir claramente com a equipe de enfermagem a frequência requerida de medição de CBG. Pacientes mais graves necessitam CBGs cada 1 h, idealmente com leituras regulares (cada 2–4 h) da BG no laboratório (para confirmar a exatidão). Se não estiver tão doente e CBGs estáveis, checar a cada 2–4 h.
- Parar hipoglicemiantes orais, mas lembrar-se de os reintroduzir antes de cessar a escala móvel!

*NB: glicose = dextrose. Soluções de glicose de baixa concentração costumavam ser chamadas soluções de dextrose; isto já caiu em desuso.

Dose inicial de insulina e ajustes
Prescrever 50 unidades de insulina solúvel (Actrapid ou Humulin S) em 50 mL de soro fisiológico (NaCl 0,9%) para correr por meio de bomba infusora de acordo com um dos esquemas (A, B, C, D) abaixo.

Preparar a linha lavando-a com 5 mL da solução antes de conectar ao paciente (uma vez que a tubulação de plástico adsorve insulina) ∴ volume restante será 45 mL.

1. Começar com esquema A, a não ser que haja resistência grave à insulina (*i. e.,* normalmente leva ≥ 100 unidades insulina sc/dia), caso no qual começar com B.
2. Se BG (glicemia) > 10 (ou > 7 durante MI agudo, quando BG alvo ainda é mais baixa) por 3 testes horários consecutivos e estiver ↑ (ou ↓ < 25% na última hora), subir um degrau seguinte na escala móvel (*i. e.,* se em A, subir para B; se em B, subir para C etc.).
3. Se BG (glicemia) < 3,5 mmol/L, descer para o degrau seguinte na escala (*i. e.,* se em B, descer para A; se em C, descer para B etc.).

CBG (= glicemia)	Insulina ivi (unidades/h)			
	Esquema A	Esquema B	Esquema C[b]	Esquema D[b]
0,0–4,0[a]	0,5	0,5	0,5	0,5
4,1–7,0	1	2	3	4
7,1–9,0	2	4	6	8
9,1–11,0	3	6	9	12
11,1–13,0	4	8	12	16
> 13,0	6	12	18	24

[a]Parar ivi por 15 min se hipoglicemia grave (CBG < 2,5 ou sintomas) e dar Rx como na p. 251. De outro modo, tratar mais delicadamente com glicose 5–10% ivi e manter infusão de insulina (esp se DKA).
[b]Raramente necessário; usado principalmente em pacientes com grave resistência à insulina (*i. e.,* sob mais de 100 unidades insulina/dia antes da admissão).
(Reproduzido com permissão de Professor S Kumar, Dr A Rahim e Dr P Dyer, Endocrinology Department, University of Warwick Medical School).

Saindo de uma escala móvel
Uma vez se alimentando/bebendo normalmente e CBGs normais/estáveis, considerar sair da escala móvel. Isto raramente é realizado dentro do ED. (mais comumente ocorre na enfermaria).
- Pós-DKA, retornar somente se sangue livre de cetonas e pH de volta ao normal.
- Evitar hipoglicemias continuando ivi até 1ª dose sc começar a funcionar (geralmente 10–30 min). Sempre mudar de iv para sc antes de uma refeição.

Como iniciar esquema sc (sempre consultar médico sênior se não tiver certeza):

1. Calcular necessidades diárias duplicando o número de unidades usadas nas últimas 12 h pela escala móvel. Observar que líquidos foram dados durante este período.
2. Começar esquema sc 4 v/d. Se paciente estiver bem e CBGs estáveis, este passo pode ser omitido (*i. e.,* ir direto para um esquema 2 v/d). Dar 1/3 da dose diária total às 22 h (como insulina intermediária, isófana ou de longa ação, p. ex., glargina ou determir) e dar os restantes 2/3 (como insulina solúvel de ação curta) divididos igualmente entre doses pré-desjejum, pré-almoço e pré-refeição noturna.
3. Ou começar um esquema sc 2 v/d: dar 60% da dose diária pré-desjejum e os 40% restantes pré-refeição da noite, ambas as doses sob a forma de insulina bifásica 30/70 (p. ex., Humulin M3).

ANTICOAGULANTES

HEPARINA

Rx/Px imediatos e a curto prazo de TE. Dois tipos principais: heparinas de baixo peso molecular (LMWHs) e heparina não fracionada. Também usada em ACS (ver p. 218).

LMWHs

Dar sc. ↑ conveniência (↓ monitoramento, pode-se dar a pacientes ambulatoriais). ↓ incidência de HIT* e osteoporose em comparação com heparina não fracionada, de modo que agora são preferidas para a maioria das indicações (esp MI/ACS, Rx de DVT/PE e pré-cardioversão de AF). Tipos incluem:

- Enoxaparina (Clexane), dalteparina (Fragmin) e tinzaparina (Innohep) são as mais comuns. Cada hospital tende a usar uma em particular; perguntar ao pessoal da instituição de saúde em particular qual eles têm em estoque ou contactar a farmácia.
- Profilaxia não necessita de acompanhamento, mas não usar > 7–10 dias se creatinina > 150.

Monitoramento do tratamento com LMWH

Por meio de ensaio de anti-Xa máximo: geralmente necessário apenas se comprometimento renal (*i. e.,* creatinina > 150), gravidez ou extremos de P

ANTICOAGULANTES

(i. e., < 45 kg ou > 100 kg. Colher amostra 3–4 h pós-dose, o que, portanto, é geralmente feito nas enfermarias.

> **HIT* = trombocitopenia induzida pela heparina**
> Muito mais comum com heparina não fracionada, mas pode ocorrer com todas as heparinas. Vigiar contagem de plaquetas ↓. Obter auxílio de médico experiente se preocupado. Discutir investigação e Mx com hematologista.
> Se confirmada HIT, parar heparina imediatamente – pode-se substituir por danaparoide (**Orgaran**) ou lepirudina (**Refluden**).

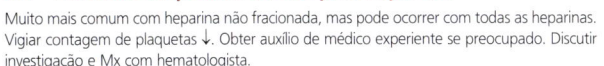

HEPARINA NÃO FRACIONADA

Dada iv*: rapidamente reversível (imediatamente se dada protamina; ver p. 205), o que é útil se paciente em ↑ risco de sangramento, ou após uso de circuitos extracorpóreos como hemodiálise ou *bypass* cardiopulmonar.

- Também é usada com fibrinolíticos recombinantes em AMI, mas devido à dificuldade para manter na faixa terapêutica, LMWH é cada vez mais preferida quando possível – discutir com sênior.
- *Pode ser dada sc (apenas para Px), mas agora em grande parte substituída por LMWH.

Começando heparina não fracionada iv

1. *Carga com 5.000** unidades em bolus iv:* prescrever na seção "uma vez somente" do mapa de medicação (dar 10.000** unidades em PE grave).
2. Ajustar ivi em 15–25 unidades/kg/h: geralmente = 1.000–2.000 unidades/h. Uma velocidade inicial aceitável é 1.500 unidades/h, a qual pode ser obtida adicionando 25.000 unidades de heparina a 48 mL de soro fisiológico para fazer 50 mL de solução (500 unidades/mL), em seguida correr a 3 mL/h por bomba injetora.
3. Isto pode ser escrito como se segue:

Data	Líquido de infusão	Volume	Aditivos se algum Droga e dose	Velocidade de admin.	Duração	Assin. do méd.	Hora de início	Hora completada	Ajustado por assin.	Lote Nº
01/08	Soro fisiológico	50 mL	HEPARINA 25.000 unidades			TN				
	veicular a 3 mL por hora em ivi									

Figura 3.3 Mapa de medicação mostrando como escrever infusão intravenosa de heparina.

> **NB**
> Aplicação para tratamento concomitante com fibrinolíticos (de acordo com as diretrizes da ESC) é ligeiramente diferente; ver p. 222.

Monitoração

Por meio da razão de APTT (= Tempo de Tromboplastina Parcial Ativada do plasma do paciente dividido pelo do plasma controle). Os resultados podem (raramente) ser dados sob a forma do APTT exato do paciente: a faixa normal é 35–45 s. Você então precisa calcular a relação: use o meio da faixa normal do seu lab (p. ex., 40 s) para os seus cálculos.

A razão-alvo é comumente 1,5–2,5, mas isto pode variar: verifique o protocolo do seu hospital e vise o meio da faixa.

NB: não existe consenso nacional (que dirá então internacional) sobre os métodos para medir APTT de modo que os resultados ainda não estão padronizados!

Não colher amostra do braço com o gota a gota (a não ser que de local distal à ivi).

Embora geralmente feita na enfermaria de pacientes internados, verificar a razão de APTT após 6 h, a seguir 6–10 h até estável, e a seguir diariamente no mínimo, ajustando ao seguinte esquema: (com base na *razão* de APTT dentro da faixa terapêutica de 1,5–2,5).

Razão de APTT	Ação
< 1,2	Dar *bolus* iv de 5.000 unidades e ↑ivi em 200–250 unidades/h
1,2–1,5	Dar *bolus* iv de 2.500 unidades e ↑ivi em 100–159 unidades/h
1,5–2,5	Nenhuma alteração
2,5–3,0	↓ivi em 100–150 unidades/h
> 3,0	Parar ivi durante 1 h e a seguir reiniciar ivi, ↓ por 200–250 unidades/h

Ajustes são feitos de modo mais seguro escrevendo-se uma prescrição ivi nova a uma potência diferente, mas o mesmo efeito pode também ser obido calculando-se a mudança apropriada de velocidade na prescrição original.

Velocidade variável de ivi: usando prescrição fixa de 25.000 unidades de heparina em 50 mL de soro fisiológico:

Velocidade desejada de heparina ivi (unidades/h)	Velocidade da ivi (mL/h)	Velocidade desejada de heparina ivi (unidades/h)	Velocidade da ivi (mL/h)
1.000	2,0	1.500	3,0
1.050	2,1	1.550	3,1
1.100	2,2	1.600	3,2
1.150	2,3	1.650	3,3
1.200	2,4	1.700	3,4
1.250	2,5	1.750	3,5
1.300	2,6	1.800	3,6
1.350	2,7	1.850	3,7
1.400	2,8	1.900	3,8
1.450	2,9	1.950	3,9

Excesso de tratamento/superdose (todas as heparinas)

Se houver sangramento importante, parar heparina e observar: heparina iv tem curto $t_{1/2}$ (30 min–2 h), de modo que os fx desapareçam rapidamente.

Se sangramento continuar ou for ameaçador à vida, considerar protamina iv (1 mg para 80–100 unidades de heparina a serem neutralizadas como ivi ao longo de 10 min. ↓ doses se dando > 15 min após parada a heparina). Buscar auxílio perito do plantão de hematologia se tiver alguma dúvida!

NB: protamina é menos efetiva contra LMWH, e pode ser necessária administração repetida.

▼ FONDAPARINUX

Novo anticoagulante parenteral (pentassacarídeo sintético). Liberado para uso em Rx de VTE e MI/ACS e Px de VTE em pacientes clínicos e pacientes submetidos à cirurgia ortopédica ou abdominal. Não é necessário monitoramento.

Também útil para Px de VTE em pacientes com história de HIT* ou alergia à heparina. Ver BNF/SPC para posologia. NB: Precaução em RF ou LF.

WARFARINA

Pacientes raramente são inicialmente tratados com warfarina enquanto no ED, mas podem-se apresentar aguardando uma INR (ver abaixo) e necessitar prescrição da dose nesse dia.

Fundamentos

Anticoagulante oral para Rx/Px a longo prazo de TE: o carregamento (ver abaixo) geralmente leva vários dias e, inicialmente, é protrombótico, e heparina (LMWH), que é efetiva imediatamente, é usada como cobertura a curto prazo até serem atingidos níveis terapêuticos.

Monitoração

Usar INR = razão do PT (tempo de protrombina) do paciente para um controle elevada à potência de uma variável dependente dos reagentes exatos usados em cada lab.

Uma INR-alvo é estabelecida ao início do Rx, de acordo com a indicação (ver abaixo); variações de ± 0,5 são aceitáveis.

Diretrizes do BCSH para INRs-alvos. Adaptado com permissão de *British Journal of Haematology* 2011;**154**(3):311–24.

Indicação	INR-Alvo (± 0,5)
DVT/PE[a]	2,5
Trombofilia (se sintomática)[b]	2,5
Hemoglobinúria noturna paroxística (PNH)[c]	2,5
AF[d] (ou outras causas de êmbolos cardíacos[e])	2,5
Válvulas cardíacas bioprotéticas[f]	2,5
Válvulas cardíacas mecânicas[g]	3,5

[a]Tratar por = 6 semanas se trombose venosa de panturrilha, por = 3 meses se provocada proximal (fibular ou acima).
DVT/PE, por = 6 meses ou toda a vida se TE venoso idiopático ou fatores de risco permanentes.
Se DVT/PE recorrente enquanto sob Rx terapêutico, visar à INR = 3,5. Discutir toda outra além da 1ª apresentação com serviço de anticoagulação.
[b]Trombose arterial na síndrome antifosfolipídica é exceção com INR 3,5.
[c]Hemoglobinúria noturna paroxística (PNH); apenas sob orientação de consultor hematologista.
[d]Manter INR > 2,0 durante 3 semanas antes e 4 semanas depois de cardioversão eletiva com DC.
[e]Cardiomiopatia dilatada, trombo mural pós-MI ou valvopatia reumática.
[f]Somente nos primeiros 3–6 meses pós-inserção de válvula a critério de cada centro.
[g]Válvulas aórticas de nova geração INR -alvo 3,0.
Embora não conste nas diretrizes do BCSH, uma INR -alvo de 2,5 é amplamente concordada para síndrome nefrótica (geralmente uma vez que albumina < 20 g/L).

Começando Rx com warfarina i. e. para trombose aguda: (raramente feito no ED.)

Checar INR antes da 1ª dose e cada dia por 4 dias, então avaliar estabilidade da INR e ajustar de acordo; se sob LMWH, não parar até 2 dias após INR terapêutica ter sido alcançada.

ANTICOAGULANTES

Para esquemas de carga, quando possível usar as diretrizes do seu próprio hospital, uma vez que estas frequentemente variam. Caso contrário, é sensato usar as diretrizes do BCSH:

Esquema de carregamento com warfarina. Adaptado com permissão do grupo BMJ segundo Fennerty A et al. BMJ 1984;288:1268–1270

Dia 1		Dia 2		Dia 3		Dia 4	
INR	Dose (mg)	INR	Dose (mg)	INR	Dose (mg)	INR	Dose[a] (mg)
< 1,4	10	< 1,8	10	< 2,0	10	< 1,4	> 8
		1,8	1	2,0–2,1	5	1,4	8
		> 1,8	0,5	2,2–2,3	4,5	1,5	7,5
				2,4–2,5	4	1,6–1,7	7
				2,6–2,7	3,5	1,8	6,5
				2,8–2,9	3	1,9	6
				3,0–3,1	2,5	2,0–2,1	5,5
				3,2–3,3	2	2,2–2,3	5
				3,4	1,5	2,4–2,6	4,5
				3,5	1	2,7–3,0	4
				3,6–4,0	0,5	3,1–3,5	3,5
				> 4,0	0	3,6–4,0	3
						4,1–4,5	Pula 1 dia então 2 mg
						> 4,5	Pula 2 dias então 1 mg

[a] Dose de manutenção predita.

> ### Situações nas quais a dose (especialmente de carga) pode necessitar de revisão
>
> ↓ **dose:** se idade > 80 anos, LF, HF, pós-op, desnutrição, ↑INR básica ou tomando drogas que potencializam warfarina, assim verificar quanto ao símbolo **W +** neste livro (inclui quase todos os antibióticos).
>
> ↑ **dose:** se tomando drogas que inibem warfarina, assim verificar quanto ao símbolo **W−** neste livro.
>
> **Substancias herbáceas/drogas não de receituário:** podem ter interações importantes – sempre perguntar aos pacientes se tomam qualquer um deles, uma vez que eles podem não conceber a importância (p. ex., glicosamina pode ↑INR). Verificar cada um com o escritório de informação de drogas do seu hospital quanto ao significado.
>
> **Álcool e dieta:** podem afetar a posologia, especialmente se a ingestão varia em relação à faixa terapêutica de um indivíduo.
>
> *É uma concepção errônea comum que o BMI influencia a resposta.*

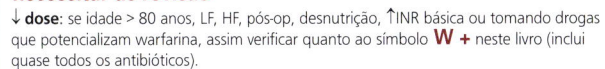

Carregamento lento: *dar 3–5 mg por 5–7 dias*, o que atinge níveis terapêuticos com menos ultrapassagem e pode ser preferível para iniciação de pacientes externos em fibrilação atrial. (BCSH guidelines 3rd edition 2005 update www.bcshguidelines.com)

Interrupção da warfarina

Se interrompendo warfarina (p. ex., antes de cirurgia/procedimento), avaliar o risco trombótico e usar "ponte" de anticoagulação com LMWH conforme necessário; não recarregar pós-op como acima, mas reiniciar à dose usual + 50% por 2 dias, então retornar à dose usual *se não houver contraindicações* (p. ex., sangramento/tomando drogas **W +**).

> Fazer alterações de doses pequenas infrequentes a não ser que INR perigosamente alta ou baixa. "Pilotar um superpetroleiro" é uma boa analogia; frequentemente, há uma demora importante entre as alterações de doses e seus fx, portanto não fique mudando!

Warfarina e gestação

Warfarina é contraindicada no começo da gestação (teratogênica durante semanas 6–12). Mulheres em idade reprodutiva devem ser aconselhadas por um especialista antes de planejar gravidez (inc informadas para fazer teste de gravidez quando quer que a menstruação esteja > 2 dias atrasada).

Qualquer mulher que esteja grávida e tomando warfarina precisa ser convertida imediatamente para LMWH sob orientação de especialista.

> ### *Tratamento excessivo/superdose*
> *Procurar auxílio perito de médico experiente ou plantão de hematologia uma vez que excs de vitamina K tornará difícil uma nova anticoagulação. O fx pode durar semanas ∴ ⇒ ↑ risco de recorrência da condição para a qual warfarina foi iniciada.*

Recomendações para Mx de excesso de warfarina (diretrizes do BCSH). Adaptado com permissão de *British Journal of Haematology* 2011;154(3): 311–24

INR	Ação
3,0–6,0 se alvo 2,5 (4,0–6,0 se alvo 3,5)	↓ dose ou parar warfarina; recomeçar quando INR < 5,0
6,0–8,0 e ausência/pequeno sangramento	Parar warfarina; recomeçar quando INR < 5,0
> 8,0 e ausência/pequeno sangramento	Parar warfarina; recomeçar quando INR < 5,0
	Se outros riscos de sangramento (p. ex., idade > 70 anos, Hx de complicações hemorrágicas *ou* doença hepática) dar fitomenadiona (vit K_1) 0,5 mg[a] iv ou 5 mg vo
Sangramento importante, p. ex. ↓ Hb ou instabilidade hemodinâmica	Parar warfarina
	Fitomenadiona (vit K_1) 5 ou 10 mg iv, repetindo 24 h mais tarde se necessário
	Concentrado de complexo protrombínico 30–50 unidades/kg não excedendo 3.000 unidades (se não disponível dar FFP[b] 15 mL/kg)

[a] Desde a publicação das diretrizes BCSH alguns aconselham doses maiores de vit K_1 iv, p. ex., 2 mg.
[b] Embora não declarado nas diretrizes do BCSH, notar que FFP não é completamente efetivo para reversão de warfarina.

DABIGATRANA

Etexilato de dabigatrana (▼ Pradaxa), um inibidor direto da trombina, é um novo anticoagulante oral licenciado para administração 1 vez ao dia para tromboprofilaxia prolongada após artroplastia total eletiva de joelho ou quadril[NICE].

Embora ele não exija monitoração do fx anticoagulante, e tenha menos interações droga-alimentos do que a warfarina, pode impor um desafio em um paciente com um problema agudo como um sangramento intracraniano, uma vez que não é reversível (diferentemente da warfarina).

NB: precaução em LF ou RF. Notar que também pode ser associado a um risco aumentado de MI ou ACS.

ESTEROIDES

CORTICOSTEROIDES
Drogas sistêmicas comumente usadas incluem:

Droga	Dose equivalente	Principais usos
Prednisona	5 mg	Asma aguda/COPD, artrite reumatoide (vo)
Metilprednisolona	4 mg	Exacerbações agudas de artrite reumatoide/MS (iv)
Dexametasona	750 microgramas	↑ICP, CAH, Dx de Cushing (iv/vo)
Hidrocortisona	20 mg	Asma aguda/COPD (iv)

Efeitos terapêuticos
Predominam fx glicocorticoides; fx mineralocorticoides de todos estes são brandos, à parte a hidrocortisona (tem fx moderados) e a dexametasona (tem mínimos fx ∴ usada quando retenção de H_2O e Na^+ são particularmente indesejáveis, p. ex., ↑ICP).

Efeitos colaterais: (*i. e.,* síndrome de Cushing!)
- *Metabólicos:* retenção de Na^+/líquido*, hiperlipoproteinemia, leucocitose, balanço negativo de K^+/Ca^{2+}/nitrogênio, anormalidades hidreletrolíticas generalizadas.
- *Endócrinos:* hiperglicemia/↓GTT (pode ⇒ DM), supressão suprarrenal.
  - *Adiposidade*:* obesidade troncular, fácies lunar, coxins adiposos interescapular ("giba de búfalo") e supraescapular.
  - *Pele:* hirsutismo, equimose/púrpura, acne, estrias, ↓ cicatrização, telangiectasia, emagrecimento.
  - *Outros:* impotência, irregularidades menstruais/amenorreia, ↓ crescimento (criança), ↑ apetite*.
- *GI:* pancreatite, úlcera péptica/esofágica: dar PPI se sob ↑ doses.
- *Cardíacos:* HTN, CCF, ruptura miocárdica pós-MI, TE.
- *Musculoesqueléticos:* miopatia proximal, osteoporose, fraturas (pode ⇒ necrose avascular).
- *Neurológicos:* ↑ epilepsia, ↑ICP/papiledema (esp crianças em retirada de corticosteroides).
- Ψ: Δ humor (↑ ou ↓), psicose (esp a ↑ doses), dependência.
- *Oculares:* cataratas, glaucoma, adelgaçamento corneano/esclerótico.

- *Infecções:* ↑ suscetibilidade, ↑ rapidez (↑ gravidade à apresentação), reativação de TB, ↑ risco de varicela/zóster/sarampo.

> **SEs são dependentes da dose**
> Se paciente estiver sob alta dose, certificar-se de que isto é intencional: é possível em doenças flutuantes (p. ex., inflamatórias) um paciente ser deixado com altas doses por engano. Procurar conselho especialista se não tiver certeza.
> Se sob Rx a longo prazo considerar dar Ca/suplementos de vit D/bisfosfonato para ↓ risco de osteoporose, e PPI para ↓ risco de ulceração GI.

> **Precauções**
> Estas podem predominantemente ser elaboradas a partir dos SEs. Tomar cuidado se o paciente já tiver qualquer condição que seja um SE potencial. Corticosteroides sistêmicos são CI em infecções sistêmicas (sem cobertura antibiótica).
> NB: evitar vacinas vivas. Se nunca teve varicela, evitar exposição.

Interações
Aplicam-se a todos os Rx sistêmicos. fx podem ↓ por rifampicina, carbamazepina, fenitoína e fenobarbital. fx podem ser ↑ por eritromicina, cetoconazol, itraconazol e ciclosporina (cujos próprios fx são ↑ pela metilprednisolona).
↑ risco de ↓K^+ com anfotericina e digoxina.

Efeitos da retirada
Supressão súbita pode precipitar insuficiência suprarrenal aguda (= crise addisoniana; ☠ pode ser fatal ☠ ver p. 245): ↓BP, ↑HR, hipotensão postural, fraqueza, mialgia, dor abdominal, vômito, ↓ peso, confusão levando ao coma, e alterações eletrolíticas características, com ↓BG, ↓Na^+, ↑K^+, ↑ ureia, ↑Ca. Observar que infecção intercorrente/AMI/trauma também podem precipitar uma crise addisoniana.

∴ necessário retirar corticosteroides lentamente se paciente teve > 3 semanas Rx ou uma série mais curta dentro de 1 ano de parar Rx de longo prazo), outras causas de supressão suprarrenal, receberam altas doses (> 40 mg 1 v/d de prednisolona ou equivalente), ou repetidas doses à noite, ou tratamento repetido.

Assim doença intercorrente, trauma, cirurgia também necessitam ↑ doses para evitar abstinência relativa.

Cartão de Rx esteroide deve ser portado por todos os pacientes sob Rx prolongado.

MINERALOCORTICOIDES, p. ex., fludrocortisona

Usados para doença de Addison e deficiência corticossuprarrenal aguda (mas raramente necessários para hipo-hipofisarismo).

Também são usados para hipotensão ortostática/postural. Principais SEs são retenção de H_2O/Na^+.

SEDAÇÃO NO ED

SEDAÇÃO AGUDA

Considerar para o paciente agudamente agitado, conturbado ou violento no ED.

Nota: sedação e analgesia antes de um procedimento breve doloroso encontram-se descritas na página 176.

Pontos importantes
Delírio (estado confusional agudo)

- Delírio é o início abrupto de obnubilação da consciência que pode flutuar, desorientação no tempo e no espaço, memória prejudicada, alucinações visuais, olfatórias ou tácteis e ilusões.
  Há agitação, irritabilidade, labilidade emocional e má compreensão.
- Procurar e tratar hipóxia, intoxicação ou abstinência de droga (esp álcool/opioides), sepse incluindo meningite, evento cerebral inc. trauma, causas endócrinas e metabólicas (esp. hipoglicemia).

Paciente violento ou conturbado

- Mais comumente resultado de intoxicação alcoólica, ou outras drogas recreacionais como cocaína, anfetaminas ou fenciclidina. Outras causas inc doença mental como mania ou esquizofrenia paranoide, bem como delírio agudo como acima (sempre checar uma CBG e sinais vitais quando possível).
- Uma sala calma bem iluminada e tranquilização verbal pode ser tudo que se faz necessário. Chamar ajuda de médico experiente precocemente. Continuar com uma "demonstração de força", com contenção física como último recurso.
- Medicações orais devem ser tentadas se possível, antes de parenterais.

Há duas escolhas principais – benzodiazepinas e antipsicóticos: ☺ bom para/razões para escolher; ☹ mau para/razões para não dar.

Benzodiazepinas
- ☺ Abstinência de álcool, ansiedade.
- ☹ Doença respiratória (⇒ depressão respiratória; cuidado se COPD/asma), idoso (⇒ quedas e raramente agitação paradoxal/agressão, mas pode-se usar com precaução/↓ doses).
- *Lorazepam* 0,5–1 mg vo/im/iv (máximo 4 mg/24 h). Ação mais curta que diazepam ∴ melhor se comprometimento hepático.
- *Diazepam* 2–5 mg vo/iv (se iv preferivelmente como Diazemuls ou 10–20 mg pr. Pode-se ↑ doses[SPC/BNF] esp se tolerância/muita exposição prévia a benzodiazepinas.
- *Midazolam* 1,0–7,5 mg iv: titular para cima lentamente, de acordo com a resposta. Desaparece relativamente rápido.

Antipsicóticos
- ☺ Tomando benzodiazepinas, idoso (usar com cautela, esp se ↑ risco de CVA), delírio (não abstinência de álcool), psicose (p. ex., alucinações/delírio/esquizofrenia).
- ☹ Virgem de tratamento com antipsicóticos, abstinência de álcool, doença cardíaca, distúrbios do movimento (esp Parkinson; fx extrapiramidais novos são também comuns – ver p. 264).
- *Haloperidol* 0,5–5 mg vo (ou im/iv se necessário). 1–2 mg é dose inicial sensata para delírio em idoso. 5 mg são seguros para psicose aguda em adultos jovens. Máximo 18 mg im ou 30 mg vo em 24 h.
- Se suspeitada *esquizofrenia aguda* usar antipsicótico atípico como 1ª linha[NICE], p. ex., olanzapina 10 mg vo (⇒ ↓SEs) – agora também disponível im.

DROGAS CONTROLADAS

Estas drogas raramente, se alguma vez, são prescritas para levar para casa do ED., exceto para dor aguda grave ou cuidado paliativo. NB: usuários crônicos de drogas controladas devem *somente* receber novos suprimentos de clínicos autorizados/licenciados.

Nota: "Exigências de prescrição" especiais se aplicam no UK a drogas "escala" 1, 2 ou 3 somente, as mais prováveis das quais que poderiam ser receitadas por um médico residente sendo morfina, diamorfina, fentanil, metadona, oxicodona (e menos comumente buprenorfina ou petidina). O seguinte tem que ser escrito "de modo a ficar permanente, p. ex., escrito à mão, digitado ou gerado por computador" (*NB: esta é uma mudança recente em relação a anteriormente, quando tinha que ser escrito à mão – só a assinatura agora necessita ser escrita à mão*):

- Data.
- Nome e endereço completos do paciente e, quando apropriado, a idade.
- Nome da droga mais sua forma* (e quando apropriado, concentração).
- Esquema posológico (NB: a instrução "tomar um conforme instruído" constitui uma dose, mas "conforme instruído" não constitui).
- Quantidade total de droga a ser dispensada em palavras e números (p. ex., para morfina 5 mg 4 v/d durante uma semana (5 mg × 4 vezes por dia × 7 dias = 140) escrever: "140 miligramas = cento e quarenta miligramas").
- Endereço do prescritor tem que ser especificado (já deve estar no formulário de receituário, p. ex., endereço do hospital).

*Omissão da apresentação (p. ex., comprimido/líquido/adesivo) é uma razão comum para uma receita inválida. Ela frequentemente é pressuposta óbvia a partir da prescrição (p. ex., fentanil como um adesivo ou Oramorph como um líquido), mas ainda tem que ser escrita mesmo se existir unicamente uma forma (apresentação).

Estas exigências *não* se aplicam a temazepam (apesar de ser escala 3), drogas escala 4 (p. ex., benzodiazepinas) e drogas escala 5 (como codeína, diidrocodeína/DF118 e tramadol). Para detalhes completos da orientação sobre drogas controladas no UK ver www.dh.gov.uk/controlleddrugs.

Emergências clínicas

Ressuscitação cardiopulmonar e cerebral (CPR)	217
Anafilaxia	217
Síndrome coronariana aguda (ACS)	218
LVF aguda	225
Hipertensão e hipertensão acelerada	225
Fibrilação atrial	230
Asma aguda grave	232
Pneumonia	234
Exacerbação de COPD	236
Embolia pulmonar	237
Hemorragia digestiva alta aguda	238
Hipoglicemia	240
Cetoacidose diabética (DKA)	241
HHS (Estado hiperglicêmico hiperosmolar)	243
Crise addisoniana	245
Crise/coma mixedematoso	245
Crise tireotóxica/tempestade tireóidea	246
Meningite	247

Convulsões	248
TIA e AVE	249
Sepse grave e choque séptico	252
Neutropenia febril	253
Infecções do trato urinário	253
Infecções GI	254
Pneumonia tuberculosa (TB)	254
Malária	255
Distúrbios eletrolíticos	256
Abstinência de álcool	258
Intoxicações exógenas	261

RESSUSCITAÇÃO CARDIOPULMONAR E CEREBRAL (CPR)

Ver os algoritmos do *BLS* (Suporte Básico da Vida) adulto e do *ACLS* (Suporte Avançado da Vida) adulto 2 e 1.

CPR é necessária se uma pessoa em colapso está inconsciente ou não responde, não respira, e não tem pulso em uma grande artéria como a carótida ou a femoral. Os seguintes sinais também podem ser observados: movimentos respiratórios ocasionais/ineficazes (agônicos), palidez ou cianose, pupilas dilatadas, ou uma breve convulsão tônica de grande mal.

QUANDO PARAR

A sobrevida de parada cardíaca no ambiente extra-hospitalar é maior quando:

- O evento é presenciado.
- Um circunstante começa a ressuscitação, mesmo se aplica apenas compressões torácicas (duplica ou triplica a taxa de sobrevida).
- O coração para em VF ou VT (sobrevida 22%).
- Desfibrilação é realizada em uma fase inicial, com cardioversão bem-sucedida obtida dentro de 3–5 min (sobrevida 49–75%), e não mais que 8 min.
  - cada minuto de demora antes da desfibrilação reduz a sobrevida à descarga em 10–12%,
  - sobrevida após mais de 12 min de VF em adultos é menos de 5%.

ANAFILAXIA

Ver algoritmo de anafilaxia 3.

Anafilaxia: é uma reação multissistêmica alérgica/imunológica, mediada por IgE, que pode-se seguir rapidamente à ingestão de droga, particularmente penicilina parenteral, uma picada de abelha ou vespa, ou alimento como nozes e frutos do mar.

Anafilaxia não alérgica, não mediada por IgE: (antes denominada reação anafilactoide) é uma reação clinicamente idêntica que mais comumente se segue à exposição a meios de radiocontraste, ou a aspirina/NSAID, mas que não é desencadeada por anticorpos IgE.

Estas são ambas tratadas da *mesma* maneira, com drogas de primeira linha incluindo adrenalina, oxigênio e líquidos (em caso de choque).

SÍNDROME CORONARIANA AGUDA (ACS)

ACS abrange os seguintes:

1. **STEMI:** infarto do miocárdio com elevação de ST (ver p. 221).
2. **NSTEMI:** MI sem elevação de ST; troponina (T ou I) positiva.
3. **UA (P):** angina instável (pectoris); troponina (T ou I) negativa. Angina em repouso, aumentando em frequência ou duração, ou anormalidades encontradas em exame provocativo tal como EST (teste de esforço de exercício).

Indícios: Hx de IHD ou angina, N&V, sudorese, LVF (ver p. 225), arritmia. Lembrar infarto com dor atípica/silencioso em DM, idoso ou ↓ GCS.

Diagnóstico diferencial de dor torácica: ver Tabela 4.1 para outras causas de dor torácica. Suspeitar e excluir ACS se nenhum diagnóstico alternativo for feito.

TODAS AS ACSs

- ***O$_2$:*** *não* administrar rotineiramente, mas dar oxigênio suplementar somente se saturação de oxigênio < 93%, ou evidência de choque.

- ***Aspirina:*** 300 mg vo imed (forma mastigável/dispersível) a não ser que CI. Checar se já não foi dada por paramédicos ou GP.

- ***Clopidogrel:*** 300 mg vo (alguns dão 600 mg, esp se planejada PCI). Prasugrel (dose de carga 60 mg vo) e ticagrelor (reversível) são agentes alternativos bloqueadores do receptor a ADP usados em combinação com aspirina – checar diretrizes locais sobre qual usar.

- ***Opioide:*** a maioria dos centros na Inglaterra usa diamorfina 2,5–5 mg iv + antiemético (p. ex., metoclopramida 10 mg iv), repetidos de acordo com a resposta. Usar morfina como alternativa, inicialmente 3–5 mg iv, repetida cada poucos minutos até ficar livre de dor.

- ***GTN:*** 1–2 *sprays* ou comprimidos sl (máx. 1,2 mg). Se dor resistente ou se desenvolver LVF, colocar ivi titulada à BP e dor. NB: como pode ↓BP, não

Tabela 4.1 Causas de dor torácica no ED

Diagnóstico	História clássica	Exame físico	Testagem diagnóstica
Síndrome coronariana aguda (ver p. 218)	Dor como uma faixa, aperto ou pressão com radiação para pescoço e braços, sudorese, dispneia, fatores de risco cardíaco	Pode ser normal, ou pode ter evidência de insuficiência cardíaca, hipotensão	Biomarcadores cardíacos, ECG, possivelmente teste de esforço
Embolia pulmonar (ver p. 237)	Início súbito, dor pleurítica, dispneia, risco de tromboembolismo venoso	Taquicardia, taquipneia, atrito pleural, febre de baixo grau	CXR, cintigrafia V/Q, CTPA
Dissecção aórtica	Dor súbita, afiada, lacerando, irradiando para as costas, sintomas neurológicos	Pulsos ou BPs desiguais, sopro novo, ruído	CXR, ecocardiograma, CT angiografia
Pericardite	Dor tipo pleurítica, posicional, pior deitado	Febre, atrito pericárdico, taquicardia	ECG, CXR, ecocardiograma
Pneumonia (ver p. 234)	Tosse, febre, dispneia, dor pleurítica, malestar	Febre, hipóxia, taquipneia, taquicardia, sons respiratórios anormais	CXR, WCC
Pneumotórax	Dor pleurítica, dispneia	Sons respiratórios reduzidos no hemitórax	CXR
Ruptura do esôfago (síndrome de Boerhaave)	Dor retroesternal grave, constante, disfagia	Enfisema subcutâneo	CXR, CT tórax
Causas gastrointestinais	Queimação, dor noturna, sintomas gastrointestinais	Dor à palpação abdominal, rebote ou defesa	Lipase, AXR, ultrassom
Causas musculoesqueléticas	Dor aumentada com movimento ou atividade muscular	Dor à palpação de parede torácica (pode ocorrer em ACS!)	Normal

ACS, síndrome coronariana aguda; AXR, radiografia do abdome; BP, pressão arterial; CT, tomografia computadorizada; CTPA, angiografia pulmonar computadorizada; CXR, radiografia de tórax; ECG, eletrocardiograma; V/Q, ventilação-perfusão; WCC, contagem de leucócitos.

dar se sistólica ≤ 100 mmHg (esp se combinada com um anti-hipertensivo), ou se for suspeitado infarto inferior (*i. e.,* comprometimento do RV).

Data/ Hora	Líquido de infusão	Volume	Aditivos se algum Droga e dose	Velocidade de admin.	Duração	Assin. do méd.	Hora de início	Hora completado	Arrumado pela assin.	Hora Nº
25/12	Soro fisiológico	50 mL	50 mg GTN	0–10 mL/h*		TN				
	*TITULAR À DOR: Parar se BP sistólica < 100 mmHg									

Figura 4.1 Mapa de medicação mostrando como escrever GTN ivi.

Considerar:

- **β-bloqueador:** a não ser que CI (ver propranolol p. 139), esp cuidado com ☠ asma, LVF aguda ☠, ↓BP (sistólica < 100 mmHg), ↓HR (< 60/min), HB 2°/3° grau; obter auxílio sênior se em dúvida.
  - *Pode ser dado vo ou iv:* muitas vezes recomendado dar iv para STEMI, e vo para NSTEMI e UAP. Em contextos agudos, metoprolol é uma droga de escolha, uma vez que o $t_{1/2}$ curto significa que ele desaparece rapidamente se houver desenvolvimento de LVF (em LVF crônica usar bisoprolol). Consultar protocolo local ou obter auxílio de um especialista ou médico experiente se não tiver certeza.
  - *iv:* metoprolol 1–5 mg iv, dando alíquotas de 1–2 mg de cada vez enquanto monitorizando BP e HR. Repetir até máx. 15 mg, parando quando BP ≤ 100 mmHg ou HR ≤ 60. Então decidir sobre começar metoprolol vo.
  - *vo:* metoprolol 25–50 mg 2 v/d. Se hemodinamicamente estável 24 h mais tarde, mudar para β-bloqueador de ação longa, p. ex., bisoprolol 5–10 mg 1 v/d.
  - Se já sob β-bloqueador, assegurar que a dose seja adequada para controlar HR.
  - Se β-bloqueador CI e ↑HR, considerar bloqueador de Ca^{2+} (p. ex., diltiazem SR 60–120 mg 2 v/d) e obter aconselhamento sênior ± cardiologia.
- **Líquido iv:** *bolus* cauteloso se infarto RV. *Indícios:* ↓BP sem edema pulmonar, ↑JVP, e Δs ECG inferiores ou posteriores (esp elevação de ST ≥ 1 mm em a VF). Se suspeitando, fazer ECG do lado direito e procurar ↑ST em

V4, *i. e.,* derivação –V4R. Então, evitar drogas vasodilatadoras (esp nitratos e ACE-i), e cuidado com β-bloqueadores (podem ⇒ HB).
- **Insulina:** para DM tipo I e DM tipo II, ou não diabéticos com CBG > 11 na admissão. Procurar manter CBG na faixa normal usando escala móvel convencional, embora isto e GIK ivi permaneçam sendo motivo de debate. Fazer contato com Unidade Coronariana para orientação.

STEMI
- ***Terapia de reperfusão:*** *PCI primária é a opção preferida, mas se não for disponível dentro de 90 min ou CI, considerar trombólise.* NB: começar uma das duas ASAP é crucial ('tempo é músculo!') ∴ se apropriado, iniciar/organizar durante os passos acima. Ver adiante para indicações de trombólise, CIs e escolha do agente.
- ***Heparina:*** heparina iv é dada com trombolíticos *recombinantes* durante 24–48 h para evitar os estados hipercoaguláveis de rebote que eles podem causar, mas ela *não é* necessária com *estreptoquinase.*
- Com dor torácica continuada ou Δ ECG não se resolvendo, obter aconselhamento de especialista sobre anticoagulação adicional e arranjar PCI de resgate.
- Considerar (consultar cardiologia de plantão/protocolo local quando não tiver certeza):
  - ***Inibidor de glicoproteína IIb/IIIa:*** esp se não trombolisado (CI ou apresentação muito tardia), ou PCI planejada e ainda instável. Usar com cautela (esp < 48 h pós-trombólise).
  - PCI de resgate: esp se trombólise dada e não ↓ dor (p. ex., dentro de 90 min) ou não resolvendo (p. ex., ≤ 50% redução) a elevação de ST no ECG.

Trombólise
Indicações (das diretrizes 2010 do Resuscitation Council [UK]):
- Início da dor torácica (cardíaca) < 12 h + Hx compatível com MI + dos:
  - Elevação de ST ≥ 2 mV (= 2 quadrados pequenos) em ≥ 2 derivações torácicas adjacentes.
  - Elevação de ST > 1 mV (um quadrado pequeno) em > 2 derivações dos membros.
  - LBBB novo: necessário admitir que é novo se não puder provar que é antigo.

- Início de dor torácica 12–24 h atrás, mas evidência de um infarto em evolução, p. ex., dor torácica incessante ou alterações ECG piorando. Obter assessoria de cardiologia primeiro.

Observação:

- PCI primária ainda é tratamento de 1ª linha para todos os pacientes que se apresentam com MI, se disponível.
- Infarto posterior é também amplamente considerado uma indicação de PCI primária ou trombólise. Diagnóstico pode ser difícil (procurar depressão de ST + onda R dominante em V1–3); obter orientação da cardiologia se suspeitando.
- Tratamento necessita ser começado ASAP (tão logo seja possível), uma vez que o "tempo da porta à agulha" deve ser < 30 min.

☠ Contraindicações ☠

Das diretrizes do ESC 2012 (com permissão de *European Heart Journal* 2012; 33:2569–2619). Uma vez que frequentemente existem diretrizes/*checklists*, usá-las se disponíveis: consultar cardiologia ± hematologia de plantão se tiver qualquer dúvida.

Absolutas

- Hemorragia intracraniana ou AVE de origem desconhecida a qualquer tempo.
- AVE isquêmico nos 6 meses precedentes.
- Lesão do CNS, malformação atrioventricular ou neoplasia.
- Grande trauma/cirurgia/traumatismo cranioencefálico nas 3 semanas precedentes.
- Sangramento GI dentro do último mês.
- Doença hemorrágica conhecida (excluída menstruação).
- Dissecção aórtica.
- Punções não comprimidas nas últimas 24 h (p. ex., biópsia de fígado, punção lombar).

Relativas

- TIA nos últimos 6 meses.
- Hipertensão refratária (sistólica > 180 mmHg e/ou diastólica > 110 mmHg).
- Terapia anticoagulante oral.
- Gravidez, ou dentro de 1 semana pós-parto.

SÍNDROME CORONARIANA AGUDA (ACS)

- Ressuscitação prolongada ou traumática.
- Doença hepática avançada.
- Endocardite infecciosa.
- Úlcera péptica ativa.

Escolha do agente

> Usar o protocolo do seu hospital quando existir um – fazer contato com Unidade Coronariana ou procurar na intranet do hospital para detalhes.

Escolher entre um trombolítico recombinante como alteplase, reteplase ou tenecteplase e estreptoquinase. Cada hospital tende a estocar um em particular; ver as entradas de drogas individuais na seção das drogas comuns para o esquema posológico.

Orientação do NICE recomenda que, nos hospitais, a escolha do agente deve levar em consideração:

- "O balanço provável de benefício e dano (p. ex., AVE) ao qual cada um dos agentes trombolíticos exporia o paciente individual." Formas recombinantes (em comparação com estreptoquinase) provavelmente são mais eficazes e têm ↓ incidência de reações alérgicas, CCF e sangramento outro que não AVE. Entretanto elas têm ↑ incidência de AVE hemorrágico.
- "A prática clínica atual na Inglaterra. Na qual é aceito que os pacientes que receberam previamente estreptoquinase não devem ser tratados com ela novamente." Estreptocinases é menos efetiva e mais tendente a causar reação alérgica após primeira administração (em virtude da produção de Ab). Não dar se o paciente a tiver recebido no passado.
- "Os arranjos do hospital para reduzir demoras na administração de trombólise." Alguns agentes são mais rápidos para preparar e administrar e isto pode reduzir o tempo "da porta à agulha".

Terapia concomitante com heparina

Formas *recombinantes* sempre necessitam de heparina iv concomitante durante 24–48 h (isto não se aplica à *estreptocinase*). Usar o protocolo da Unidade Coronariana do seu hospital, se existir um.

De outra forma, usar a *diretriz do ESC*: 60 unidades/kg (máx. 4.000 unidades) em um *bolus* iv, a seguir ivi a 12 unidades/kg/h por 24–48 h (máx. 1.000 unidades/h). Monitorar APTT com 3, 6, 12, 24 e 48 h, com APTT-alvo (≠↑ *razão* de APTT!) de 50–70 s. NB: isto é diferente dos esquemas de heparina iv "padrão" (ver p. 203).

NSTEMI ou UAP

- **Heparina:** LMWH, p. ex., enoxaparina 1 mg/kg 2 v/d sc ou fondaparinux 2,5 mg 1 v/d sc esp se PCI planejada nas 1as 24–36 h após início dos sintomas.
- Considerar (consultar protocolo local/cardiologia de plantão se não tiver certeza):
  - **Inibidor de glicoproteína IIb/IIIa:** se alto risco* (definido pelo ACC/ESC como: instabilidade hemodinâmica ou do ritmo, dor persistente, Δ ECG agudas ou dinâmicas, escore de risco TIMI > 3 (ver abaixo), ↑ função ventricular esquerda, ↑ troponina) e/ou dor torácica/Δ ECG continuando.

> **Escore de risco TIMI para NSTEMI/UA. (Fonte: Antman E et al. JAMA 2000;284:835–842).**
>
> 1 ponto para presença de cada um dos seguintes:
>
> - Idade ≥ 65 anos.
> - ≥ 3 dos seguintes fatores de risco para IHD: FHx de IHD, ↑BP, ↑ colesterol, DM, fumante atual.
> - Estenose coronariana prévia (≥ 50% de oclusão).
> - Uso de aspirina nos últimos 7 dias.
> - Angina grave (≥ 2 episódios dentro de 24 h).
> - Desvios do segmento ST (↑ ou ↓) à apresentação.
> - Marcadores séricos cardíacos positivos (troponina).

Escore > 3 indica ↑ risco (20% ou mais) de desenvolvimento de eventos cardíacos e morte.

PREVENÇÃO SECUNDÁRIA

Em toda ACS a não ser que CI ou já iniciada – será começada na Unidade Coronariana (CCU)/enfermaria clínica:

- **Dia seguinte:** aspirina 75 mg 1 v/d, "estatina" (p. ex., sinvastatina 40 mg 1 v/d) e clopidogrel 75 mg 1 v/d (durante 1 ano^{NICE}). Se usado prasugrel (em vez de clopidogrel), 10 mg 1 v/d a menos que > 75 anos ou < 60 kg, casos nos quais se usarão 5 mg 1 v/d.
- **Quando estável:** β-bloqueador (p. ex., bisoprolol 1,25 mg 1 v/d logo que LVF desapareça; ver acima quanto a CI) e ACE-i (p. ex., ramipril 2,5 mg 2 v/d vo começado 2–10 dias após MI, a seguir 5 mg 2 v/d após 2 dias se tolerado). Considerar adição de antagonista da aldosterona eplerenona em

LVF estabelecida (EF < 40%) e sinais de HF após 3 dias (acompanhar estreitamente U&Es).
- Δ de dieta/estilo de vida (↓P, Δ dieta, ↑ exercício, ↓ fumo etc.)

LVF AGUDA

Indícios: SOB, galope de B_3 ou B_4, edema pulmonar com estertores disseminados (pode ⇒ expectoração espumosa rósea se grave), ↓BP, Hx de IHD ↑JVP e edema periférico (se também RVF, *i. e.,* CCF).

- ***O_2:*** 60–100% para manter SaO_2 > 95% (cuidado se COPD) e manter paciente ereto.
- ***Furosemida:*** 20–40 mg iv inicialmente (máx. 100 mg nas 1as 6 h); considerar doses repetidas ou ivi (5–40 mg/h) mais tarde. Se não "in extremis", ↓ doses (40 ou 60 mg) 1 v/d e monitorar débito de urina.
- ***GTN ivi:*** ver p. 229.
- ***Diamorfina:*** 0,5–1 mg iv (a 0,5 mg/min) ou morfina 1–2,5 mg iv (1 mg/min) + metoclopramida 10 mg iv. Cuidado com depressão resp, esp se necessário usar NIV (ventilação não invasiva).

Não respondendo/piora. Obter auxílio de médico especialista ou algum mais experiente e considerar:

- ***Ventilação não invasiva*** (NIV) como pressão positiva contínua na via aérea (CPAP). Equipe deve ser familiarizada com seu uso.
- ***Inotrópicos:*** p. ex., dobutamina (2–20 microgramas/kg/min) se ↓BP, via linha central. Se paciente estiver assim doente, ela também será necessária para medir CVP e tratamento na CCU (± balão intra-aórtico). Obter envolvimento da cardiologia.
- ***Causa subjacente:*** AMI, arritmia (esp AF), ruptura de valva (tentar auscultar procurando sopro novo), ↑↑BP; ou não cardiogênica, *i. e.,* sepse, ARDS, ICH, AKI com sobrecarga de volume, hipoalbuminemia, inalação de fumaça e venenos/OD (p. ex., aspirina).

ACE-i: uma vez estável e se não CI, p. ex., enalapril 2,5 mg 1 v/d (↑ mais tarde).

HIPERTENSÃO E HIPERTENSÃO ACELERADA

HIPERTENSÃO

Adaptado com permissão de NICE www.nice.org.uk/guidance/CG127 (2011 revision).

Quando tratar

A maioria dos pacientes hipertensos no ED. *não* necessita de tratamento, uma vez que eles geralmente são assintomáticos. *Nunca* tratar uma BP alta isolada a não ser que haja sintomas ou sinais assoc.

Uma decisão de tratar é assim mais bem tomada pelo clínico geral, na clínica médica ou na enfermaria, e dependerá da gravidade e de outros fatores:

Gravidade	BP Clínica[a]		ABPM[b] ou HBPM[c]	Terapia Medicamentosa[d]
Normotenso	< 140/90	OU	< 135/85	Não
Estádio 1	≥ 140/90	E	≥ 135/85	Considerar[e]
Estádio 2	≥ 160/100	E	≥ 150/95	Sim
Grave	SBP ≥ 180 OU DBP ≥ 110			Sim, imediata

[a]Todas as medidas são em mmHg. Se 1ª BP clínica ≥ 140/90, repetir. Se 2ª medida muito mais baixa que 1ª, tirar 3ª leitura; a mais baixa da 2ª e a 3ª é tomada como BP clínica. BP clínica persistentemente ≥ 140/90 deve ser confirmada por ABPM/HBPM a não ser que ≥ 180 OU 110.
[b]Monitorização Ambulatória da BP (ABPM); média de ≥ 14 leituras diurnas.
[c]Monitorização Domiciliar da BP (HBPM); média de ≥ 4 dias de leituras manhã e noite, excluindo leituras 1º dias.
[d]Encorajar modificações do estilo de vida para todos ↑BP: ↓ sal, ↓P, ↓ álcool, parar de fumar, ↑ exercício, ↑ frutas/vegetais frescos, ↓ ingestão de gordura total e insaturada. Para Estádio 1 sem CVD ou dano a órgão alvo*, estas medidas podem ser experimentadas antes de farmacoterapia.
[e]Indicada naqueles < 80 anos de idade se estabelecida CVD ou DM, ou evidência de dano a órgão alvo*, ou risco CVD em 10 anos ≥ 20% (ver listas de risco na capa do BNF ou em http://www.bhsoc.org./Cardiovascular_Risk_Charts_and_Calculators.stm).
*HF, IHD estabelecida, CVA/TIA, doença renal crônica (CKD, ↓GFR, ↑ creatinina ou proteinúria/microalbuminúria), retinopatia hipertensiva/diabética ou LVH.

Visar a: BP clínica ≤ 140/90 mmHg se < 80 anos de idade; < 150/90 se ≥ 80 anos de idade. Se CKD, ≤ 140/90 mmHg. Se DM ou CKD e > 1 g/24 proteinúria (relação albumina: creatinina urinária > 70 mg/mmol ou relação proteína: creatinina > 100 mg/mmol), ≤ 130/80 mmHg. Considerar ABPM/HBPM naqueles com efeito de guarda-pó branco. Se alvo não atingido com Passo 1, progredir para Passo 2 etc.

Causas primárias: procurar e excluir (esp se tratáveis), p. ex., RAS, doença de Conn (hiperaldosteronismo 1º), ↑ Ca^{2+}, doença de Cushing, feocromocitoma (esp se BP variável, cefaleias, suores, palpitações), pílula contraceptiva contendo estrogênio e drogas recreacionais (p. ex., álcool, cocaína, anfetaminas).

NB: estresse (inc "HTN de guarda-pó branco"), uso de droga recreacional e abstinência (esp álcool) são causas temporárias comuns vistas no ED.

Pontos práticos
- É *raro* alguma vez ter que iniciar novo tratamento anti-hipertensivo no ED. Deixar isto para a clínica médica/enfermaria.
- Se você começar tratamento faça um plano de Rx *escrito* para (outros) médicos, enfermeiras e o paciente. Incluir BP alvo e como o Rx deve mudar se ela não for atingida.
- Idade/origem étnica influenciam a resposta a drogas (ver tabela abaixo).
- Um agente isolado raramente tem sucesso em alcançar BP alvo. Em vez de ↑ doses, acrescentar 2° e 3° agentes, os quais frequentemente operam de uma maneira aditiva ou complementar, esp se for usada a tabela abaixo.
- Excluir/minimizar sal na alimentação e uso de NSAID (inc "de compra livre" não reconhecido), como razão para má resposta ao tratamento.

Escolha de droga: terapia de combinação racional[NICE/2011]

Passo	Mais jovem (< 55 anos) e não negro		Mais velho (≥ 55 anos) *ou* negro[a]
1	A[b]		C[c]
2		A[b] + C[c]	
3		A[b] + C + D	
4		Hipertensão resistente	

[a]Negro = origem africana (não asiática).
[b]β-bloqueadores são uma alternativa a ACE-i/ARBS, mas ver notas abaixo.
[c]Se C não adequado (p. ex., presença de risco de LVF, intolerância, edema), oferecer D [diurético tipo tiazida].
[d]Assegurar sob doses ótimas/mais bem toleradas de A+C+D. Verificar obediência ao conselho sobre estilo de vida. Se $K^+ \leq 4,5$ mmol/L adicionar espironolactona (p. ex., 25 mg 1 v/d).
☘ CKD, devido ao risco de ↑K^+. Se $K^+ > 4,5$ mmol/L considerar diurético tiazida em mais alta dose (p. ex., clortalidona 50–200 mg 1 v/d), α-bloqueador ou β-bloqueador. Considerar causa 1ª perdida ± encaminhamento a especialista.

☺ Bom para, ☹ evitar/cautela, ☘ *cuidado!*

- **A = *ACE-i*,** ramipril inicialmente 2,5 mg 1 v/d (1,25 mg se idoso ou CKD). ☺ CKD (mas *com precaução!* HF, DM, IHD. ☹ PVD (como assoc a RAS*) ☘. Gravidez, RAS* bilateral. (*Necessário monitorar U&Es 2 sem após começar, a seguir regularmente, esp se vasculopatia ou CKD*).

Bloqueadores de receptor a **angiotensina II** (ARBs) preferidos a ACE-i em pessoa negra de origem africana ou caribenha, ou se ACE-i não tolerado (esp dev a tosse seca). Usar ARBs de baixo custo. Monitorar como para ACE-i. Não combinar ACE-i + ARB.

- **B = β-*bloqueador*,** p. ex., atenolol 50 mg 1 v/d. ☺ pacientes mais jovens com ↑ impulso simpático ou potencial de reprodução, IHD (pós-MI/angina), LVF estável crônica, intolerância a ACE-i ou ARB. Se usado para Passo 1, adicionar C para Passo 2 (em preferência a D) para ↓ risco de DM. ☹ dislipidemia, PVD, DM (a não ser que também IHD), se sob diltiazem. ☠ asma/COPD, HB, LVF aguda, se tomando verapamil.

- **C = *Bloqueador dos canais de Ca^{2+}*:** di-hidropiridinas como anlodipina 5 mg ou nifedipina ação longa (p. ex. Adalat LA 20–30 mg 1 v/d) geralmente 1ª linha. ☹ edema, poliúria. ☠ estenose aórtica, ACS recente. Se IHD, tipos "limitadores da frequência" (verapamil, diltiazem) frequentemente preferidos. ☠ HF, HB, se tomando outras drogas limitadoras da frequência (esp β-bloqueadores).

- **D = *diurético semelhante a tiazida*,** p. ex., indapamida SR 1,5 mg 1 v/d ou clortalidona 25 mg 1 v/d. ☺ edema/HF. ☹ dislipidemia. ☠ gota. Se paciente sob diurético tiazida convencional (p. ex., bendroflumetiazida) e BP controlada, continuar isto.

NB: estão informadas apenas as doses iniciais; ver a seção das principais drogas ou SPCs/BNF para doses de continuação.

HIPERTENSÃO ACELERADA

Vários termos são usados, às vezes uns pelos outros, como hipertensão grave, urgência hipertensiva, emergência hipertensiva, crise hipertensiva e hipertensão maligna.

A chave é se há dano agudo ou disfunção de órgãos-alvo. Obter auxílio de médico experiente ou cardiologista antes de partir para qualquer tratamento – pode ser desnecessário!

Pontos práticos

- Dx de hipertensão acelerada: diastólica > 120 mmHg (ou sistólica > 220 mmHg) *mais* retinopatia hipertensiva grau III (hemorragias/exsudatos) ou IV (edema de papila).
- ☠ Não baixar BP rápido demais porque pode ⇒ MI, CVA ou AKI ☠.

- Pacientes, muitas vezes, estão com depleção de sal e água (procurar queda postural de > 20 mmHg), *de modo que podem necessitar de reposição de líquido bem como anti-hipertensivos.*

Lesão de órgãos-alvos ameaçando a vida
- Encefalopatia, hemorragia intracraniana, dissecção aórtica, angina instável, MI agudo, LVF/edema pulmonar agudo ou pré-eclâmpsia/eclâmpsia.
- Obter ajuda de médico experiente imediatamente e visar a ↓ diastólica para 110–115 mmHg ao longo de 1–2 h (sistólica para < 110 mmHg em dissecção aórtica) e mais lentamente daí em diante (p. ex., ↓ diastólica para 100 mmHg após 48 h).
- Isto deve sempre ser feito no contexto de ITU/HDU/CCU e, geralmente, (mas nem sempre) envolve um anti-hipertensivo iv e monitorização de BP invasiva intra-arterial.
- Escolher entre nitroprussiato de sódio (mais comumente usado, mas pode ⇒ intoxicação por cianeto, esp se usado em ↓GFR + pode não ↓ resistência vascular cerebral tão bem como labetalol), hidralazina (comumente usada na gravidez), labetalol (na gravidez mas pode ⇒ ↓ grave BP), fentolamina (esp se phaeo conhecido/suspeitado), ou GTN/ISDN (se edema pulmonar).

Ausência de lesão de órgãos-alvo ameaçando a vida
- Lesão renal aguda não complicada, LVF branda etc.: visar a ↓BP diastólica a 110–115 em 24–48 h usando medicação *oral*.
- Escolher a partir de nifedipina (p. ex., **Adalat Retard**) 10 mg vo. Acompanhar e reavaliar; considerar doses repetidas (p. ex., após 2 h) e se necessário/tolerado visar a levar o paciente para doses mais altas (p. ex., 20 mg 3 v/d). Comprimidos devem ser engolidos (não mastigados) e evitar preparações de liberação rápida ou sl. Converter para anlodipina uma vez estável.
- Se IHD considerar acrescentar β-bloqueador* mais tarde (p. ex., atenolol 25–50 mg 1 v/d).
- Quando nifedipina CI, considerar diltiazem (p. ex., 60 mg SR 2 v/d inicialmente) ou β-bloqueador em seu lugar*: metoprolol (p. ex., 12,5–25 mg inicialmente, a seguir esquema 3 v/d) ou labetalol (p. ex., 50–800 mg 2 v/d–3 v/d) são boas escolhas uma vez que são de ação curta e não necessitam de ajuste de dose com ↓GFR. Quando controlada a BP retirar β-blo-

queador exceto em IHD (risco de DM de início novo). Em IHD considerar converter para atenolol (p. ex. 50 mg vo) uma vez estável.
- Outras possibilidades incluem ACE-i** (podem ⇒ ↓ grave da BP, se assim for dar soro fisiológico iv) e diuréticos (se paciente com sobrecarga hídrica).

*Se a causa subjacente for um fhaeo (suspeitar quando BP muito variável, cefaleias, suores e palpitações; obter ajuda sênior); necessitará α-bloqueador (fenoxibenzamina) e pode necessitar de suplementos de sal. Se taquicardia for um problema, não se deve dar β-bloqueador até vários dias depois de iniciado α-bloqueador.

**Se a causa for estenose de artéria renal (suspeitar quando outra doença vascular clínica/múltiplos fatores de risco de CVD/↓GFR): procurar evitar bloqueio do sistema da renina (*i. e.,* ACE-i/ARB/inibidor direto da renina) ⚡ uma vez que risco de ↓ grave BP e monitorar U&Es (risco de RF incluindo início retardado após 3–4 semanas) ⚡; se usado, a dose inicial deve ser baixa (p. ex., enalapril 2,5 mg 1 v/d).

FIBRILAÇÃO ATRIAL

Ver algoritmo de taquicardia do ACLS 4.

Indícios: ↑HR irregularmente irregular ± SOB, angina ou insuficiência cardíaca. Confirmar o diagnóstico com ECG de 12 derivações; QRS estreito, ondas P ausentes (esp V1), intervalo R-R (irregularmente) irregular.

Ponto prático
Tratamento (controle da frequência ou do ritmo) depende da presença de instabilidade hemodinâmica (BP sistólica < 90 mmHg), início agudo (< 48 h) e presença de cardiopatia estrutural (p. ex., LVH; clinicamente/ECG/eco) ou insuficiência cardíaca (clinicamente/CXR/eco).

Paciente hemodinamicamente instável
- Cardioversão com DC: idealmente após iniciar anticoagulação*, mas isto não deve retardar intervenção de emergência[NICE]. Sedação para procedimento será necessária (ver p. 176).

Paciente hemodinamicamente estável
Início agudo (< 48 h)
+ **Ausência de evidência de cardiopatia estrutural:** flecainida 100 mg 2 v/d vo ou 2 mg/kg iv ao longo de 30 min (máx. 150 mg) com cobertura antitrom-

bótica apropriada (p. ex., enoxaparina 1,5 mg/kg por dia); procurar auxílio de cardiologia se não tiver sucesso e considerar cardioversão com DC.

+ **Evidência de cardiopatia estrutural (ou alguma dúvida):** amiodarona 300 mg ivi em 20–60 min seguida por 900 mg ivi durante as seguintes 24 h e então 1,2–1,8 g/d (vo ou iv) até total de 10 g. A seguir, dose mínima de manutenção (100–400 mg/dia) para controlar ritmo sinusal. Se não tiver sucesso considerar cardioversão com DC.

Início > 48 h (ou desconhecido)

+ **Ausência de evidência de insuficiência cardíaca:** β-bloqueador vo (p. ex., metoprolol 25–50 mg 2 v/d). Se β-bloqueador CI (p. ex., COPD/asma), usar bloqueador dos canais de Ca^{2+} (p. ex., diltiazem MR 120 mg 2 v/d).

+ **Evidência de insuficiência cardíaca:** digoxina 250–500 microgramas dose de carga iv/vo e duas meias doses repetidas a intervalos de 6–12 h seguidas por dose apropriada de manutenção (62,5–250 microgramas). Usar meia dose se idoso ou RF. Monitorar níveis e eletrólitos na enfermaria para evitar toxicidade.

- Todos os pacientes inicialmente necessitam de anticoagulação (p. ex., LMWH); para AF[NICE] paroxística, persistente e permanente usar estratificação de risco do benefício *vs.* risco hemorrágico para guiar a trombo profilaxia:
  - Alto risco[NICE] de AVC: usar warfarina (pós-AVC/TIA/TE; idade ≥ 75 com HTN, diabetes ou doença vascular; cardiopatia estrutural ou LVF; $CHADS_2$* > 3).
  - Risco[NICE] moderado: usar warfarina ou aspirina (idade ≥ 65 + ausência de fatores de risco; idade < 75 e HTN, diabetes ou doença vascular).
  - Baixo risco[NICE]: usar aspirina.
- Quando cardioversão não aguda (planejada), anticoagular ≥ 3 semanas antes (e depois) da cardioversão[NICE].

Escore $CHADS_2$ de risco de AVE em AF (não reumática):* **JAMA 2001;285: 2864–2870.

- Hx de insuficiência cardíaca **c**ongestiva = 1 ponto.
- Hx de **h**ipertensão = 1 ponto.
- **A** idade ≥ 75 = 1 ponto.
- Hx **D**M = 1 ponto.
- **S**intomas de AVC ou TIA = 2 pontos.

ASMA AGUDA GRAVE

ASMA AGUDA GRAVE
Indícios: SOB com sibilância e não consegue completar sentenças em 1 respiração, HR ≥ 110/min, RR ≥ 25/min, SaO_2 ≥ 92%, PEF (fluxo expiratório máximo) < 50% do melhor*:
- Afixar monitor de saturação.
- O_2 40–60% através de máscara de alto fluxo, p. ex., máscara Hudson.
- Salbutamol 5 mg neb em O_2: repetir até cada 15 min se persistindo.
- Ipratrópio 0,5 mg neb em O_2: repetir até cada 4–6 h se persistindo ou deixar de responder ao Salbutamol.
- Prednisolona 40–50 mg vo 1 v/d durante pelo menos 5 dias.
  Hidrocortisona 100 mg 4 v/d iv pode ser dada se incapaz de deglutir ou reter comprimidos. Ambas hidrocortisona e prednisolona podem ser dadas se seriamente doente.

> ***Características ameaçadoras à vida (asma crítica)***
> - PEF < 33% do melhor*.
> - Sat O_2 < 92%.
> - PaO_2 < 60 mmHg, $PaCO_2$ > 35 mmHg ou pH < 7,35.
> - Tórax silencioso, cianose ou ↓ esforço respiratório.
> - ↓HR, ↓BP ou disritmia.
> - Exaustão, confusão ou coma.
>
> *ou melhor predito (ver Figura 4.2).

ASMA AMEAÇANDO A VIDA/CRÍTICA
☙ NB: paciente pode nem sempre *parecer* tão angustiado (esp se tórax silencioso), ☙ obter ajuda de médico experiente ou intensivista e considerar o seguinte.
- ***$MgSO_4$ ivi:*** 1,2–2 g ao longo de 20 min (8 mmol = 2 g = 4 mL de solução 50%) indicação não licenciada.
- ***Salbutamol ivi:*** 5 microgramas/kg ao longo de 10 min inicialmente (a seguir até 20 microgramas/min ivi de acordo com a resposta: nebs uma depois de outra ou contínuas agora frequentemente preferidas.
- Chamar intensivista e/ou anestesista para consideração admissão em ITU e/ou intubação. Iniciar estas durante os passos acima se deteriorando.

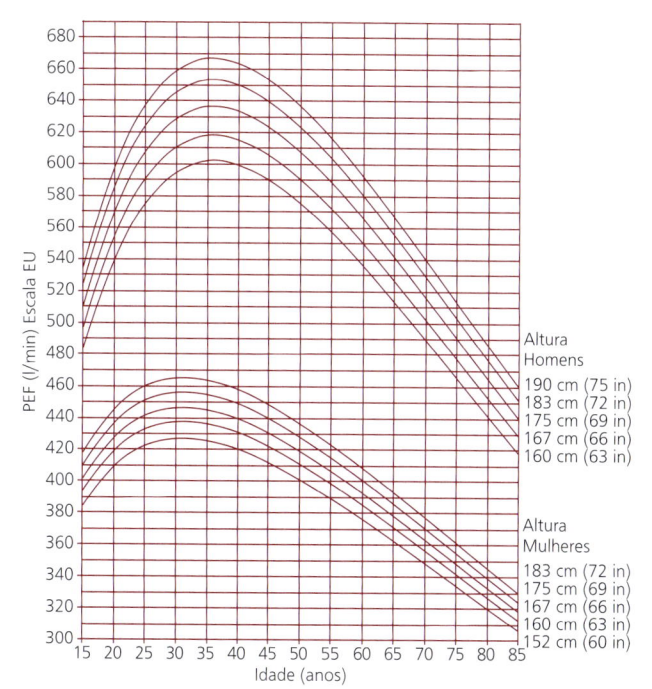

Figura 4.2 Preditor de fluxo expiratório máximo (PEF) em adultos normais usando escala "EU" padrão europeu (EM 13826). (Adaptada com permissão do grupo BMJ, de Gregg I, Nunn AJ. *BMJ* 1989;298:1098, corrigido para os valores da escala EM 13826:2003 por Clement Clarke International Ltd.)

- ***Aminofilina iv:*** dar dose de carga contanto que *não* esteja sob manutenção vo aminofilina/teofilina (omitir se estiver) 5 mg/kg iv ao longo de 20 min, a seguir ivi a 0,5–0,7 mg/kg/h (0,3 mg/kg/h se idoso). ☠ Risco de arritmias sérias, hipotensão, vômito e convulsões ☠.

PNEUMONIA

PNEUMONIA ADQUIRIDA NA COMUNIDADE (CAP)

> **Avaliação no hospital da gravidade da pneumonia adquirida na comunidade[1]**
>
> Escore "CURB 65" – *1 ponto cada um, por:*
>
> - **C**onfusão; MTS[2] ≤ 8/10 ou desorientação *nova* em tempo, lugar ou pessoa.
> - **U**reia > 7 mmol/L.
> - Frequência **R**espiratória ≥ 30/min.
> - **BP** ↓: sistólica < 90 mmHg ou diastólica ≤ 60 mmHg.
> - **65**: Idade ≥ 65 anos.
>
> < 2: **Não grave*:** provável que seja adequado para tratamento domiciliar.
>
> 2: **Moderada**** com *risco aumentado* de morte: considerar admissão (ou tratamento ambulatorial supervisionado pelo hospital) usando julgamento clínico.
>
> > 2: **Grave**** com *alto risco* de morte: admitir e considerar HDU/UTI (esp se ≥ 4).
>
> [1]usar "CRB 65" para avaliação na comunidade, uma vez que não necessita de exame de sangue: 0 = provável que seja adequado para tratamento domiciliar; 1–2 = considerar encaminhamento ao hospital; 3–4 = admissão hospitalar urgente.
>
> [2]MTS = (Abbreviated) Mental Test Escore; ver p. 279 para detalhes.
>
> Adaptado com permissão de BMJ Publishing Group de BTS Guidelines. *Thorax* 2001; **56** (suppl IV) and 2004 update.

Tratamento
Não grave*: amoxicilina 500 mg–1 g 3 v/d vo ± claritromicina*** 500 mg 2 v/d vo (se admitido por razões clínicas).

Grave**: coamoxiclav 1,2 g 3 v/d iv + claritromicina*** 500 mg 2 v/d iv ± flucloxacilina 1 g 4 v/d iv se *S. aureus* (Hx de epidemia ou gripe). ± rifampicina 600 mg 2 v/d vo/iv se *Legionella* (fazer teste de Ag na urina).

- Sem melhora, considerar mudar coamoxiclav para Tazocin (piperacilina + tazobactam).
- Se fatores de risco, considerar Rx para aspiração (ver abaixo) ou TB (ver p. 254).
- Usar claritromicina*** apenas se hipersensibilidade à penicilina.
- ***Claritromicina é mais bem tolerada que eritromicina (⇒ ↓ desarranjo GI); consultar protocolo local para verificar preferência.

Causas de pneumonia adquirida na comunidade (adultos no Reino Unido)

- 48% ***Streptococcus pneumoniae:*** esp no inverno ou abrigos/prisão.
- 23% **vírus:** gripe (A >> B), RSV, rinovírus, adenovírus.
- 15% ***Clamídia psittaci:*** esp a partir de animais, e apenas 20% de aves (menos comumente *Clamídia pneumoniae*, esp se Hx de longo prazo e cefaleia).
- 7% ***Haemophilus influenza***.
- 3% ***Mycoplasma pneumoniae:*** ↑ durante epidemias cada 4 anos.
- 3% ***Legionella pneumophila:*** ↑ se viagem recente (esp Turquia, Espanha).
- 2% ***Moraxella catarrhalis:*** ↑ em idoso.
- 1,5% ***Staphylococcus aureus:*** principalmente pós-gripe ∴ ↑ no inverno.
- 1,4% ***Infecção Gram-negativa:*** *Escherichia coli, Pseudomonas, Klebsiella, Proteus, Serratia.*
- 1,1% **Anaeróbios:** p. ex., *Bacteroides, Fusobacterium*.
- 0,7% ***Coxiella burnetii:*** ↑ em abril-junho em criadores de ovelhas.

NB: uma vez que 25% são de etiologia mista, isto se responsabiliza pelo total > 100%. Entretanto, em ≥ 20% dos casos um patógeno causador *não* é identificado. Adaptado com permissão de BMJ Publishing Group de Lim WS *et al. Thorax* 2001;**56**:296–301.

O termo "patógeno atípico" ou "pneumonia atípica" não é mais considerado útil pela BTS (referindo-se a *Mycoplasma, Legionella, Clamídia, Coxiella*), uma vez que não existe nenhuma apresentação clínica característica das pneumonias que eles causam.

PNEUMONIA ADQUIRIDA NO HOSPITAL

Ver abaixo quanto às causas típicas.

Não grave: coamoxiclav 625 mg 3 v/d vo.

Grave: coamoxiclav 1,2 g 3 v/d iv; ou Tazocin (piperacilina + tazobactam) 4,5 g 3 v/d iv se suspeitado *Pseudomonas;* ou meropenem 1 g 3 v/d se alergia à penicilina.

NÃO prescrever meropenem se história de reação anafilática ou alérgica acelerada – discutir alternativas com infectologista.

+ gentamicina se choque séptico ou falta de melhora.

+ metronidazol 500 mg 3 v/d ivi se aspiração suspeitada (controverso).

MRSA: teicoplanina/vancomicina se confirmada colonização/infecção.

> **Causas de pneumonia adquirida no hospital**
> - **Simples:** (dentro de 7 dias da admissão): H. influenzae, S. pneumoniae, S. aureus, organismos Gram-negativos.
> - **Complicadas*:** organismos Gram-negativos (esp P. aeruginosa), Acinetobacter, MRSA.
> - **Anaeróbicas**:** Bacteroides, Fusobacterium.
> - **Situações especiais:**
>   1 Traumatismo cranioencefálico, coma, DM, RF: considerar S. aureus.
>   2 Miniepidemias em hospitais: considerar Legionella.
>
> * > 7 dias após admissão, recentes múltiplos antibióticos ou Hx médica complexa (p. ex., admissões recentes/recorrentes em ITU ou grave comorbidade).
> **esp se risco de aspiração, cirurgia abdominal recente, obstrução brônquica/má dentição.
> Reproduzido com permissão de Hammersmith Hospitals NHS Trust Clinical Management Guidelines & Formulary 2001.

Pneumonia de aspiração

Tratar como uma pneumonia adquirida na comunidade ou no hospital, + metronidazol 500 mg 3 v/d ivi ou 400 mg 3 v/d vo.

Pneumonia com cavitação

Coamoxiclav 1,2 g 3 v/s iv (ou flucloxacilina 1 g 4 v/d iv).

- Excluir TB (BAAR) com microscopia do escarro e coloração de Ziehl-Neelsen, cultura e PCR/teste de Heaf ± Bx pleural.
- Considerar êmbolos sépticos como uma causa, p. ex., a partir de endocardite direita.
- Se suspeitado/confirmado MRSA, usar vancomicina iv mais rifampicina vo.

> *"TANKS"* Causas de cavitação: **T**uberculose, **A**spergillus, **N**ocardia, **K**lebsiella, **S**. aureus (e Pseudomonas).

EXACERBAÇÃO DE COPD

Indícios: piora súbita de SOB, tosse produtiva, sibilância, RR > 25/min, HR > 110 em um paciente com enfisema, bronquite crônica ± asma.

Tratamento
- Afixar sensor do oxímetro de pulso e fazer gasometria do sangue arterial (ABGs).

- **O_2 28% via máscara Venturi**, o que deve ser *prescrito na folha de medicação*. ↑ dose cautelosamente se hipóxia continuar, mas repetir ABGs para assegurar CO_2 não ↑ e (mais importante) pH não ↓.
- **Salbutamol 5 mg neb** em O_2: repetir até cada 15 min se enfermo (raramente necessário aplicar > horariamente).
- **Ipratrópio 0,5 mg neb** em O_2: repetir até cada 4–6 h se enfermo.
- **Prednisolona 30 mg vo** a seguir 1 v/d por ≤ 2 sem. (geralmente 7–10 dias). Pode-se dar 1ª dose como hidrocortisona 200 mg iv – raramente usada agora a não ser que incapaz de engolir.
- **Doxiciclina 200 mg 1 v/d vo** (1ª linha), ou **amoxicilina/coamoxiclav** (2ª linha), se 2 dentre 3 de Hx de SOB ↑, volume ↑ ou purulência ↑ da expectoração.

Não melhorando, considerar
- **Aminofilina ivi:** ver Mx de asma (p. 243) para detalhes.
- **Ventilação não invasiva;** CPAP se apenas ↓PaO_2 ou NIV (BIPAP) se também ↑$PaCO_2$.
- **Doxapram** se NIV não disponível. Obter orientação sênior ou envolver ITU.
- **Intubação:** discutir com ITU/anestesista.

EMBOLIA PULMONAR

Pontos práticos
- Sintomas importantes são dispneia (73%), dor torácica (66% – *nem sempre* pleurítica), tosse (37%), apreensão, sudorese, hemoptise e síncope.
- Sinais importantes são taquipneia > 20/min (70%), crepitações (51%), taquicardia (30%), febre de baixo grau.
- Achados laboratoriais importantes são atelectasia ou anormalidade parenquimatosa em CXR, PaO_2 abaixo de 80 mmHg na ausência de doença pulmonar.
- ECG: taquicardia sinusal comum; AF, RAD, RBBB. Observar que $S_1Q_3T_3$ não nem sensível nem específico.
- Mortalidade hospitalar é 5% ou menos.

NB: ausência de dispneia mais taquipneia > 20/min tem um valor preditivo negativo (NPV) para PE de 90%; ausência destas e de dor pleurítica tem NPV de 97%; com ausência de alterações no CXR ou uma baixa PaO_2 também geralmente excluindo uma PE.

Tratamento
- **O_2 60-100%** se hipoxêmico. Cuidado se COPD (difícil saber quando suspeitar de PE).
- **Anticoagulação:** LMWH, p. ex., enoxaparina ou dalteparina. Uma vez confirmada PE, dar carga de warfarina, geralmente na enfermaria de clínica (ver p. 205). Considerar heparina iv se cirurgia estiver sendo contemplada, ou reversão rápida pode ser necessária*.
- **Analgesia:** se dor ou angústia excruciantes, tentar 1° paracetamol/ibuprofeno; considerar opiáceo se grave ou ausência de resposta (☠ pode ⇒ depressão respiratória ☠).

PE maciça: com hipóxia piorando ou instabilidade cardiovascular (↓BP, tensão/insuficiência RV) tem mortalidade 30–50%. Procurar ajuda de médico experiente e considerar:

- **Líquidos ± inotrópicos:** se BP sistólica < 90 mmHg.
- **Trombólise** (p. ex., alteplase): se ↓BP ± colapso.
- **Filtro de veia cava:** introduzido à beira do leito sob direcionamento ultrassonográfico.
- **Embolectomia*:** buscar opinião cardiotorácica urgente.

HEMORRAGIA DIGESTIVA ALTA AGUDA

Indícios: hematêmese (vermelha recente ou borra de café), e/ou melena/hematoquezia; também considerar como diferencial em colapso súbito inexplicado/choque hipovolêmico — pelo menos fazer um toque retal (PR).

AVALIAR A GRAVIDADE DO SANGRAMENTO
- Pulso > 100 ou ↑ de > 20 bpm.
- BP sistólica < 100 mmHg (ou queda postural > 10 mmHg).
- Débito urinário < 0,5 mL/kg/h (30 mL/h).
- Periferia fria, pegajosa.
- Idade acima de 65 anos.
- Suspeitadas varizes – sangramento varicoso prévio, cirrose com hipertensão portal, p. ex., alcoólica/hepatite C, B e D/autoimune (hepatite biliar primária ou ativa crônica).

TRATAMENTO
- **Ressuscitar:**
  - Dar O_2 a alto fluxo.

- Inserir 2 cânulas intravenosas de grosso calibre (calibre 14/16), e colher sangue para FBC, INR, U&E, LFT + grupo e guardar ou fazer prova cruzada de 2–6 unidades dependendo da gravidade do sangramento.
- Líquido iv (cristaloide/coloide, a seguir sangue) para manter BP sistólica > 100, mas *evitar* transfusão excessiva em idoso/doença cardíaca ou renal. Considerar linha para monitorar CVP.
- Corrigir coagulação com plasma fresco congelado iv se INR > 1,5 (NB: embora vit K reverta warfarina, ela sozinha não melhora problemas de coagulação decorrentes de insuficiência hepatocelular).

- **Monitorar:**
  - Pulso, BP, débito urinário (considerar cateter.
  - Linha intra-arterial (suspeitadas varizes).
- **Drogas:**
  - Sangramento não varicoso importante, dar omeprazol 80 mg iv ao longo de 40–60 minutos, a seguir 8 mg/h ivi por 72 h (indicação não licenciada, geralmente após tratamento endoscópico).
  - Dar 2 mg Terlipressina iv "imed" se suspeitado sangramento varicoso (e continuar 4 v/d – NB: precaução em IHD).
  - Sangramentos suspeitados varicosos devem também receber uma série curta de antibióticos profiláticos contra bactérias Gram-negativas para reduzir o risco de peritonite bacteriana espontânea, p. ex., ceftriaxona 1 g iv, ou ciprofloxacina/norfloxacina.
  - Parar anti-hipertensivos, diuréticos, NSAIDs, anticoagulantes.
- **Endoscopia** – Providenciar urgentemente se:
  - Suspeitado sangramento varicoso.
  - Sangramento continuado exigindo > 4 unidades de sangue para manter BP sistólica > 100 mmHg.
  - Ressangramento após ressuscitação.
  - Escore de Rockall pré-OGD $\geq$ 2 (ver *a seguir*).

Escore de Rockall (*Gut* 1996;**38**:316–321)

	Variável	Escore			
		0	1	2	3
Escore pré-OGD	Idade	< 60	60–79	> 80	
	Choque	sBP > 100; HR < 100	sBP > 100; HR < 100	sBP < 100	
	Comorbidade	Nenhuma importante		HF, IHD ou qualquer comorbidade importante	RF, LF malignidade disseminada
Escore pós-OGD	Diagnóstico	Laceração de Mallory-Weiss, ausência de lesão, ausência de SRH	Todos os outros Dx	Malignidade do trato GI superior	
	SRH importantes	Nenhuma ou mancha escura somente		Sangue no trato GI superior, coágulo aderente, vaso visível ou jorrando	

OGD, esofagogastroduodenoscopia; sBP, pressão arterial sistólica; SRH, estigmas de hemorragia recente.
Escore pré-OGD 0 ou 1 associado a mortalidade < 2,5%. Pode geralmente ser endoscopado com segurança na lista disponível seguinte (mas dentro de 24 horas).
Escore **pré-OGD** > 2 associado a mortalidade > 5%. Pode necessitar de endoscopia urgente.

HIPOGLICEMIA

Tratar se < 54 mg/dL ou sintomas: ↑ estimulação simpática (↑HR, sudorese, agressão/Δ comportamentais), convulsões ou confusão/↓GCS.

- *Glicose via oral:* esp bebida açucarada, gel oral (p. ex., hypostop/glucogel) ou comprimidos de glicose. Omitir este passo se confusão/↓GCS, mas útil se dada aos primeiros sinais e sintomas.
- *Glicose 20–50 mL de 50%* imed via grande cânula iv. A seguir jorrar irrigar com soro fisiológico uma vez que glicose 50% é viscosa e hipertônica.

Repetir se necessário. Pode-se dar glicose 5–10% ivi se apenas sintomas brandos ou até encontrar glicose 50%, mas cuidado com sobrecarga hídrica em HF.
- *Glucagon 1 mg* im/iv imed: se glicose baixa sintomática ou nenhum acesso iv. Dar carboidrato oral dentro de 10–30 min para prevenir recorrência.

NB: procurar e corrigir causas subjacentes, esp Rx DM (refeição perdida/exercício indevido/insulina excessiva), abstinência de álcool, insuficiência hepática, envenenamento por aspirina/sulfonilureia, e raramente doença de Addison ou insuficiência hipofisária. Se decorrente de sulfonilureias, recaída é comum e necessitará internação.

CETOACIDOSE DIABÉTICA (DKA)

Pontos práticos
- *Critérios diagnósticos:* incluem tríade de hiperglicemia, acidemia e cetonemia: glicemia (BG) > 200 mg/dL; pH < 7,3 e/ou HCO_3 < 15 mEq/L; cetonas positivas com soro ≥ 3 mmol/L ou bastão de imersão na urina ≥ 2+. (NB: exame de urina pode não perceber 3-β-hidroxibutirato inicialmente).
- *Causas precipitantes:* diagnóstico novo de diabetes (10–27%), infecção (35%), insulina inadequada (30%), cirurgia, trauma, álcool, cocaína, outras drogas como esteroides/tiazidas/pentamidina. NB: nenhuma causa em 19–38%, mas frequente má obediência/razões econômicas.

Indícios: respiração de Kussmaul (profunda/rápida), hálito cetótico; sede, polidipsia/poliúria, depois náusea, vômito e dor abdominal; desidratação com taquicardia ± hipotensão; confusão/↓GCS.

"Grupo de Tratamento de Pacientes Internados das Sociedades Britânicas de Diabetes em Conjunto" publicou diretrizes para o UK. para o Mx de DKA em adultos em março de 2010 (http://www.diabetes.org.uk/Documents/ou http://eng.mapofmedicine.com/evidence/map/diabetes4.html). Estas recomendam uma ivi de insulina à velocidade fixa em vez de escala móvel; medição de cetonas sanguíneas para guiar o tratamento; glicosímetros e medidores de cetonas à beira do leito quando disponíveis; e uso de hemogasometria venosa em vez de arterial.

Estas estão cada vez mais sendo incorporadas em diretrizes locais, e o tratamento abaixo reflete isto. Entretanto **obedeça ao protocolo(s) da sua equipe local de diabetes quando aplicável**.

Tratamento

- *Medidas iniciais:* O_2 se hipoxêmico, pesar o paciente (se possível), 2 cânulas iv de grosso calibre. Considerar NGT (se coma) e cateter central (esp se ↓↓pH ou Hx de HF), mas cateter urinário geralmente suficiente.
- *Ix inicial:* CBG em seguida BG (glicemia), U&Es, gasometria venosa (gasometria do sangue arterial [ABG] se hipoxêmico), cetonas sanguíneas, FBC, hemoculturas (infecção suspeitada), ECG, CXR, exame de urina e urocultura.
- *Monitoração bioquímica contínua:* horariamente CBG e cetonas (à beira do leito se disponíveis), gasometria venosa (para pH, bicarbonato e K^+) horariamente nas 1$\underline{as}$ 2 h, a seguir cada 2 horas.
- *Líquidos iv e K^+:* inicialmente soro fisiológico (cloreto de sódio 0,9%) guiado pelo pulso, BP, débito urinário ± CVP. Déficits típicos incluem 100 mL/kg H_2O, 7–10 mEq/kg Na^+ e 3–5 mEq/kg K^+. Assim, o seguinte é um guia:
  - BP *sistólica < 90 mmHg:* 500 mL soro fisiológico (SF) ao longo de 15 min. Se BP permanecer < 90 mmHg repetir isto, mas buscar médico experiente.
  - *De outra forma,* dar SF mais lentamente, p. ex., 1 litro em 1 h, a seguir 2 litros em 4 h, a seguir 2 litros em 8 horas.
  - Adicionar KCl uma vez K^+ < 5,5 mEq/L, uma vez que ↓ rapidamente em decorrência da insulina (mas não dar KCl no 1° litro a não ser que K^+ < 3,5 mEq/L).
  - Cerca de 40 mmol/L K^+ é necessário durante a reidratação: ajustar K^+ à resposta individual com verificações regulares – mais bem efetuadas com máquina de gasometria que dá níveis de K^+. Usar amostras venosas desde que tirando com seringa de ABG ou outra heparinizada.
- *Insulina:* como insulina solúvel ivi (p. ex., Actrapid). Usar ivi velocidade fixa 0,1 unidades/kg/h (estimar P se necessário). Visar a:
  - ↓BG (em 3 mmol/L/h), ↓ cetogênese (↓ cetonas sanguíneas 0,5 mmol/L/h; se sem medida de cetonas: ↑ bicarbonato 3 mEq/L/h, ↓K^+ (manter entre 4 e 5 mEq/l).
  - Se demora na disponibilidade de ivi, dar 0,1 unidade/kg im imed (↓ dose se BG < 360 mg/dL).
  - Se paciente toma insulina de ação longa sc (Lantus ou Levemir), continuar isto à dose/hora usual.

- Se cetonas sanguíneas não ↓ para o alvo, ↑ velocidade da insulina ivi, em 1 unidade/h.
- Uma vez BG < 14 acrescentar glicose 10% 125 mL/h *juntamente com* soro fisiológico. Se BG < 7 *não parar* insulina mas ↑ velocidade da glicose ivi.
- Continuar insulina ivi até cetonas sanguíneas desaparecerem, pH normal e comendo/bebendo; então mudar para esquema sc (ver p. 198).
- *Heparina:* dar LMWH até paciente estar móvel (obedecer às diretrizes locais – essencial em caso de HHS; ver abaixo).

Considerar também

- *Antibióticos:* procurar e tratar infecção, mas notar que vômito e acidose ↑ WCC na ausência de infecção.
- *Teste de gravidez:* quanto à apresentação de diabetes gestacional.
- *HDU/ITU* (unidade de alta dependência/unidade de terapia intensiva): para enfermagem um-para-um ± ventilação (se coma – pensar em edema cerebral esp criança/ou edema pulmonar – raro).
- *Equipe especialista de diabetes:* envolver ASAP.
- *Bicarbonato:* muito raramente necessário e potencialmente perigoso. Obter ajuda sênior se preocupado com pH < 7.
- *Complicações:* vigiar Δ dos eletrólitos (esp ↓K^+, ↓Na^+, ↓Mg^{2+}, ↓PO_4), TE (esp DVT/PE), *edema cerebral* (↓GCS, papiledema, paralisias de nervos cranianos localizando falsamente), *ARDS, infecção* (esp pneumonia de aspiração se ↓GCS).

HHS (ESTADO HIPERGLICÊMICO HIPEROSMOLAR)

Estado hiperglicêmico hiperosmolar (HHS) – era antes conhecido como HONK (coma não cetótico hiperosmolar), *inglês HONK*. Geralmente visto em grupo etário mais velho que DKA, e é tratado similarmente porém com velocidade mais lenta de insulina ivi + uma velocidade mais lenta de reidratação.

Pontos práticos

- Características-chaves são hiperglicemia grave e hiperosmolalidade (geralmente > 340 mOsmol/L; calcular usando 2 (K^+ + Na^+) + ureia + BP, todos em mmol/L).

- Geralmente idade ↑ do paciente e ↑ duração da Hx de declínio/início insidioso (NB: pode ser 1ª apresentação e sem Hx pregressa).
- Ou pode ser precipitado por doença intercorrente ou drogas (p. ex., esteroides, tiazidas).

Indícios: como para DKA, mas sem cetonas, pH normal, ↑ glicose, ↑ desidratação e ↑ confusão.

Tratamento

- *Medidas iniciais:* como para DKA; ver anteriormente.
- *Líquidos iv:* como DKA, mas corrigir desidratação *mais lentamente* ao longo de 2–3 dias, uma vez que terá ocorrido mais gradualmente, e também ↓ risco de anormalidades eletrolíticas.
  - Um guia *aproximado* é 1 litro de soro fisiológico em 1 hora, a seguir 1 litro em 2 h, a seguir 1 litro em 4 horas, a seguir em 6–8 h.
  - Menos KCl será necessário, uma vez que menos insulina será usada.
  - Pode permanecer em colapso circulatório apesar de reposição hídrica clinicamente adequada; se assim for, dar 500 mL de coloide e monitorar CVP.
  - Considerar soro meio-fisiológico (cloreto de sódio 0,45%) se Na$^+$ > 155 mmol/L mas obter ajuda sênior (idealmente especialista) primeiro uma vez que rápida ↓ osmolalidade pode ⇒ edema cerebral.
- *Insulina:* começar insulina ivi, mas iniciar a uma dose mais baixa do que em DKA, p. ex., 2 ou 3 unidades/h.
  - Visar a ↓BG por 50-100 mg/dL/h e continuar ivi por > 24 h (acrescentando glicose se necessário para manter BG normal).
  - Buscar ajuda sênior inicial e obedecer aos protocolos locais. Pode ser necessária escala móvel de insulina. Discutir com equipe de diabetes, inclusive a necessidade de insulina sc subsequente.
- *Heparina:* geralmente LMWH (ver p. 202). Sempre dar, uma vez que ↑↑ osmolalidade ⇒ ↑ risco de TE (e considerar TEDS [meias de prevenção de TE]).

Considerar também

- *Antibióticos:* procurar e tratar infecção, como anteriormente.
- *Complicações:* vigiar esp quanto a TE (CVA, IHD), AKI, edema cerebral.

CRISE ADDISONIANA

Indícios: ↓BP, ↑HR, ↓ glicose, ↓Na^+/K^+, ↑ ureia/Ca^{2+}, Hx de Rx esteroide com alta dose crônico com doses perdidas ou doença intercorrente*.

- **O_2:** se hipoxêmico.
- **Líquidos iv:** soro fisiológico ± cateter central se ↓↓BP.
- **Glicose iv:** se hipoglicêmico; ver p. 240.
- **Esteroides:** geralmente hidrocortisona 100 mg iv imed, a seguir 4 v/d (assegurar tirar uma amostra de sangue para cortisol e ACTH *antes* da primeira dose se Dx não for seguro).
    - De outra forma, dar 1ª dose como dexametasona 8 mg iv se um teste com Synacthen for planejado (hidrocortisona afetará resultado do teste).
    - Considerar Fludrocortisona uma vez estável e na enfermaria de clínica.
- **Antibióticos:** procurar e tratar infecção*: urina com bastão de imersão, MSU, CXR e hemoculturas. Se em dúvida, começar Rx empírico.

NB: outros hormônios hipofisários necessitarão ser checados em caso de outra disfunção hipofisária.

CRISE/COMA MIXEDEMATOSO

Indícios: "fácies mixedematosa" (edema periorbitário/madarose/palidez facial/macroglossia/pele tonalidade amarelo-limão [carotenemia]), bócio, cicatriz de tireoidectomia, ↓ temperatura, ↓HR. Reflexos, ↓ glicose, função mental lenta, delírio/convulsões, coma. NB: aspectos ψ comuns.

- **O_2:** se hipoxêmico; proteger via aérea.
- **Monitorar:** pulso, BP para vigiar quanto a ↓HR, ↓BP, HF.
- **Glicose iv:** se hipoglicêmico (frequentemente coexiste); ver p. 240.
- **Soro fisiológico ivi:** lentamente conforme necessidades individuais (cuidado se HF).
- **Liotireonina** (T_3/tri-iodotironina): 5–20 microgramas ivi 2 v/d por > 2 dias, então gradualmente ↑ dose com conselho do endocrinologista antes de converter para tireoxina vo.
    - Liotireonina pode precipitar angina; ↓ velocidade ivi se ocorrer.
    - Tiroxina pode ser dada como 1ª linha em seu lugar.
- **Hidrocortisona:** 100 mg iv 3 v/d, até excluído hipopituitarismo (↑ probabilidade quando sem bócio ou Hx pregressa de Rx para ↑T_4).

Considerar também

- **Medidas de reaquecimento:** p. ex., Bair-Hugger (cobertor de aquecimento a ar forçado), aquecer líquidos iv/O_2 umidificado aquecido.
- **Antibióticos:** infecções são comuns e podem ter precipitado declínio, portanto ter baixo limiar para Rx empírico.
- **ITU/ventilação:** a condição tem alta mortalidade (25–50%).

CRISE TIREOTÓXICA/TEMPESTADE TIREÓIDEA

Indícios: ↑HR/AF, tremor, agitação, febre, dor abdominal, D&V, confusão, coma. Procurar oculopatia de Graves, bócio, Hx de ↓ obediência ao Rx antitireóideo. Pode ser precipitada por doença intercorrente/trauma/cirurgia.

- **O_2:** se hipoxêmico.
- **Soro fisiológico (cloreto de sódio 0,9%) ivi:** lentamente conforme necessidades individuais (cuidado se HF).
- **Hidrocortisona:** 100 mg 4 v/d iv (ou dexametasona 4 mg 4 v/d vo). ↓ conversão $T_4 \Rightarrow T_3$.
- **Propranolol 40 mg 3 v/d vo:** visar a HR < 100 e titular dose para cima se necessário. Se ↑↑HR, dar propranolol iv 1 mg ao longo de 1 min, repetindo se necessário a cada 2 min até total máx. de 10 mg. Quando β-bloqueador CI, dar diltiazem 60–120 mg 4 v/d vo.
- **Carbimazol:** 15–30 mg 4 v/d vo (↓ mais tarde na enfermaria sob orientação de especialista).
- **Solução de Lugol (iodo):** 0,1–0,3 mg 3 v/d vo (normalmente durante 1 semana). Começar 4 h após Carbimazol. Bloqueia liberação de T_4 da glândula.

Considerar também

- **Tratar insuficiência cardíaca** (comum se AF rápida), p. ex., furosemida.
- **Digoxina/LMWH** (se AF): choque com DC raramente funciona até que esteja eutireóideo.
- **Antibióticos:** se evidência/suspeita de infecção.
- **Medidas de resfriamento:** paracetamol, esponja molhada. NB: evitar aspirina porque pode deslocar tireoxina da TBG.

Se vomitando, inserir NGT para administração de droga e para evitar aspiração.

MENINGITE

TRATAMENTO

Empírico: (até que sejam conhecidos resultados de LP – esp bacterioscopia com Gram).

- **Cefotaxima** 2 g 4 v/d ivi: Rx de escolha para *N. meningitidis* (meningococos; causa mais comum em adultos no UK.)
  - Se Hx de hipersensibilidade grave (p. ex., anafilaxia) a cefalosporinas (ou penicilina, uma vez que até 10% são também sensíveis a cefalosporinas), considerar cloranfenicol 1 g 3 v/d–4 v/d iv (pode-se ↑ até 100 mg/kg/dia$^{SPC/BNF}$).
  - Se alergia (mas não anafilaxia) usar meropenem 2 g 3 v/d iv.

Considerar também

- **Ampicilina** 2 g a cada 4 horas ivi + gentamicina iv se suspeitada *Listeria*, p. ex., imunossupressão/idoso ou CSF indicador com bastões Gram-positivos.
- **Aciclovir** 10 mg/kg ao longo de 1 h 3 v/d se suspeitada encefalite HSV, p. ex., confusão mais proeminente, Δ comportamentais e convulsões.
- **Rx para TB** (como para pneumonia): se fatores de risco (HIV/imunocomprometimento, nascido ou viveu em país de alta prevalência, contato recente com TB pulmonar); ou achados sugestivos no CSF (↑LØ, ↑ proteína, ↓ glicose).
  - NB: lâminas negativas do CSF para bacilos álcool-acidorresistentes NÃO excluem o diagnóstico de TB; se suspeita clínica for alta, *não* retardar Rx enquanto aguardando confirmação microbiológica. Discutir com Doenças Infecciosas/Microbiologia cedo.

Causas de meningite no Reino Unido.

Comuns:

- ***N. meningitidis***, sorotipo B: maioria (70–80%) dos casos.
- ***N. meningitidis***, sorotipo C: ↓ secundariamente a vacina.
- ***N. meningitidis***, sorotipo A: ↓ outra vez (tinha estado ↓).
- ***S. pneumoniae***: incidência estável.

Raras:

- ***Listeria monocytogenes:*** esp idade > 60 anos, ↓ imunidade, recém-nascidos.
- ***H. influenzae***, tipo b: ↓ secundariamente à vacina Hib.
- Bacilos **Gram-negativos** (esp em recém-nascidos).

Não esquecer:

- **Virais:** HSV/HZV, EBV, HIV, caxumba: esp se encefalítica (↓GCS). Menor comumente entero/eco/coxsakie/pólio viroses.
- **TB**, outras bactérias, p. ex., *Borrelia*: esp se ↓ imunidade/HIV.
- **Fungos:** *Cryptococcus, Candida:* esp se ↓ imunidade/HIV.
- ***Streptococcus* grupo B:** predominantemente em recém-nascidos.
- ***S. aureus:*** se neurocirurgia, trauma ou *shunt* ventricular.

CONVULSÕES

Pontos práticos

- *Status epilepticus* = convulsão de grande mal durando > 30 min ou múltiplas convulsões durando > 30 min sem recuperação completa entre os episódios. Entretanto, > 5 min é sugerido como uma definição mais prática para iniciar tratamento.
  - Mortalidade: 4% se durar < 30 min; 35% se convulsões durarem > 1 h.
- *Status epilepticus não convulsivo:* consiste em duas categorias (com etiologia vastamente diferente de acordo com a idade e prognóstico):
  - Convulsões de ausência (pequeno mal): breves lapsos súbitos da consciência – "olhando fixamente no vazio", que podem-se tornar múltiplas e levar à letargia e confusão. São facilmente despercebidas.
  - *Status* parcial complexo: convulsões parciais complexas prolongadas ou repetitivas (com um início focal presumido, muitas vezes temporal) que produzem um "estado crepuscular epiléptico", com falta de responsividade flutuante, automatismos e confusão.
  - NB: *status* parcial complexo também pode ocorrer na fase pós-ictal de múltiplas convulsões de grande mal, causando um estado confusional prolongado.
  - Diferenciar isto de *status epilepticus* sutil, que ocorre nas fases avançadas de convulsões múltiplas de grande mal, à medida que elas "vão se extinguindo" e diminuem (mas continuam).

Tratamento

- *Monitorar:* afixar monitores de sat O_2, ECG e BP e colocar em posição de recuperação.
- *O_2:* dar O_2 a alto fluxo via máscara de Hudson.

- ***Excluir/tratar:*** causas reversíveis esp ↓ glicose (dar tiamina se tratando ↓ glicose em paciente alcoólico ou desnutrido), ↓O_2.
- ***Terminar convulsão:*** lorazepam 4 mg im ao longo de 2 min (termina 60–90% dos *status epilepticus*). Se não disponível usar diazepam 10 mg iv em 2 min. Se sem acesso iv considerar midazolam 5–10 mg im ou oral.
- ***Soro fisiológico ivi:*** manter ou ↑BP média para fornecer pressão de perfusão cerebral apropriada.
- ***Proteger via aérea:*** com intubação traqueal se convulsões continuarem: chamar intensivista e/ou anestesista precocemente se preocupado.

Convulsões continuam

- Obter ajuda de médico experiente.
- Repetir lorazepam 4 mg iv ao longo de 2 min (ou alternativas como anteriormente). Se nenhuma resposta após 5 min, chamar intensivista e/ou anestesista e dar:
- Fenitoína ivi até dose total 18 mg/kg em soro fisiológico (não compatível com glicose) a 25–50 mg/min e a seguir ajustar (ver p. 72).
  - Fosfenitoína iv é uma alternativa: ver p. 81 para dose, uma vez que é diferente da de Fenitoína.
  - Monitorar BP e HR (ambas podem cair) e ECG (esp QRS, porque podem ocorrer arritmias). Fenitoína abortará 60% dos *status epilepticus* não terminados pelo lorazepam.
  - Assegurar-se de ter procurado causa subjacente como traumatismo craniano ou ICH (necessita de CT cerebral); infecção (esp meningite); toxicidade e abstinência alcoólicas; outros envenenamentos por droga (teofilina, isoniazida). Lembrar eclâmpsia.
- Se as convulsões persistirem considerar fenobarbital ivi 15 mg/kg a 100 mg/min. Pode-se considerar dar fenobarbital antes de Fenitoína ivi, se já tomando Fenitoína vo (e níveis plasmáticos admitidos adequados).
- Convulsões ainda continuam = *status epilepticus* refratário. Necessária anestesia geral com tiopental, ou propofol (indicação não liberada) em ICU idealmente com monitorização do EEG.

TIA E AVE

Ver algoritmos de TIA e AVE 6, 7 e 8.

Pontos práticos
- TIA com sintomas e sinais de AVE (entorpecimento, fraqueza ou paralisia, fala empastada, visão turva, confusão) que se resolvem dentro de 24 horas (geralmente dentro de 10 min) tem um risco anterógrado de AVE de 3,9% em 2 dias, 5,5% em 7 dias e 9,2% em 90 dias.
- Estratificar o risco usando o escore $ABCD^2$ (ver algoritmo de TIA 8): internar aqueles com escore > 4 pontos.
  - Arranjar investigação por especialista dentro de uma semana para aqueles com escore ≤ 4 pontos e começar aspirina vo.

ACIDENTE VASCULAR ENCEFÁLICO: 80–85% infarto (trombótico ou embólico). Pode ser elegível para trombólise dentro de tempo crítico (ver abaixo).
  - Restantes 15–20% são hemorrágicos (inc SAH), com mortalidade global > 50% em um mês. Tratamento é de suporte às funções vitais.

Tratamento
- Determinar momento exato de início dos 1os sintomas. Se não claro, deve ser usado o último momento em que o paciente foi tido como normal.
- Assegurar glicose normal (p. ex., checar CBG [glicose no sangue capilar]).
- Efetuar imagem de CT cerebral imediatamente se qualquer das seguintes se aplicar[NICE]:
  - Indicações de trombólise (ver abaixo) ou tratamento de anticoagulação precoce.
  - Sob tratamento anticoagulante.
  - Tendência hemorrágica conhecida.
  - ↓GCS (< 13).
  - Sintomas progressivos ou flutuantes inexplicados.
  - Edema de papila, rigidez de nuca ou febre.
  - Cefaleia grave ao início dos sintomas de AVE.
- Considerar trombólise em um AVE isquêmico agudo: deve ser uma decisão de médico sênior com experiência no seu uso, idealmente dentro de um centro especialista em AVE.
  - Atualmente apenas alteplase está licenciada para esta indicação, e apenas se dada ≤ 3 h desde o início dos sintomas (embora experiência ECASS-III mostre evidência de benefício ≤ 4,5 h).
  - Agir rapidamente: 5% ↓ de eficácia por 5 min de demora. Visar a um tempo "da porta à agulha" de 30 min.

- Indicações e contraindicações variam de acordo com o centro (ver abaixo). Pesquisa de risco/benefício está em andamento; sempre assegurar que você verifique seu protocolo local.
- Consentimento (quando possível) usando a última evidência: p. ex., 1:8 probabilidade de ↑ melhora e probabilidade 1:30 de sangramento sintomático.
- Dar alteplase iv: dose total = 0,9 mg/kg (máximo 90 mg). 10% dados como *bolus* iv em 2 min, restantes 90% dados ao longo de 60 min via bomba iv. Dissolver em água para injeção a uma concentração de 1 mg/mL ou 2 mg/mL.

Indicações de lise em AVE	Contraindicações
Sinais clínicos de AVE agudo	Sintomas melhorando rapidamente ou pequenos
Momento claro de início	AVE ou traumatismo craniano sério nos últimos 3 meses
Tratamento dentro de 4,5 h do início	História pregressa de hemorragia intracraniana
Hemorragia excluída por imagem cerebral	Grande cirurgia recente, sangramento GI etc., BP > 185/110 mmHg a
Idade 18–80 anos[b]	INR > 1,6 ou outro distúrbio da coagulação
Alguns centros usam Escala de AVE do NIHSS – Instituto Nacional de Saúde para definir gravidade adequada (p. ex., escore de 5–25, mas pode variar)	Infarto de > 1/3 do território da MCA visto em TC Convulsão ao início

[a]Se ↑BP for uma contraindicação, pode-se ↓BP com labetalol ou GTN; obter conselho sênior.
[b]Frequentemente dado em pacientes mais velhos. MCA, artéria cerebral média.

Tratamento pós-trombólise
- Observações: cada 15 min por 2 h, cada 30 min por 6 h, a seguir a cada hora.
- Tratar ↓O_2/↓ glicose se presente.
- Tratar hiperglicemia BG se > 8 mmol/L.
- Repouso no leito por 24 h (leito horizontal recomendado inicialmente).
- Nenhuma terapia antiplaquetária por 24 h. Evitar cânulas, NGTs e ivis.
- Se BP > 180/105 mmHg, considerar labetalol 10 mg ao longo de 1–2 min, a seguir infusão a 2–8 mg/min. Obter conselho sênior.

- Se ocorrer hemorragia intracraniana (diagnóstico de TC), arranjar 5–10 unidades de crioprecipitado (± plaquetas ± FFP) e procurar opinião neurocirúrgica.

SEPSE GRAVE E CHOQUE SÉPTICO

Pontos práticos
- *Sepse grave* = infecção conhecida ou suspeitada mais disfunção de órgãos, ou com características de hipotensão ou hipoperfusão (p. ex., confusão/oligúria/lactato elevado).
- *Choque séptico* = um subconjunto de sepse grave com hipotensão induzida pela sepse (SBP < 90 mmHg), ou anormalidade de hipoperfusão como lactato ≥ 4 mmol/L persistindo apesar de reidratação adequada (20–30 mL/kg).

Indícios: evidência de infecção + ↓BP (MAP < 65 mmHg); lactato sérico > 4 mmol/L; ou ↓ débito urinário.

Tratamento
- Obter ajuda de médico experiente urgentemente!
- **Oxigênio:** 100% via máscara sem reinalação (cuidado se COPD).
- **Líquidos:** 1 litro de cristaloide ou 300–500 mL de coloide (albumina) em *bolus* em 30 minutos; se ainda ↓BP medir CVP e considerar líquidos adicionais iv (20 mL/kg) para atingir CVP ≥ 8 mmHg e débito urinário > 0,5 mL/kg/h (cautela se LVF).
- **Inotrópicos:** se BP sistólica < 90 mmHg após reidratação, começar noradrenalina (1–10 microgramas/min) para manter MAP > 65 mmHg.
  - Medir saturação O_2 do sangue venoso misto e se < 65–70% necessita de líquido/papa de hemácias (RBCs) adicionais para alcançar hematócrito 30% (checar seu tratamento local "sobrevivendo a sepse" recomendado).
- **Antibióticos:** dar antibióticos direcionados empíricos ASAP (dentro de 1 h), assegurando que todas as culturas sejam tiradas 1° (não retardar significantemente antibióticos). Observar que a mortalidade ↑ 7% por h de retardo.
- **Esteroides:** considerar hidrocortisona iv (200–300 mg/dia) quando a ↓BP responde mal à ressuscitação-reidratação adequada e vasopressores, especialmente se começada dentro de 8 horas do início do choque.

- **Glicemia:** visar a < 150 mg/dL usando escala móvel de insulina, mas *evitar* hipoglicemia.
- **Profilaxia de trombose venosa profunda:** baixa dose de LMWH (p. ex., enoxaparina 40 mg sc 1 v/d) a não ser que CI.
- **Profilaxia de úlcera de estresse:** PPI ou antagonista H_2.
- (**Hemoderivados:** o objetivo agora é um alvo *mais baixo* como transfundir para Hb 7–9 g/dL, em comparação com previamente, *i. e.*, Hb > 10 g/dL).
- (**Proteína C ativada:** não mais recomendada e pode aumentar o risco de sangramento).

Adaptado de Surviving Sepsis Campaign: International guidelines for management of severe sepsis and septic shock: 2008. *Intensive Care Medicine* 2008;**34**(1).

NEUTROPENIA FEBRIL

Indícios: se temperatura 38°C durante ≥ 2 h (ou ≥ 38,5°C durante ≥ 1 h) e sem indícios quanto à etiologia da febre, dar:
- **1°/2° episódios:** gentamicina 5 mg/kg 1 v/d iv + Tazocin 4,5 g 3 v/d iv (usar ceftazidima 2 g 3 v/d se alergia à penicilina).
- **Febre persistente ou recorrente em qualquer fase mais tarde:** chamar hematologista/oncologista ± infectologista de plantão para aconselhamento.

NB: sempre fazer triagem séptica completa *antes* de dar antibióticos, inc culturas de sangue, urina e outras culturas apropriadas (p. ex., escarro, fezes, linha venosa central/outras) ± **CXR**, contanto que os atrase.

INFECÇÕES DO TRATO URINÁRIO

Indícios: disúria, frequência, desconforto suprapúbico, hematúria, noctúria ("do trato urinário inferior"/simples); mal-estar sistêmico, febre/calafrios, vômito, dor no flanco/costas/abdome, choque séptico oculto ("do trato urinário superior"/pielonefrite). NB: notar se instrumentação/cateterismo recente.

Tratamento
- Bastão de imersão e microscopia para confirmar presença de infecção. Pedir urinocultura de MSU colhida assepticamente.

- **UTI simples:** trimetoprim 200 mg 2 v/d vo. Outra opção é nitrofurantoína 50–100 mg 4 v/d vo (não adequada se RF).
- **Pielonefrite:** cefotaxima 1 g 3 v/d iv. Se sem resposta dentro de 24 h (e ainda sem resultados de cultura), tentar coamoxiclav 1,2 3 v/d iv + gentamicina.

> **Causas de UTIs**
> - Maioria é causada por *E. coli* (70–80%).
> - Restantes causadas por enterococos, ou outros Gram-negativos – p. ex., *Proteus* (assoc. a cálculos), *Klebsiella*, *Serratia* ou *Pseudomonas*.
> - *Staph saprophyticus* visto em mulheres jovens.
> - Organismos multirresistentes mais prováveis em pacientes cateterizados ou hospitalizados.

INFECÇÕES GI

Gastroenterite

- **Infecções simples:** muitas causas inc. diarreia de viajante (*E. coli* enterotoxigênica), relacionadas com toxina (*Staphylococcus/Bacillus cereus*), virais (rota/semelhante a Norwalk), *Salmonella/Shigella*, *Campylobacter*, *Giardia*. Estas raramente necessitam de tratamento; colher uma história de viagem, focalizar reidratação e contatar departamento de microbiologia se em dúvida.
- **AAC (Clostridium difficile):** perguntar sobre qualquer uso de antibiótico nas 8 semanas precedentes e enviar fezes para toxina de *C. difficile*. Dar metronidazol 400 mg 3 v/d vo e *parar outros antibióticos se possível*. Se sem resposta após 4 dias, mudar para vancomicina 125 mg 4 v/d vo por 10–14 dias.

PNEUMONIA TUBERCULOSA (TB)

Esta bem pode ser suspeitada no ED., mas é raro *alguma vez* começar terapia. Deve, normalmente, ser tratada por um pneumologista ou infectologista com experiência nesta área.

NB: isolar um paciente potencialmente infeccioso, e enviar múltiplas amostras de escarro para coloração de Ziehl–Neelsen/PCR, seguida por cultura.

NB: notificar caso comprovado às autoridades de saúde pública (geralmente já na enfermaria de clínica).

Tratamento
- **Fase inicial:** 1ᵒˢ 2 meses: ↓ da carga bacteriana e cobre todas as raças: Rifater* (**R**ifampicina + **I**soniazida + **P**irazinamida) + **E**tambutol** = **"RIPE"**.
- **Fase de continuação:** 4 meses seguintes (ou mais se comprometimento do CNS): Rifinah* (**R**ifampicina + **I**soniazida) = **"RI"**. Se resistência conhecida (ou suspeitada) a rifampicina/isoniazida, continuar Pirazinamida – **"RIP"**.
  - Considerar piridoxina 10 mg 1 v/d vo: ↓ neuropatia de isoniazida^BNF.
  - Comprimidos combinados* ⇒ ↑ obediência e facilidade de prescrição.
  - As doses são por peso: ver BNF para detalhes.
  - Todas as drogas são hepatotóxicas: checar LFTs antes e durante Rx.
- **Etambutol**:** é nefrotóxico e pode ⇒ neurite óptica: checar U&Es e acuidade visual antes e durante Rx. Alternativa é estreptomicina (também nefrotóxica), ou ambos podem ser omitidos se ↓ risco de resistência à isoniazida.
- **Corticosteroides:** geralmente adicionados a este esquema desde o início, se TB meníngea ou pericárdica.

MALÁRIA

Pontos práticos
- *Malária falciparum "terçã maligna":* casos graves se apresentam com nível alterado de consciência ± convulsões ("malária cerebral"), icterícia, oligúria ou hemoglobinúria ("febre de urina negra"), anemia (Hb > 5 g/dL), hipoglicemia, acidose metabólica (HCO_3 < 15 mEq/L), ↓BP ou angústia respiratória; ou têm > 5–10% de eritrócitos parasitados. Admitir em ITU.
- Considerar em qualquer viajante retornando com febre, calafrios, cefaleia, N&V, diarreia ± hepatosplenomegalia. Sempre consultar equipe de doenças infecciosas ± microbiologia se malária suspeitada/confirmada.

Indícios: viagem (mesmo > 1 ano precedentemente – não com *falciparum*) + febres (ciclos de ± 3 dias ± calafrios), icterícia, ↑ baço/fígado, ↓Pt, ↓Hb.

Tratamento
Confirmada não falciparum ("benigna")
- *Cloroquina* (como base; ver abaixo): dose 620 mg vo, a seguir 310 mg 6–8 h mais tarde, a seguir 310 mg 1 v/d 24 h mais tarde por 2 dias (todas as doses de cloroquina como *base*).
- *Primaquina:* seguir, a não ser que grávida, com 14 dias de Primaquina se *P. ovale* (15 mg 1 v/d) ou *P. vivax* (30 mg 1 v/d) para matar parasitas no fígado e prevenir recidiva ("cura radical").

Falciparum ("maligna"); ou espécies misturadas/desconhecidas. Seriamente doente

- **Quinina** (como sal; ver abaixo): carga com 20 mg/kg ivi (máx. 1,4 g) ao longo de 4 h (NB: omitir dose de carga se quinina, quinidina ou mefloquina dada nas últimas 12 h). A seguir, 8 h após o início da dose de carga, dar 10 mg/kg (máx. 700 mg) ivi ao longo de 4 h, cada 8 h durante até 7 dias (↓ doses para 5–7 mg/kg se RF ou > 48 h se necessário Rx iv), mudando para quinina oral (600 mg 3 v/d de sal) uma vez capaz de engolir e reter comprimidos para completar uma série de 7 dias.
    - Sempre consultar equipe de doenças infecciosas ± microbiologia.
- **Doxiciclina** 200 mg 1 v/d vo (clindamicina 450 mg 3 v/d vo se grávida) com ou seguindo-se série de quinina por 7 dias.
- **Artesunato ou artemether:** considerar se paciente esteve em áreas de resistência à quinina no SE asiático: obter orientação especialista.

Estável, GCS normal, capaz de deglutir e reter comprimidos

- *Quinina:* 600 mg 3 v/d vo durante 7 dias seguida por *Doxiciclina* ou *clindamicina*.
- *Proguanil + atovaquona* (Malarone), *artemether + lumefantrina* (Riamet) são alternativas (Rx por 3 dias apenas) à quinina, as quais necessitam ser tomadas por 3 dias e não necessitam de quaisquer drogas subsequentes.

> ☠ As doses de quinina aqui são sob a forma de "sal" (cloridrato, dicloridrato ou sulfato de quinina). As doses de cloroquina são sob forma de "base" (*i. e.,* o componente cloroquina da droga composta total). Especificar sal ou base na receita – não confundir doses de sal ou base uma vez que elas não são equivalentes.

DISTÚRBIOS ELETROLÍTICOS

HIPERPOTASSEMIA (↑K⁺)

Pontos práticos

- *Hemólise:* se isto for possível (má técnica de punção venosa – geralmente "veia difícil"), ligar para o lab ± repetir a amostragem.
- K⁺ > 6 mEq/L é considerado perigoso, com risco de arritmia cardíaca ± parada.

- $K^+ > 6{,}5$ mEq/L ou Δ ECG (chamadas ondas T "em tenda", QRS > 0,12 s (> 3 quadrados pequenos), perda de ondas P ou padrão senoidal) necessita tratamento imediato mais monitorização cardíaca:

Tratamento
- **Gluconato de Ca^{2+} 10%:** 10–20 mL iv ao longo de 3 min como "cardioproteção"; ou 10 mL de CaCl 10% iv a ≤ 1 mL/min. NB: *não altera* nível de K^+ sérico.
- **Insulina:** (solúvel e.g. Actrapid) 10 unidades iv + 50 mL glicose 50% ivi ao longo de 5–15 min. Estimula captação celular de K^+: visar a uma queda de 1–2 mmol/L ao longo de 30–60 min.
- **Salbutamol:** nebs com 5–20 mg. Utiliza fx abaixador de K^+ (indicação não licenciada).
- **Bicarbonato de sódio 8,4%:** 25–50 mL somente se acidótico *e não* sobrecarregado de volume (cuidado pac. de diálise).

Considerar também
- *Procurar e tratar a causa:* esp AKI (pode necessitar de diálise urgente) e drogas; p. ex., KCl iv, suplementos orais de K^+. ACE-i, ARBs, diuréticos poupadores de K^+, NSAIDs. Também ciclosporina (não ajustar sem conselho de especialista).

NB: contrariamente à opinião popular, Calcium Resonium não é útil no ED.

HIPOPOTASSEMIA (↓K^+)
$K^+ < 2{,}5$ mEq/L $\Rightarrow$ risco de arritmias: afixar monitor cardíaco.

Tratamento
- **Soro fisiológico (0,9%) 1 litro + 40 mEq KCl 10%:** ao longo de 4 h via bomba de infusão.
  - Se instável ou aparecerem arritmias, buscar ajuda sênior uma vez que KCl pode ser dado mais rapidamente. Considerar possibilidade de deficiência assoc de Mg^{2+} e repor Mg^{2+} também.
  - Paciente pode não tolerar ivi periférica mais rápida em decorrência da dor (considerar linha central).
- **Reposição oral de K^+:** deve também ser começada (p. ex., Sando-K, Slow-K, 2 compr 3 v/d, ou tanto quanto puder ser tolerado – gosto desagradável!)

– Terapia oral é frequentemente suficiente se $K^+ > 2,5$ mEq/L e sem características clínicas (fadiga, fraqueza, cãibras nas pernas) ou Δ ECG (ondas T pequenas ou ondas U grandes).

HIPERCALCEMIA ($\uparrow Ca^{2+}$)

$Ca^{2+} > 10$ mEq/L é anormal. Sintomas geralmente começam uma vez $Ca^{2+} > 11$ mEq/L.

Indícios: vindo de cólica renal ± AKI; dor óssea (considerar metástases); dor abdominal, constipação ± vômito, poliúria e sede; confusão, psicose.

Tratamento
- $Ca^{2+} > 14$ mEq/L ou sintomas graves:
- ***Soro fisiológico (0,9%) ivi:*** necessidades médias 4–6 litros ao longo de 24 h ($\downarrow$ se idoso/HF). Acompanhar balanço hídrico cuidadosamente e corrigir eletrólitos.

Ausência de melhora nos níveis de Ca^{2+} todavia reidratado
- ***Diurético de alça:*** (p. ex., furosemida). ***Nunca*** usar uma tiazida (piora Ca^{2+}).
- ***Bisfosfonato:*** (p. ex., pamidronato) esp se $\uparrow$PTH ou malignidade.
- ***Calcitonina:*** se ausência de resposta a bisfosfonato.
- ***Esteroides:*** se sarcoide, linfoma, mieloma ou toxicidade de vitamina D.
- ***Diálise:*** se AKI ou sintomas de ameaça à vida (coma).

ABSTINÊNCIA DE ÁLCOOL

Ponto prático
Pacientes dependentes de álcool são comuns no ED. Usar um questionário CAGE simples de triagem para ajudar a identificar aqueles em risco (ver Tabela 4.2).

Tabela 4.2 Questionário de triagem CAGE *(ingl.)* para abuso de álcool

C	Alguma vez você achou que deveria **C**ortar ou diminuir *(Cut down)* sua bebida?
A	Pessoas **A**borreceram *(Annoyed)* você criticando sua bebida?
G	Alguma vez já se sentiu mal, culpado ou sem **G**raça *(Guilty)* por causa da sua bebida?
E	Alguma vez tomou uma bebida para abrir os olhos e **E**sclarecer as ideias *(Eye-opener)* como primeira coisa pela manhã para firmar os nervos ou livrar-se de uma ressaca?

"Sim" a duas ou mais indica provável abuso crônico ou dependência de álcool.

ABSTINÊNCIA DE ÁLCOOL

PREVENÇÃO DE AGITAÇÃO, CONVULSÕES E DELIRIUM TREMENS

Começar uma benzodiazepina de ação longa em um esquema diminuindo gradativamente conforme se segue (necessitará de internação):

Esquema para abstinência de álcool. Cortesia Professor H. Ghodse, St George's Hospital

Dia	Clordiazepóxida	OU	Diazepam
1	30 mg 4 v/d		15 mg 4 v/d
2	30 mg 3 v/d		10 mg 4 v/d
3	20 mg 3 v/d		10 mg 3 v/d
4	20 mg 2 v/d		5 mg 4 v/d
5	10 mg 2 v/d		5 mg 3 v/d
6	10 mg 1 v/d		5 mg 2 v/d
7	10 mg SOS		5 mg 1 v/d

> *Este é apenas um esquema médio inicial sugerido*
>
> Os esquemas ideais envolvem uma avaliação durante 24 h iniciais com doses SOS, mas exigem adequado treinamento e tempo da equipe para monitorar estreitamente e assegurar que não ocorra insuficiência (ou excesso) de tratamento. Começar com dose de 20–40 mg de clordiazepóxida ou 10–20 mg de diazepam e somar as doses usadas nas 1ªs 24 horas, e, em seguida, reduzir 1/5h (- 1/7h) por dia durante 5 (a 7) dias.

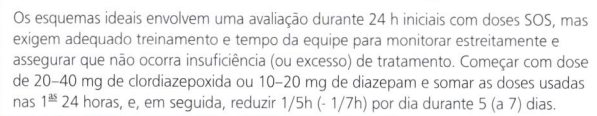

- Clordiazepóxido geralmente 1ª linha, mas diazepam é preferido se Hx de convulsões (esp. se ocorridas no contexto de abstinência de álcool).
- Insuficiência hepática importante (p. ex., ↑AST ou ALT): considerar benzodiazepinas de ação mais curta como oxazepam ou lorazepam em doses equivalentes; evitar excs. acumulação de metabólitos e sedação (porém marginal ↑ risco de convulsão).
- Só começar uma vez tenha se resolvido intoxicação alcoólica aguda.

TIAMINA (VIT B$_1$) E OUTROS SUPLEMENTOS

Dar tiamina (vit B$_1$) para Px ou Rx de suspeitada encefalopatia de Wernicke (WE) com um ou mais de: oftalmoplegia, ataxia, confusão aguda, perturbação de memória, hipotensão inexplicada, hipotermia ou coma.

Tiamina precisa ser dada *antes* que o paciente receba qualquer carga de carboidrato vo ou iv (que pode precipitar WE).

☠ ∴ Tomar cuidado particular se hipoglicêmico e necessária glicose iv! ☠

- **Tiamina parenteral (iv ou im):** p. ex., Pabrinex (contém outras vits B e C); prescrever como "1 par de frascos de Pabrinex" ou "Pabrinex 1 e 2". Diretrizes sobre abuso de substância 2004 da British Association for Psychopharmacology e atualização 2012 (Journal of Psychopharmacology 2012) recomendam:
    - WE suspeitada (ver abaixo) ou estabelecida: 2 pares de frascos 3 v/d iv (ou im) por 3–5 dias, a seguir 1 par 1 v/d por mais 3–5 dias.
    - Alto risco de WE (desnutrido/abuso grave crônico): 1 par 1 v/d ou im durante 3–5 dias.
    - Baixo risco de WE: não necessário tratamento parenteral, mas dar tiamina oral.

> **Pabrinex pode ⇒ anafilaxia**
> ∴ ter à mão recursos de ressuscitação. NB: ↑ risco se dado iv demasiado rapidamente; assegurar mistura de ambos os frascos, seja quando dados como injeção ao longo de ≥ 10 min seja como infusão (com 50–100 mL soro fisiológico) ao longo de ≥ 30 min.

- Vitaminas e suplementos orais:
    - Tiamina 100 mg 2 v/d–3 v/d vo; deve ser dada durante 1 mês se nenhum tratamento parenteral for necessário.
    - Multivitaminas 1 comprimido/dia a longo prazo; barato e potencialmente importante se dieta futura provavelmente será pobre.

Encefalopatia de Wernicke

Causada deficiência de tiamina e frequentemente despercebida; apenas 10% têm tríade clássica de confusão, ataxia e sinais oculares (oftalmoplegia ou nistagmo; vistos em apenas 30% dos casos). Suspeitar o diagnóstico se qualquer evidência de mau uso crônico de álcool e qualquer um dentre: confusão aguda, ataxia, oftalmoplegia, ↓BP + ↓ temp, ↓GCS ou ↓ memória.

Se não tiver certeza se intoxicação ou WE está causando qualquer destas, sempre pressupor que é WE e dar tratamento. Raramente WE é causada por outra desnutrição, p. ex., má-absorção, doenças da alimentação, vômito protraído, CRF, AIDS e outro mau uso de droga.

NB: ↓Mg^{2+} pode ⇒ WE refratária a Rx ∴ checar ± corrigir Mg^{2+} também.

MANUTENÇÃO DA ABSTINÊNCIA

É essencial:

- Incentivar abstinência e encaminhar para clínico local de ligação sobre álcool (se disponível) ± serviços de adição.
- Providenciar suporte social adequado e procurar e tratar depressão assoc.

- Os seguintes são usados como auxílios:
  - *Acamprosato:* modula fx de supressão de álcool e limita reforço negativo da cessação da bebida $\Rightarrow$ ↓ procura e ↓ taxa de recaída.
  - *Dissulfiram:* $\Rightarrow$ sintomas desagradáveis se consumido álcool.
  - *Naltrexona:* ↓ fx agradáveis do álcool e ↓ procura e taxa de recaída. Uso especialista unicamente (não licenciada no Reino Unido. Para esta indicação).

INTOXICAÇÕES EXÓGENAS

Autolesão deliberada é um problema comum no ED. Métodos inc. cortar-se ou automutilação, ou mais comumente ingestão de drogas (inc. remédios de venda livre/herbáceos), produtos químicos (industriais ou domésticos), plantas e produtos biológicos.

As seguintes fontes devem sempre ser consultadas:

- **TOXBASE** *(www.toxbase.org):* tem autoridade e é atualizada regularmente. Deve ser usada em 1º lugar para checar características clínicas e Mx do veneno(s) em questão.
  - É necessário você se inscrever sob o nome de usuário e senha da sua conta departamental.
- **UK National Poisons Information Service** *(NPIS):* se no UK. tel.: 0844 892 0111 (se na Irlanda 01 809 2566) para conselho especialista se não tiver certeza das instruções da TOXBASE, e para envenenamento mais raros/complexos.

MEDIDAS GERAIS
- *Carvão ativado:* se dentro de 1 h de ingestão importante, mas CI se ↓GCS (a não ser tubo ET *in situ*), se sons intestinais ausentes ou se ingerida substância corrosiva/petróleo.
  - Doses repetidas e administração mais tarde que 1 h sugeridas para certas drogas (p. ex., quinina, carbamazepina, teofilina ou preparações de liberação sustentada).
  - Carvão *não efetivo* para lítio, ferro, organofosforados, etileno glicol, etanol, metanol.
  - Ver TOXBASE para guia de dose de carvão ativado. NB: descontaminação GI "de rotina" não é mais recomendada.
- *Lavagem gástrica:* raramente usada agora. Considerar apenas se dentro de 1 h de ingestão ameaçando a vida que não pode ser removida efetiva-

mente (p. ex., ferro). *Precisa* proteger a via aérea, esp se ↓GCS. CI se ingerido corrosivo/destilado de petróleo.
- Checar um nível de paracetamol em qualquer paciente que seja incapaz/não se disponha a dar uma Hx precisa dos venenos exatos ingeridos, e efetuar um ECG. Enviar um nível de salicilato se pac com "salicilismo" sintomático ou comatoso/acidose metabólica inexplicada.
- Outros níveis de drogas dependerão da ingestão suspeitada, mas notar que na maioria dos envenenamentos, o tratamento é suporte às funções vitais, e apenas algumas têm um antídoto específico.

PERFIS DE EFEITOS COLATERAIS
Conhecimento dos perfis de efeitos colaterais (SEs) juntamente com o mecanismo(s) de uma droga permite previsão dos SEs ou do efeito tóxico dessa droga (toxídromo).

COLINOCEPTORES
ACh estimula receptores muscarínicos e nicotínicos.

Anticolinesterases ⇒ ↑ACh e ∴ estimulam ambos os tipos de receptores e têm "fx colinérgicos".

Drogas com ação ↓ **colinoceptores** fazem isto predominantemente via receptores muscarínicos (antinicotínicos usados apenas em anestesia) e são ∴ mais acuradamente chamadas "antimuscarínicas" em vez de "anticolinérgicas".

fx colinérgicos	fx antimuscarínicos
Geralmente ↑ *secreções*	*Geralmente* ↓ *secreções*
Diarreia	**C**onstipação
Micção	**R**etenção urinária
Miose (constrição)	**M**idríase ↓ acomodação[a]
Broncospasmo/bradicardia[b]	**B**roncodilatação/taquicardia
Excitação do CNS (e do músculo)	**S**onolência, olhos secos, pele seca
Lacrimejamento ↑	
Saliva/suor ↑	
Comumente causados por:	
Anticolinesterases:	Atropina, ipratrópio (**Atrovent**)
Rx MG, p. ex., piridostigmina	Anti-histamínicos (inc ciclizina)
Rx demência, p. ex., rivastigmina, donepezil	Antidepressivos (esp TCAs)
	Antipsicóticos (esp "típicos")
	Hioscina, antiarrítmicos Ia

[a] ↑ visão turva e ↑IOP. [b] Juntamente com vasodilatação ⇒ ↓BP.

ADRENOCEPTORES

α geralmente excita sistema simpático (exceto*):

- α1 ⇒ relaxamento do músculo liso GI*, caso contrário contrai músculo liso: vasoconstrição, constrição GI/esfíncter vesical (útero, trato seminal, íris [músculo radial]). Também ↑ secreção salivar, ↓ glicogenólise (no fígado).
- α2 ⇒ inibição de neurotransmissores (esp NA e ACh para controle por *feedback*), agregação de Pt, contração de músculo liso vascular, inibição da liberação de insulina. Também adrenoceptor proeminente do CNS (inibe estimulação simpática).

β geralmente inibe sistema simpático (exceto*):

- β1 ⇒ ↑HR*, ↑ contratilidade* (e ↑ secreção de amilase salivar).
- β2 ⇒ vasodilatação, broncodilatação, tremor muscular, glicogenólise (hepática e no músculo esquelético). Inibe liberação adicional de mediador dos mastócitos via ↑cAMP intracelular (importante na anafilaxia). Também ↑ secreção de renina, relaxa o músculo ciliar e músculos lisos viscerais (esfíncter GI, detrusor da bexiga, útero se não grávido).
- β3 ⇒ lipólise, termogênese (de pouca relevância farmacológica).

SEROTONINA (5HT)

"**Síndrome serotonínica**" ⇒ *excesso relativo*: ocorre com antidepressivos em ↑ doses, ou se trocados sem uma "diminuição gradativa" ou "período de eliminação". Causa agitação, sudorese e tremor, progredindo para tremor intenso, mioclônus e confusão, e, se suficientemente grave, convulsões/morte.

"**Síndrome de abstinência/descontinuação de antidepressivo**" ⇒ *déficit relativo*: ocorre quando antidepressivos suspenso demasiado rapidamente; probabilidade depende do $t_{1/2}$ da droga. Causa sintomas semelhantes a gripe (calafrios/sudorese, mialgia, cefaleia e náusea), e tonteira, zumbido, ansiedade, irritabilidade, insônia, sonhos vívidos. Raramente ⇒ distúrbios do movimento e ↓ memória/concentração.

DOPAMINA (DA)

Excesso relativo: causa Δ comportamento, confusão e psicose (esp se predisposto, p. ex., esquizofrenia). Visto com L-dopa e agonistas da DA usados em doença de Parkinson (e algumas doenças endócrinas, p. ex., com bromocriptina).

Déficit relativo: causa fx extrapiramidais (ver a seguir), ↑ prolactina (disfunção sexual, infertilidade feminina, ginecomastia), síndrome neuroléptica maligna. Ocorre com antagonistas da DA, esp antipsicóticos e certos antieméticos como metoclopramida, proclorperazina e levomepromazina.

EFEITOS EXTRAPIRAMIDAIS

Anormalidades do controle de movimentos originadas de disfunção dos gânglios basais.

- *Parkinsonismo:* rigidez e bradicinesia ± tremor.
- *Discinesias* (= movimentos involuntários anormais):
  - *Distonia* (= postura anormal): dinâmica (p. ex., crises oculógiras) ou estática (p. ex., torcicolo).
  - *Discinesia tardia (início retardado):* esp movimentos orofaciais.
  - *Outras:* tremor, coreia, atetose, hemibalismo, mioclônus, tiques.
- *Acatisia* (= senso intolerável de agitação interior): vista com drogas antipsicóticas ou neurolépticas, mas também com antieméticos (p. ex., metoclopramida, proclorperazina).

Todos os acima são mais comumente causados por antipsicóticos (esp. drogas "típicas" mais antigas), mas são uma complicação rara de antieméticos (p. ex., metoclopramida, proclorperazina – esp em mulheres jovens). Discinesias e distonias são comuns com drogas antiparkinsonianas (esp picos de doses de L-dopa).

A maioria responde à suspensão (ou ↓ da dose) da droga – se não for possível, falhar ou Rx imediato necessário acrescentar uma droga antimuscarínica (p. ex., prociclidina) – isto não funciona para acatisia (tentar β-bloqueador, ou benzodiazepina) + pode piorar discinesia tardia: procurar opinião de neurologia ± psiquiatria se em dúvida.

EFEITOS CEREBELARES

Esp. antiepilépticos (p. ex., fenitoína) e álcool.

- Disdiadococinesia, dismetria (= movimento passando do ponto) e rebote.
- Ataxia da marcha (base larga, comprimento irregular dos passos) ± do tronco.
- Nistagmo: na direção do lado da lesão; predominantemente grosseiro e horizontal.
- Tremor de intenção (também titubeação = tremor "assentindo" com a cabeça).

- Fala: disartria escandida – lenta, arrastada ou por abalos.
- Hipotonia (menos comumente hiporreflexia ou reflexos pendulares).

CITOCROMO P450 (CYP)

Substratos do P450 que frequentemente resultam em interações importantes (estas drogas podem ↑ problemas graves se tornadas ineficazes ou tóxicas por interações ∴ sempre checar quanto a interações ao prescrever):

- **Inibidores** e **indutores** podem afetar warfarina, fenitoína, carbamazepina, ciclosporina e teofilinas. Interações podem ∴ ⇒ toxicidade ou falha do tratamento.
- **Indutores** também afetam OCP de modo que podem ↑ falha de anticoncepcional ∴ recomendar método de barreira alternativo.

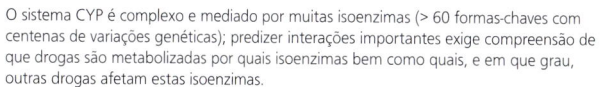

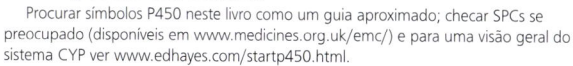

> *NB*
> O sistema CYP é complexo e mediado por muitas isoenzimas (> 60 formas-chaves com centenas de variações genéticas); predizer interações importantes exige compreensão de que drogas são metabolizadas por quais isoenzimas bem como quais, e em que grau, outras drogas afetam estas isoenzimas.
>
> Procurar símbolos P450 neste livro como um guia aproximado; checar SPCs se preocupado (disponíveis em www.medicines.org.uk/emc/) e para uma visão geral do sistema CYP ver www.edhayes.com/startp450.html.

PARACETAMOL

Envenenamento importante é > 75 mg/kg em qualquer período de 24 h (toxicidade séria pode ocorrer se > 150 mg/kg, toxicidade incomum se 75–150 mg/kg).

Tratamento inicial

Dependente do tempo desde a ingestão.

0–8 h pós-ingestão:
- *Carvão ativado:* se dentro de 1 h de envenenamento importante.
- *Acetilcisteína:* aguardar até 4 h pós-ingestão, então colher amostra urgente para nível de paracetamol (resultado não tem significado antes de 4 h pós-ingestão). Se se apresentar com 4–8 h pós-ingestão, colher amostra imediata.
- Nível acima da linha de tratamento (ver nomograma): usar o seguinte esquema de acetilcisteína:
  – 150 mg/kg em 200 mL glicose 5% ivi em 1 h.

- 50 mg/kg em 500 mL glicose 5% ivi em 4 h.
- 100 mg/kg em 1.000 mL glicose 5% ivi em 16 h.

NB: se paciente pesar > 110 kg, usar 110 kg (em vez do seu peso real) para estes cálculos.

> Não retardar acetilcisteína além de 8 h pós-ingestão se aguardando uma dosagem de paracetamol após uma ingestão importante (além de 8 h, eficácia ↓ substancialmente) – ivi sempre pode ser suspensa se a dosagem vier abaixo da linha de tratamento e a cronologia de ingestão for certa, e INR, ALT e creatinina normais.

8–15 h pós-ingestão:

- *Acetilcisteína:* dar o esquema acima ASAP se ingestão importante. Não aguardar resultado de dosagem de nível de paracetamol urgente. Acetilcisteína pode ser suspensa mais tarde (ver nota).

15–24 h pós-ingestão:

- *Acetilcisteína:* dar o esquema acima ASAP a não ser que tenha certeza de que ingestão importante não teve lugar – não aguardar resultado do nível de paracetamol. Apresentando-se assim tarde ⇒ risco grave, e linhas de tratamento são inconfiáveis: sempre terminar a série de acetilcisteína.
- Esteja cônscio de que o nível de paracetamol poderia ser acima da linha de tratamento, mas ter laudo de indetectável (p. ex., um nível de 16 mg/L pode ser informado como < 20 mg/L); se em dúvida, TRATAR.

> 24 h pós-ingestão:

- Acetilcisteína é controversa quando a apresentação é tão tardia. Checar creatinina, LFTs, INR, glicose e concentração de paracetamol, e consultar TOXBASE ou NPIS.

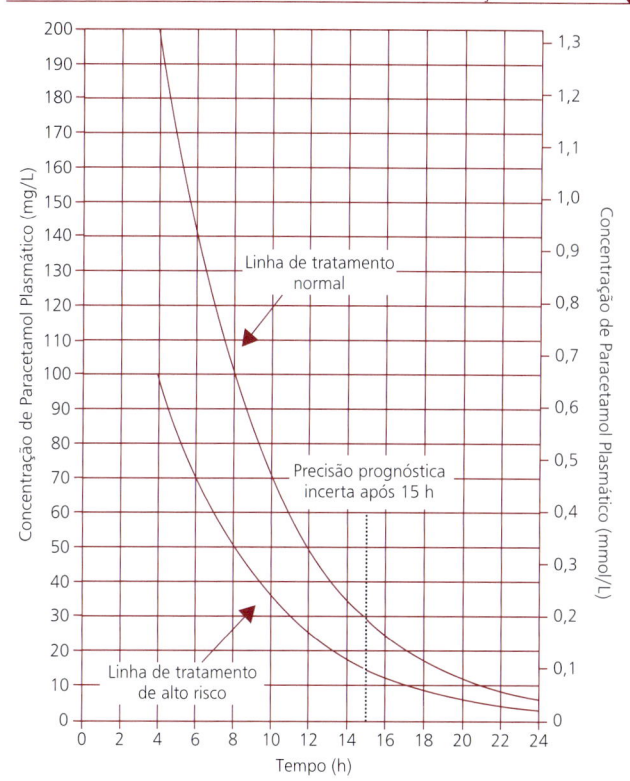

Figura 4.3 Linhas de tratamento com acetilcisteína em superdose de paracetamol. (Reproduzida por cortesia de Medicine and Healthcare products Regulatory Agency [UK].)

> **Pontos importantes a respeito da acetilcisteína**
> - Tenha um limiar mais baixo para iniciar Rx se houver dúvidas sobre a cronologia da ingestão, se ela foi por etapas, se presente 24–36 horas pós-ingestão, ou se houver evidência de LF/toxicidade grave independentemente do tempo desde a ingestão. Contatar NPIS se não tiver certeza.
> - Reações anafilactoides são comuns esp. a mais rápidas velocidades iniciais. Reduzir a velocidade de infusão ou parar temporariamente até que a reação abrande. Dar anti-histamínico (p. ex., clorfeniramina 10–20 mg iv em 1 min) se necessário. Dar nebs de salbutamol se broncospasmo importante. Uma vez a reação se acalme reiniciar acetilcisteína, e considerar dar a segunda bolsa com metade da velocidade normal (*i. e.,* 50 mg/kg ao longo de 8 h). Uma Hx pregressa de uma reação dessas não é uma CI absoluta ao tratamento futuro. Pré-tratamento com clorfeniramina 10 mg iv ou administração da 1ª ivi a uma velocidade mais lenta pode reduzir o risco de reação.
> - Acetilcisteína ⇒ levemente ↑INR ela própria; assim se após tratamento ALT for normal mas INR for ≤ 1,3 nenhum monitoramento adicional ou tratamento é necessário. Mas se ALT for ↑ continuar acetilcisteína ivi à velocidade de 150 mg/kg ao longo de 24 h (a não ser pausa substancial na ivi, dose de carga adicional não é necessária), e procurar orientação imediata com TOXBASE/unidade de fígado.

Tratamento subsequente

Pacientes podem estar *clinicamente* aptos para alta uma vez ivi de acetilcisteína esteja completada, e INR, ALT, creatinina e HCO_3^- ($\pm$ pH) sejam normais (ou se recuperando em duas checagens sucessivas se acetilcisteína adicional tiver sido administrada).

Avaliação *psiquiátrica* ainda precisa ser empreendida em todos os pacientes que tomaram comprimidos deliberadamente.

Para um paciente com anormalidades laboratoriais apesar de acetilcisteína, procurar orientação imediata com TOXBASE/unidade de fígado.

SALICILATO/ASPIRINA

Visto muito menos comumente agora. Envenenamento complexo para tratar.

Tratamento inicial
- ***Carvão ativado*** e considerar *lavagem gástrica* (se via aérea protegida): se dentro de 1 h da ingestão de > 125 mg/kg. Uma vez que aspirina retarda o esvaziamento gástrico (esp. se comprimidos com revestimento entérico), ambos podem ser considerados > 1 h após ingestão. Pode-se repetir carvão ativado a cada 4 h, se o nível de salicilato continuar a subir apesar das medidas abaixo. Consultar TOXBASE.
- ***Medir/monitorar*** U&Es, glicose, coagulação, ABGs (ou pH venoso e HCO_3^-) e equilíbrio hídrico (muitas vezes necessita de grandes volumes de líquido iv).

Pedir dosagem de salicilato se ingerido > 120 mg/kg; colher amostra no mínimo 2 h pós-ingestão se sintomático ou 4 h pós-ingestão se não. Repetir em ambos os casos 2 h mais tarde se suspeitada toxicidade grave (hipertermia, desidratação, agitação, confusão, convulsões, ↓GCS, acidose metabólica) em caso de absorção ter sido retardada (repetindo até níveis ↓). Notar que concentrações máximas são frequentemente retardadas após grandes ingestões.
- Se anormalidades bioquímicas importantes, obter ajuda sênior e contatar ITU para orientação, então considerar o seguinte.
- **Bicarbonato de sódio ivi:** dar 1,5 litro 1,26% ao longo de 2 h (ou 225 mL a 8,4%) se acidose metabólica e níveis de salicilato > 500 mg/L (3,6 mmol/L) – minimizará movimento de salicilato para dentro dos tecidos, e aumentará eliminação renal. Cuidado com risco de necrose tecidual se extravasamento. Administração de bicarbonato pode causar hipocalemia: vigiar K^+ estreitamente, e hipoglicemia. Monitorar gases no sangue arterial para assegurar correção de perturbação acidobásica.
- **Hemodiálise:** níveis de salicilato > 700 mg/L (5,1 mmol/L) ou não respondendo às medidas acima. Também considerar se houver AKI, CCF, edema pulmonar não cardíaco, acidose metabólica grave, convulsões ou quaisquer fx no CNS que não sejam resolvidos pela correção do pH, e em pacientes com idade > 70 anos em decorrência de risco aumentado de toxicidade.

OPIÁCEOS

Indícios: pupilar puntiformes, ↓ frequência respiratória, ↓GCS, mapa de medicação e Hx/sinais de abuso de opiáceo (p. ex., "marcas de trajeto" de veias colapsadas).
- O_2 + manter via aérea ± suporte ventilatório.
- **Naloxona** *0,4–2 mg iv* (ou im) imed. inicialmente, repetindo após 2 min se sem resposta (checar pupilas). Notar que grandes doses (> 2 mg) podem ser necessárias em alguns pacientes.
  - Começar com uma dose menor de Naloxona 0,1 mg se usuário crônico e acumular, para evitar precipitação de abstinência aguda.

BENZODIAZEPINAS
- O_2 + manter via aérea com posicionamento ± suporte ventilatório.

☠ Flumazenil *não* é para ser usado como teste diagnóstico, e precisa *não ser* dado rotineiramente ☠. Risco de induzir convulsões (esp. se epiléptico ou habituado a benzodiazepinas) e arritmias (esp. se coingerido TCA ou droga semelhante à anfetamina).

Emergências cirúrgicas

Abdome agudo	272
Infecções ortopédicas	272
Infecções ENT	273
Infecções oculares	274

ABDOME AGUDO

Os objetivos são ressuscitar pacientes criticamente doentes; diferenciar aqueles que necessitam de encaminhamento a uma equipe cirúrgica, ginecológica, urológica ou clínica; e determinar quem pode ter alta do DE para casa.

TRATAMENTO SE SERIAMENTE DOENTE

- Ressuscitar:
  - Dar O_2 a alto fluxo.
  - Inserir 1 ou 2 cânulas intravenosas de grosso calibre (calibre 14/16), e colher sangue para FBC, U&E, BG, LFT, amilase/lipase, lactato + grupo e guardar ou fazer prova cruzada de sangue, se suspeitada hemorragia (AAA roto, gravidez ectópica – checar teste de gravidez).
  - *Líquido iv:* cristaloide/coloide (sangue se hemorragia) para manter BP sistólica > 100 mmHg, mas evitar excessiva transfusão em idoso/doença cardíaca ou renal + se sangramento continuado (necessita operação!). Considerar linha CVP.
- Investigar:
  - Ex. sangue como acima, ex. urina, teste grav., ECG (doença abdominal no idoso); CXR (perfuração, pneumonia nas bases pulmonares).
  - *USS* para procurar AAA roto, líquido livre de ectópica.
  - *TC* uma vez ressuscitado e estabilizado.
- Tratar:
  - *Analgesia:* morfina titulada ao efeito ± antiemético. Morfina *não mascara* sinais intraperitoneais, e é inapropriado e desumano retringi-la.
  - *Antibióticos:* cefuroxima 1,5 iv ou gentamicina 5 mg/kg, e metronidazol 500 mg iv para peritonite generalizada.
  - *NGT:* obstrução intestinal, íleo ou peritonite.
- Encaminhar:
  - Envolver a equipe cirúrgica precocemente.

INFECÇÕES ORTOPÉDICAS

INFECÇÕES DE OSSOS E ARTICULAÇÕES

Artrite séptica

Suspeitar se dor grave, rubor e edema, com movimento diminuído (ativo e passivo). Fazer aspiração articular e encaminhar à equipe ortopédica para admissão.

- Tratar como osteomielite (ver abaixo), mas considerar mudar após coloração com Gram urgente, p. ex., para cefalosporina de 3ª geração iv (cefotaxima, ceftriaxona) se suspeitado *H. influenzae* (bacilos Gram-negativos, esp. em criança não imunizada).
- Suspeitar *Salmonella* em anemia falciforme; ou TB/fungos se imunocomprometido.

Osteomielite

Suspeitar em qualquer úlcera profunda em DM, ou dor/rubor articular pós-operatório. *Staph aureus* é causa usual, mas em infecção da coluna vertebral considerar também Gram-negativos (discutir com Microbiologia).

- ***Flucloxacilina*** 1–2 g 4 v/d iv + ***ácido fusídico*** 500 mg 3 v/d vo (pode-se dar iv em casos graves, mas é mal tolerado e frequentemente não necessário).
- Suspeitado MRSA: consultar diretrizes locais ± microbiologista.
- ***Coamoxiclav*** 1,2 g 3 v/d iv em lugar de flucloxacilina, se associada à ulceração crônica.
- ***Clindamicina*** 600 mg 4 v/d iv, se alergia à penicilina.

Celulite

- *Leve:* coamoxiclav 625 mg 3 v/d vo ou flucloxacilina 500 mg 4 v/d vo.
- *Grave* (passando mal sistemicamente): benzilpenicilina 1,2 g iv cada 4–6 h + flucloxacilina 1 g 4 v/d iv.
  - Adicionar metronidazol 500 mg 3 v/d ivi se suspeitar anaeróbicos, p. ex., ferida abdominal (internação cirúrgica).
  - Considerar vancomicina 1 g 2 v/d ivi se confirmada colonização/infecção MRSA.

INFECÇÕES ENT

Epiglotite aguda

- Tornando-se incomum desde a vacinação Hib. Solicitar ajuda de um médico mais experiente ou especialista em ORL imediatamente antes de fazer qualquer outra coisa!
- ***Cefotaxima*** 1 g 3 v/d iv + ***metronidazol*** 500 mg 3 v/d ivi (ou Tazocin [piperacilina + tazobactam] 4,5 g 3 v/d iv).

Faringite/amigdalite
- ***Penicilina V*** (fenoximetilpenicilina) 500 mg 4 v/d vo para garganta "estreptocócica" *somente* quando Hx recente de otite média, infecção confirmada por estreptococos grupo A, ou 3 dos 4 seguintes indícios de que a infecção é bacteriana (em vez de viral) – linfadenopatia cervical dolorosa à palpação, tonsilas purulentas, Hx de febre ou ausência de tosse.

Sinusite/otite média
- ***Amoxicilina*** 500 mg 3 v/d vo se sistemicamente não passando bem com febre e vômito, ou quando não se resolve em 2–3 dias (como seria esperado se viral). Também analgesia regular como paracetamol.

Otite externa
- ***Combinação esteroide + antibiótico tópicos:*** Sofradex ou Otomize.
- Menos comumente fúngica (procurar esporos negros); aplicar Otosporin ou Neo-Cortef topicamente.
- Se não se resolver ou houver evidência de pericondrite (orelha externa inflamada), celulite, furúnculo/abscesso local, encaminhar para ENT para orientação e Rx sistêmico (p. ex., amoxicilina, coamoxiclav, flucloxacilina) com limpeza auricular local (esp se fúngica).

INFECÇÕES OCULARES
Celulite orbitária
- ***Amoxacilina+Clavulanato*** vo se "periorbitária" pré-septal (pálpebras apenas, relacionada com infecção local) ⇒ pode ser tratada ambulatorialmente com observação estreita.
- ***Cefotriaxona*** 2 g iv + ***Flucloxacilina*** 2 g iv se pós-septal ("orbitária" verdadeira, geralmente originada dos seios paranasais ou trauma orbitário oculto) ⇒ internar.

Úlcera de córnea
- ***Ofloxacina*** 0,3% 1 gota de hora em hora (dia e noite) durante 48 horas, a seguir cada hora durante o dia. Encaminhamento oftalmológico urgente.
  - Suspeitar em usuário de lente de contato com olho vermelho doloroso.
  - Dar colírio antibiótico uma vez colhido material para lâmina com Gram/cultura.
  - Não permitir que o paciente autoadministre anestésico tópico para analgesia uma vez que ⇒ epitélio sofrerá esfacelo ☠.

Conjuntivite
- *Cloranfenicol* 0,5% 1 gota 4 v/d. Apenas se mucopurulenta/prolongada.

Blefarite
- Margem palpebral/cílios: lavagem/higiene apenas.
- Se grave ou higiene palpebral apenas insuficiente ⇒ Maxitrol pomada (dexametasona 0,1% e neomicina 0,35%) nos cílios 2 v/d por 1 mês + higiene palpebral. Lágrimas artificiais hipromelose ajudam a reduzir sintomas.

Terçol (hordéolo externo)
- Compressas mornas regulares para soltar cisto (antibióticos geralmente não necessários).
- Se preocupação celulite inicial ⇒ coamoxiclav vo pode ser dado.

Abscesso de glândula de Meibom (hordéolo interno)
- Glândula de Meibom infectada dentro da placa tarsal, que não se descarrega tão facilmente quanto um terçol externo. Pode deixar um cisto de Meibom lipogranulomatoso residual (calázio).
- Dar coamoxiclav vo. Compressas aquecidas não ajudam.

Informação de referência

Escala de coma de Glasgow	278
Exame de estado mental	279
Nomograma ácido-base	280
Fórmulas úteis	281
Valores de referência laboratoriais comuns	283

ESCALA DE COMA DE GLASGOW

Uma ferramenta padronizada para descrever o nível de consciência, originalmente introduzida em 1974 para pacientes com traumatismo cranioencefálico, agora usada universalmente. Escore 8 ou menos da GCS geralmente significa "inconsciente". Ver Tabela 6.1.

NB: causas "clínicas" de um baixo escore na GCS podem ser rapidamente reversíveis, como a hipoglicemia, enquanto em trauma cranioencefálico a GCS pode ser usada como guia de gravidade da lesão cerebral:

- GCS 13–15 = pequena.
- GCS 9–12 = moderada.
- GCS < 9 = lesão grave.

Tabela 6.1 Escore da Escala de Coma de Glasgow (*GCS*)

Respostas		Escore
Abertura dos olhos	Espontaneamente	4
	À fala	3
	À dor	2
	Nenhuma	1
Resposta verbal	Orientada	5
	Confusa	4
	Inapropriada	3
	Incompreensível	2
	Nenhuma	1
Resposta motora	Obedece a comandos	6
	Localiza dor	5
	Afasta-se (dor)	4
	Flexão (dor)	3
	Extensão (dor)	2
	Nenhuma	1

O escore máximo é 15. Qualquer redução no escore indica deterioração do nível de consciência.

EXAME DE ESTADO MENTAL

Escore de Teste Mental Abreviado (AMTS)
A mais básica avaliação de comprometimento cognitivo; popular em virtude de sua simplicidade (especialmente para uso no idoso).

Escore: < **8/10** é anormal e sugere delírio/demência (procurar estes).

Em que ano terminou a II Guerra Mundial?[1]
Me diga qual é o nome do edifício onde você está? (Hospital).
Qual o endereço? (Rua Oeste 42) (pedir para lembrar e repetir ao fim do teste*).
Uma hora inteira aproximada.
Em que ano estamos?
A idade do paciente.
Nome do Presidente da República?[1]
Outros nomes de 2 pessoas: p. ex., o Dr. e outra[2] (Reconhecimento).
Data de nascimento do paciente (Aniversário).
Contar de trás para frente de 20 até 1.
? Pode repetir aquele endereço?*

[1]Se culturalmente inapropriada, mudar para pergunta relevante ou omitir.
[2]Se sozinho com paciente omitir.

Quando uma pergunta for omitida, registrar qual foi e reduzir o denominador do escore.

Miniexame de Estado Mental (MMSE)
Mais bem validada avaliação cognitiva básica com 30 pontos incluindo orientação, atenção e cálculo, memorização imediata e de curto prazo, linguagem e capacidade de obedecer a comandos simples verbais e escritos.

Escore: ≥ **25** é efetivamente normal; **21–24** é comprometimento cognitivo leve; e ≤ **20** indica comprometimento cognitivo moderado a grave sugerindo delírio/demência (procurar estes).

(Perguntas a fazer estão em negrito):
Orientação:
Tempo – (1–3) **Data?** 1 ponto cada para dia, mês e ano.
(4) **Estação?** (5) **Dia da semana?** 5
Lugar – (1) **País?** (2) **Município/estado** (ou **1 cidade grande**)? 5
(3) **Cidade (ou área de cidade)?** (4) **Edifício?** (5) **Andar?**
Registro: Dizer[1] **bola, bandeira, árvore.** Repetir até sucesso ou 5 tentativas. 3
Atenção/concentração: Soletrar **"MUNDO" de trás para frente**[2]. 5
Lembrança: **Você pode lembrar aqueles 3 itens** (bola, bandeira, árvore). 3
Comando em 3 tempos: **Pegar papel na mão D, dobrar ao meio e colocar no chão.** 3
Linguagem: **O que é isto?** Apontar para caneta e depois relógio de pulso. 2
Repetir exatamente depois de mim: "Nada de se, e ou mas." 1
Leitura/compreensão: **Fazer o que a sentença abaixo instrui**[3]. 1
Práxis: **Escreva uma sentença da sua escolha.** Fornecer linha pontilhada. 1
Copiar esta forma da melhor maneira que consiga ao lado dela[4]. 1

1 Preceder com "Vou mencionar 3 objetos para você. Por favor, repita-os para mim uma vez eu tenha acabado todos os 3." Deixar 1 s entre os objetos. No fim dizer "Vou pedir para você lembrar deles mais tarde" o que é testado em lembrança logo em seguida, mas uma seção – deve ser feito após 1 min.
2 "7s em série" também podem ser usados, o que testa obviamente o cálculo também para lembrar de levar em conta habilidades numéricas pré-mórbidas.
3 Escrever em letras maiúsculas grandes "FECHE OS SEUS OLHOS".
4 Só correto se fizer forma com 4 lados formada por 2 pentágonos intersecionados.

- Dar 1 min para tarefas, exceto 30 s para comando em 3 tempos e escrita de sentença.
- Testes de lobo frontal não são cobertos; útil acrescentar estes p. ex., pensamento abstrato, fluência verbal etc.

NOMOGRAMA ÁCIDO-BASE

Plotar os resultados de gasometria arterial no nomograma ácido-base (Flenley) abaixo e ler a interpretação. Ver Figura 6.1.

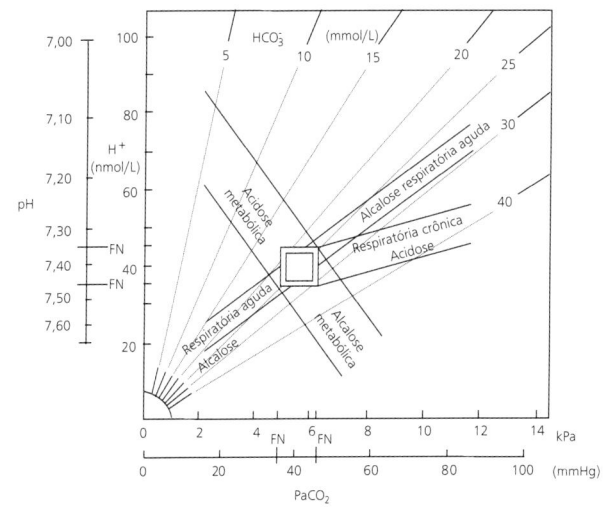

Figura 6.1 Nomograma ácido-base para plotar a interpretação do resultado da gasometria arterial (FN, faixa normal).

Alternativamente, para determinar o distúrbio ácido-base provável a partir do pH, PaCO$_2$ e HCO$_3$, ver a Tabela 6.2

FÓRMULAS ÚTEIS

Gradiente A-a = $P_AO_2 - P_aO_2$, onde $P_AO_2 = (F_iO_2 \times (760 - 47)) - (P_aCO_2/0,8)$.
Normal é < 10 mmHg, ou aproximadamente < (Idade/4) + 4 em anos.

Osmolalidade sérica = 1,86 (K$^+$ + Na$^+$) + ureia + glicose
NB: todas as unidades são em *mmol/L*, e este cálculo é uma *estimativa* (Osmolalidade real geralmente difere por ± 13 mOsm/kg).

Tabela 6.2 Determinação do provável distúrbio acidobásico a partir do pH, $PaCO_2$ e HCO_3

pH	$PaCO_2$	HCO_3	Distúrbio acidobásico
↓	N	↓	**Acidose metabólica primária**
↓	↓	↓	Acidose metabólica com compensação respiratória
↓	↑	N	**Acidose respiratória primária**
↓	↑	↑	Acidose respiratória com compensação renal
↓	↑	↓	**Acidose mista metabólica e respiratória**
↑	↓	N	**Alcalose respiratória primária**
↑	↓	↓	Alcalose respiratória com compensação renal
↑	N	↑	**Alcalose metabólica primária**
↑	↑	↑	Alcalose metabólica com compensação respiratória
↑	↓	↑	**Alcalose mista metabólica e respiratória**

Nota: compensação respiratória ocorre rapidamente por alterações na $PaCO_2$. Compensação renal ocorre mais lentamente por alterações no HCO_3. N, normal.

Ânion gap = $(Na^+ + K^+) - (Cl^- + HCO_3^-)$
Faixa normal 8–16 mEq/L
> 16 = perda de HCO_3^- sem aumento concomitante no Cl^-.

Clearance **de creatinina** = [Creatinina urinária] × taxa de fluxo de urina/[Creatinina plasmática]

Índice de massa corpórea = Peso (kg)/altura (m)^2
"Normal" (alvo) = 18,5–25

Peso corporal ideal (kg) Homens = [(altura (cm) – 154) × 0,9] + 50
Mulheres = [(altura (cm) – 154) × 0,9] + 45,5

Conversões métricas:
Peso   1 kg = 1.000 g; 1 g = 1.000 mg; 1 mg = 1.000 microgramas;
1 micrograma = 1.000 nanogramas
1 pedra = 6,35 kg; 1 kg = 2,2 libras

Temp.	Fahrenheit para Celsius: (°F − 32) × 5/9 = °C
	Celsius para Fahrenheit: °C × 9/5 + 32 = °F
Pressão	1 kPa = 7,5 mmHg
Comprimento	1 pé = 0,3048 metros; 1 pol = 25,4 mm
	1 metro = 3 pés 3,4 pol; 1 cm = 0,394 pol
Volume	1 colher de sopa = 15 mL (aprox.); 1 colher de chá = 5 mL (aprox.)
	1 litro = 1,76 pints (UK imperial) = 2,11 pints (USA líquido)

VALORES DE REFERÊNCIA LABORATORIAIS COMUNS

NB: faixas normais variam frequentemente entre os laboratórios. As faixas dadas aqui são deliberadamente estreitas para minimizar o não fugir de um resultado anormal, mas isto significa que o seu resultado pode ser normal para a faixa do seu laboratório, a qual deve sempre ser verificada se possível.

Bioquímica

Na^+	135–145 mmol/L
K^+	3,5–5 mmol/L
Ureia	2,5–6,5 mmol/L
Creatinina	70–110 µmol/L
Ca^{2+}	2,15–2,65 mmol/L
PO_4	0,8–1,4 mmol/L
Albumina	35–50 g/L
Proteína	60–80 g/L
Mg^{2+}	0,75–1 mmol/L
Cl^-	95–105 mmol/L
Glicose (jejum)	3,5–5,5 mmol/L
LDH	70–250 iu/L
CK	25–195[a] u/L (↑ em negros)

(Continua)

Bioquímica *(Cont.)*

Trop I	< 0,4 ng/mL (= micrograma/L)
Trop T	< 0,1 ng/mL (= micrograma/L)
D-dímeros	< 0,5[b] mg/L
Bilirrubina	3–17 µmol/L
ALP	30–130 iu/L
AST	3–31 iu/L
ALT	3–35 iu/L
GGT	7–50[a] iu/L
Amilase	0–180 u/dL
Colesterol	3,9–5,2 mmol/L
Triglicerídeos	0,5–1,9 mmol/L
LDL	< 2 mmol/L
HDL	0,9–1,9 mmol/L
Urato	0,2–0,45 mmol/L
CRP	0,10– mg/L

[a]Diferenças entre os sexos existem: mulheres ocupam o extremo inferior da faixa.
[b]D-dímero faixa normal pode variar com diferentes protocolos de teste: checar com o seu lab.

Hematologia

Hb homens	13,5–17,5 g/dL
Hb mulheres	11,5–15,5 g/dL
Pt	$150–400 \times 10^9$/L
WCC	$4–11 \times 10^9$/L
NØ	$2–7,5 \times 10^9$/L (40–75%)
LØ	$1,3–3,5 \times 10^9$/L (20–45%)
EØ	$0,04–0,44 \times 10^9$/L (1–6%)
PCV (Hct)	0,37–0,54[a] l/L
MCV	76–96 fL

Hematologia *(Cont.)*

ESR	< idade em anos (+ 10 *em mulheres*)/2
HbA$_{1C}$	2,3–6,5%

[a]Diferenças existem entre os sexos: mulheres ocupam o extremo inferior da faixa.

Coagulação

APTT	35–45 s
Razão de APTT	0,8–1,2
INR	0,8–1,2

Hematínicos

Ferro	11–30 µmol/L
Transferrina	2–4 g/L
TIBC	45–72 µmol/L
Folato sérico	1,8–11 microgramas/L
B$_{12}$	200–760 pg/mL (5 ng/L)

Gases no sangue arterial

PaO$_2$	> 10,6 kPa
PaCO$_2$	4,7–6,0 kPa
pH	7,35–7,45
HCO$_3^-$	24–30 mmol/L
Lactato	0,5–2,2 mmol/L
Excesso de base	± 2 mmol/L

Função tireóidea

Tiroxina (T$_4$ total)	70–140 nmol/L
Tiroxina (T$_4$ livre)	9–22 pmol/L
TSH	0,5–5 mU/L

ÍNDICE REMISSIVO

A

Abciximab, 2
   dose, 2
   uso, 2
Abdome agudo, 272
   tratamento, 272
Abscesso
   de glândula de Meibom, 275
Abstral, 74
Acamprosato, 2
   dose, 2
   uso, 2
Acarbose, 2
   dose, 3
   uso, 2
Acetato de ciproterona, 3
   advertência, 3
   dose, 3
   uso, 3
Acetazolamida, 3
   dose, 3
   precaução, 3
   uso, 3
Acetilcisteína, 4
   dose, 4
   precaução, 4
   uso, 4
Aciclovir, 4
   dose, 4
   interações, 4
   uso, 4
Acidex, 5
   dose, 5
Ácido fólico, 5
   dose, 5
   precaução, 5
   uso, 5
Ácido fusídico, 5
   dose, 6
   precaução, 5
   uso, 5
Ácido fusídico 1% Colírio, 5
   dose, 5
Ácido mefenâmico, 6
   dose, 6
   precauções, 6
   uso, 6
Ácido nicotínico, 6
   dose, 6
   precaução, 6
   uso, 6
Ácido ômega-3 etil ésteres 90, 7
   dose, 7
   precaução, 7
   uso, 7
Ácido tranexâmico, 7
   dose, 7
   precaução, 7
   uso, 7
Ácido zoledrônico, 7
   dose, 8
   precaução, 7
   uso, 7
Actrapid, 8
Adenosina, 8
   dose, 8
   interações, 8
   precaução, 8
   uso, 8
Adrenalina, 8
   dose, 9
   precaução, 9
   uso, 9
Adrenoceptores, 263

ÍNDICE REMISSIVO

Advil, 9
Aggrastat, 9
Agomelatina, 9
  dose, 10
  precaução, 10
  uso, 9
Álcool
  abstinência de, 258
    prevenção de agitação, 259
    ponto prático, 258
Alendronato, 10
  advertência, 10
  dose, 10
  precaução, 10
  uso, 10
Alfacalcidol, 10
  dose, 10
  interações, 11
  precaução, 10
  uso, 10
Algoritmos, 290-298
Aliskiren, 11
  dose, 11
  interações, 11
  precaução, 11
  uso, 11
Alopurinol, 11
  advertência, 12
  dose, 11
  precaução, 11
  uso, 11
Alphagan, *ver* Brimonidina
Alteplase, 12
  dose, 12
  precaução, 12
  uso, 12
Amantadina, 12
  advertência, 13
  dose, 13
  precaução, 13
  uso, 12
Amilorida, 13
  dose, 13
  precaução, 13
  uso, 13
Aminofilina, 13
  dose, 14
  precaução, 13
  uso/Cl/precaução/SE/interações, 13
Amiodarona, 14
  advertência, 14
  dose, 15
  interações, 14
  precaução, 14
  uso, 14
Amitriptilina, 15
  advertência, 15
  dose, 16
  precaução, 15
  uso, 15
Amlodipina, 16
  dose, 16
  interações, 16
  precaução, 16
  uso, 16
Amoxilina, 16
  dose, 16
  precaução, 16
  uso, 16
Ampicilina, 16
  dose, 17
  uso, 16
Anafilaxia, 217
Analgesia
  e sedação
    para procedimentos, 176

no departamento de emergência, 172
    antieméticos, 173
    regras gerais, 172
Anestesia local, 175
    utilização segura, 175
Anfebutamona, *ver* Bupropriona
Antabuse, *ver* Dissulfiram
Antiácidos, *ver* Alginatos
Anticoagulantes
  como prescrever, 202
Arcoxia, 68
Aripiprazol, 17
  dose, 18
  precaução, 17
  uso, 17
Aropax, 128
Arthrotec, 18
  dose, 18
  precaução, 18
Artrite séptica, 272
Asacol, 18
Asma
  aguda grave, 232
    ameaçando a vida, 232
    indícios, 232
Aspirina, 18
  dose, 18
  interações, 18
  precaução, 18
  uso, 18
Atelonol, 19
  dose, 19
  precauções, 19
  uso, 19
Atorvastatina, 19
  dose, 19
  uso, 19
Atracúrio, 19
  dose, 20
  precaução, 19
  uso, 19
Atropina, 20
  dose, 20
  precaução, 20
  uso, 20
Atrovent, *ver* Ipatrópio
Augmentin, *ver* Co-amoxiclav
Azatioprina, 20
  advertência, 21
  dose, 21
  interações, 21
  uso, 21
Azitromicina, 21
  dose, 21
  interações, 21
  precauções, 21
  uso, 21
Azopt, *ver* Brinzolamida
AZT, *ver* Zidovudina

B

Baclofeno, 22
  advertência, 22
  precaução, 22
  uso, 22
Bactrin, 50
Bactroban, *ver* Mupirocina
Beclometasona, 22
  dose, 22
  precaução, 22
  uso, 22
Becotide, *ver* Beclometasona
Blefarite, 275
Bendroflumetiazida, 23
  dose, 23
  interações, 23
  precaução, 23
  uso, 23

Benzilpenicilina, 23
   dose, 23
   interações, 24
   precaução, 23
   uso, 24
Benzodiazepinas, 269
Betaistina, 24
   dose, 24
   precaução, 24
   uso, 24
Betametasona creme, 24
   dose, 24
   uso, 24
Betnovate, *ver* Betametasona
Bezafibrato, 24
   dose, 25
   interações, 25
   precaução, 24
   uso, 24
Bicarbonato, *ver* Bicarbonato de sódio
Bimatoprost colírio, 25
   dose, 25
   uso, 25
Bisoprolol, 25
   dose, 26
   precaução, 25
   uso, 25
Blefarite, 289
Bosentana, 26
   advertência, 26
   dose, 26
   uso, 26
Bricanyl, *ver* Terbutalina
Brimonidina colírio, 26
   dose, 26
   interações, 26
   precaução, 26
   uso, 26

Brinzolamida, 27
   dose, 27
   precaução, 27
Bromocriptina, 27
   advertência, 28
   dose, 28
   precaução, 28
   uso, 27
Buccastem, 28
   dose, 28
   precaução, 28
Budesonida, 28
   dose, 28
   precaução, 28
Bumetanida, 28
   dose, 28
   precaução, 28
   uso, 28
Bupropiona, 29
   dose, 29
   precaução, 29
   uso, 29
Burinex, 27
Buscopan, *ver* Butilbrometo
Butirato de clobetasona 0,05 creme ou pomada, 30
   dose, 30
   uso, 30
Butirato de hidrocortisona creme (0,1%)

C

Cacit, *ver* Carbonato de cálcio
Cacit D3, 30
   dose, 30
   uso, 30
Calcichew, *ver* Carbonato de cálcio
Calcichew D3, 27
   dose, 27
   uso, 27

ÍNDICE REMISSIVO

Cálcio + ergocalciferol, 31
   Cl, 31
   dose, 31
   uso, 31
Calcipotriol pomada e creme, 31
   precaução, 31
   uso, 31
Calcitonina, 31
   dose, 31
   precaução, 31
   uso, 31
Calcium resonium, 31
   dose, 32
   precaução, 31
   uso, 31
Calcium sandoz, 32
Calpol, 32
   dose, 32
Candesartana, 32
   dose, 32
   precaução, 32
   uso, 32
Canesten, 32
   dose, 32
Captopril, 30
   dose, 33
   interações, 33
   precaução, 33
   uso, 32
Carbamazepina, 33
   advertência, 34
   dose, 34
   precaução, 33
   uso, 33
Carbimazol, 34
   advertência, 34
   dose, 34
   precaução, 34
   uso, 34

Carbonato de cálcio, 35
   dose, 35
   interações, 35
   precaução, 35
   uso, 35
Cardura, 62
Carvão, 35
   dose, 35
   precaução, 35
   uso, 35
Carvão ativado, *ver* Carvão
Carvedilol, 35
   dose, 36
   uso, 35
Cefaclor, 36
   dose, 36
   precaução, 36
   uso, 36
Cefalexina, 36
   dose, 36
   uso, 36
Cefotaxima, 36
   dose, 37
   precaução, 37
   uso, 36
Cefradina, 37
   dose, 37
   precaução, 37
   uso, 37
Ceftazidima, 37
   dose, 37
   uso, 37
Ceftriaxona, 37
   dose, 37
   uso, 37
Cefuroxima, 37
   dose, 38
   uso, 37
Celecoxibe, 38
   dose, 38

interações, 38
precaução, 38
uso, 38
Celulite orbitária, 274
CEPH, 38
Cetirizina, 38
   advertência, 39
   dose, 39
   uso, 38
Cetoacidose diabética, 241
   pontos práticos, 241
   tratamento, 242
Cetoconazol, 39
   advertência, 39
   dose, 39
   interações, 39
   uso, 39
Choque séptico
   e sepse grave, 252
Ciclesonida, 39
   dose, 39
   precaução, 39
Ciclizina, 40
   advertência, 40
   dose, 40
   precaução, 40
   uso, 40
Ciclofosfamida, 40
   advertência, 40
   dose, 40
   interações, 40
   precaução, 40
   uso, 40
Ciclopentolato 0,5%/1% Colírio, 40
   dose, 41
   SE, 40
Ciclosporina, 41
   advertência, 41
   dose, 41
   interações, 41
   precaução, 41
   uso, 41
Cimetidina, 41
   dose, 41
Ciprofloxacina, 42
   advertência, 42
   dose, 42
   interações, 42
   precaução, 42
   uso, 42
Citalopram, 42
   dose, 43
   precaução, 42
   uso, 42
Citocromo P450, 265
Citramag, 43
   dose, 43
   precaução, 43
Claritromicina, 43
   dose, 43
   uso, 43
Clexane, *ver* Enoxaparina
Clindamicina, 43
   dose, 43
   precaução, 43
   uso, 43
Clonazepam, 44
   dose, 44
   precaução, 44
   uso, 44
Clopidogrel, 44
   dose, 44
   precaução, 44
   uso, 44
Cloranfenicol, 44
   dose, 44
   uso, 45
Cloranfenicol colírio, 44
   dose, 44

ÍNDICE REMISSIVO

Clordiazepóxido, 45
   dose, 45
   precaução, 45
   uso, 45
Cloreto de cálcio, 45
   dose, 45
   precaução, 45
   SE, 45
Clorexidina, 46
   CI, 46
Clorfen(ir)amina, 46
   advertência, 46
   dose, 46
   precaução, 46
   uso, 46
Cloridrato de sevelamer, 46
   dose, 46
   interações, 46
   precaução, 46
   uso, 46
Cloroquina, 47
   dose, 47
   interações, 47
   precaução, 47
   uso, 47
Clorpromazina, 47
   advertência, 47
   classe SE, 47
   dose, 48
   interações, 48
   uso, 47
Clotrimazol, 48
   dose, 48
   precaução, 48
   uso, 48
Clozapina, 48
   advertência, 49
   dose, 49
   interações, 49
   precaução, 48
   uso, 48
Co-amilofruse, 49
   dose, 49
   monitorar, 49
Co-amilozida, 50
   dose, 50
   monitorar, 50
   precaução, 50
Co-amoxiclav, 50
   dose, 50
   uso, 50
Co-beneldopa, 50
   dose, 50
   uso, 50
Co-careldopa, 50
   dose, 50
   uso, 50
Co-codamol, 51
   dose, 51
   uso, 51
Co-danthramer, 51
   dose, 51
Co-danthrusate, 51
   dose, 51
Codeína (Fosfato), 51
   dose, 51
   interações, 51
   precaução, 51
   uso, 51
Co-dydramol, 51
   dose, 51
Colestiramina, 52
   advertência, 52
   dose, 52
   interações, 52
   precaução, 52
   uso, 52
Colinoceptores, 262
Colírio para dilatação pupilar, 52
Colquicina, 53

dose, 53
interações, 53
precaução, 53
uso, 53
Co-magaldrox antiácido, 53
dose, 53
Como prescrever, 189
anticoagulantes, 202
dabigatrana, 209
fondaparinux, 205
heparina, 202
não fracionada, 203
monitoração, 204
LMWHs, 202
monitoramento do
tratamento com, 202
warfarina, 205
e gestação, 208
fundamentos, 206
interrupção, 208
monitoração, 206
drogas controladas, 213
esteroides, 210
corticosteroides, 210
efeitos colaterais, 210
efeitos de retirada, 211
efeitos terapêuticos, 210
interações, 211
mineralocorticoides, 212
insulina, 198
dose inicial e ajustes, 200
por escala móvel, 199
saindo de uma escala móvel, 201
tipos de, 198
líquidos intravenosos, 190
coloides, 190, 195
considerações sobre K^+, 196
cristaloides, 190
necessidades diárias de líquidos
e eletrólitos, 195

sugestões úteis, 197
sedação no ED, 212
aguda, 212
pontos importantes, 212
delírio, 212
paciente violento ou
conturbado, 212
antipsicóticos, 213
benzodiazepinas, 213
sugestões úteis, 197
Conjuntivite, 275
Convulsões, 248
pontos práticos, 248
tratamento, 248
Córnea
úlcera de, 274
Corsodyl, 53
Corticosteroides, 210
como prescrever, 210
efeitos de retirada, 211
interações, 211
Co-trianterzida, 53
dose, 54
monitorar, 53
Co-trimoxazol, 54
dose, 54
uso, 54
Creme aquoso, 54
Crise addisoniana, 245
indícios, 245
Crise/coma mixedematoso, 245
indícios, 245
Crise tireotóxica/tempestade
tireóidea, 246
indícios, 246
Cymbalta, 64

D

Dabigatrana, 54
como prescrever, 209

dose, 55
precaução, 55
uso, 54
Dalteparina, 525
   dose, 55
   uso, 55
Dantron, 55
   dose, 55
   uso, 55
Darbepoetin, *ver* Eritropoetina
Dermovate, *ver* Propionato de clobetasol
Dermovate, 55
Desferrioxamina, 55
   dose, 56
   precaução, 56
   uso, 56
Dexametasona 0,1% colírio, 56
   dose, 56
   uso, 56
Diamorfina (Cloridrato de heroína), 56
   dose, 56
   precaução, 56
   uso, 56
Diazemuls, 56
Diazepam, 57
   advertência, 57
   dose, 57
   interações, 57
   precaução, 57
   uso, 55
Diclofenaco, 57
   dose, 58
   uso, 57
Difflam, 58
Digibind, 58
Digoxina, 58
   dose, 59
   interações, 58
   precaução, 58
   uso, 58
Di-hidrocodeína, 59
   dose, 59
Diltiazem, 59
   dose, 59
   interações, 59
   precaução, 59
   uso, 59
Dipiridamol, 59
   dose, 60
   interações, 60
   precaução, 60
   uso, 60
Diprobase, 60
Dissulfiram, 60
   dose, 60
   interações, 60
   precaução, 60
   uso, 60
Distúrbios eletrolíticos, 256
Dobutamina, 60
   dose, 61
   interações, 61
   precaução, 60
   uso, 60
Docusato de sódio, 61
   dose, 61
   uso, 61
Domperidona, 61
   dose, 61
   precaução, 61
   uso, 61
Donezepil, 61
   dose, 61
   precaução, 61
   uso, 61
Dopamina, 62, 263

dose, 62
interações, 62
precaução, 62
uso, 62
Dorzolamida, 62
  dose, 62
  precaução, 62
  uso, 62
Doxapram, 63
  dose, 63
  precaução, 63
  uso, 63
Doxazosina, 63
  dose, 63
  interações, 63
  precaução, 63
  uso, 63
Doxiciclina, 64
  dose, 64
  interações, 64
  precaução, 64
  uso, 64
Drogas controladas, 213
Duloxetina, 64
  dose, 64
  interações, 64
  precaução, 64
  uso, 64

E
Edrofônio, 65
Embolia pulmonar, 237
  pontos práticos, 237
  tratamento, 238
Emergência(s)
  clínicas, 215
  departamento de
    analgesia no, 172
      regras gerais, 172
Enalapril, 65
  dose, 65
  interações, 65
  precaução, 65
  uso, 65
Encefalopatia de Wernicke, 273
Enema de fosfato, 65
  dose, 65
  precaução, 65
  uso, 65
Enoxaparina, 65
  dose, 65
  uso, 65
Ensure, 65
Epaderm, 65
Epiglotite aguda, 273
Epilim, 65
Epinefrina, *ver* Adrenalina
Epoetina, *ver* Eritropoetina
Eprosartana, 66
  dose, 66
  precaução, 66
  uso, 66
Eptifibatida, 66
  dose, 66
  precaução, 66
  uso, 66
Ergocalciferol (= Calciferol), 66
  dose, 67
  precaução, 66
  uso, 66
Eritromicina, 67
  dose, 67
  interações, 67
  precaução, 67
  uso, 67
Eritropoetina, 67
  dose, 67
  precaução, 67
  uso, 67

Escala de Coma de Glasgow, 278
Escitalopram, 68
   dose, 68
   uso, 68
Escore de Teste Mental Abreviado, 279
Esmolol, 68
   dose, 68
   uso, 68
Esomeprazol, 68
   dose, 68
Espirolactona, 68
   dose, 68
   interações, 68
   precaução, 68
   uso, 68
Estado hiperglicêmico hiperosmolar, 243
   pontos práticos, 243
   tratamento, 244
Esteroides, 210
Estreptomicina, 69
   interações, 69
   precaução, 69
   uso, 69
Estreptoquinase, 69
   dose, 69
   uso, 69
Estrôncio
   ranelato de, 139
      dose, 140
      uso, 139
Etambutol, 69
   advertência, 69
   dose, 69
   precaução, 69
   uso, 69
Etanercept, 69
   precauções, 70
   uso, 70
Etidronato de sódio, *ver* Pamidronato
Etomidato, 70
   advertência, 70
   dose, 70
   interações, 70
   precaução, 70
   uso, 70
Etoricoxibe, 70
   dose, 71
   precaução, 71
   uso, 71
Eumovate, 71
Exacerbação de COPD, 236
   tratamento, 236
Exame de estado mental, 279
Exocin, 120

F

Fansidar, 71
   dose, 71
   uso, 71
Faringite/amigdalite, 274
Felodipina, 71
   dose, 71
   uso, 71
Fenilefrina colírio, 72
   dose, 72
   precaução, 72
Fenitoína, 72
   advertência, 72
   dose, 73
   interações, 72
   precaução, 72
   uso, 72
Fenobarbital, 73
   dose, 73
   interações, 73
   precaução, 73
   uso, 73

Fenoximetilpenicilina, 73
   dose, 74
Fentanil, 74
   advertência, 74
   dose, 74
   interações, 74
   precaução, 74
Fentolamina, 75
   dose, 75
   interações, 75
   precaução, 75
   uso, 75
Ferro comprimidos, 75
Fibogel, 75
   dose, 75
Fibrilação atrial, 230
   ponto prático, 230
Finasterida,
   dose, 75
   precaução, 75
   uso, 75
Fitomenadiona, 75
Flagyl, *ver* Metronidazol
Flecainida, 76
   dose, 72
   interações, 72
   precaução, 72
   uso, 72
Fleet, 76
   dose, 76
Flixotide, 76
   dose, 77
Flomaxtra XL, 77
Flucloxacilina, 77
   dose, 77
   interações, 77
   precaução, 77
   uso, 77
Fluconazol, 77
   dose, 77
   interações, 77
   precaução, 77
   uso, 77
Fludrocortisona, 77
   dose, 78
   interações, 79
   precaução, 79
   uso, 77
Flumazenil, 78
   dose, 78
   interações, 78
   precaução, 78
   uso, 78
Fluoxetina, 78
   advertência, 79
   dose, 79
   interações, 79
   uso, 78
Fluticasona, 79
   dose, 79
Fomepizol, 79
Fondaparinux, 79
   dose, 80
   precaução, 80
   uso, 79
Formoterol, 80
   dose, 80
Fórmulas úteis, 281
Fosfato de dexametasona, 80
   dose, 80
   interações, 80
   precaução, 80
   uso, 80
Fosfenitoína, 81
   dose, 81
   interações, 81
   precaução, 81
   uso, 81
Fostair, 81
Fragmin, 81

Frusemida, 81
Fumarato ferroso, 81
Furosemida, 81
   dose, 82
   interações, 82
   precaução, 81
   uso, 81

G
Gabapentina, 82
   dose, 82
   interações, 82
   precaução, 82
   uso, 82
Gastrocote, 82
   dose, 82
Gastroenterite, 254
Gaviscon, 83
   dose, 83
Gelofusina, 83
Gentamicina, 83
   dose, 83
   interações, 83
   precaução, 83
   uso, 83
Glândula de Meibom
   abscesso de, 275
Glibenclamida, 84
   dose, 84
   interações, 84
   precaução, 84
   uso, 84
Glicerol, 84
   dose, 84
   uso, 84
Gliclazida, 85
   dose, 85
   interações, 85
   precaução, 85
   uso, 85

Gliconato ferroso, 85
Glimepirida, 85
   dose, 85
   interações, 85
   precaução, 85
   uso, 85
Glipizida, 85
   dose, 85
   interações, 85
   precaução, 85
   uso, 85
Glucagon, 85
   dose, 86
   precaução, 85
   uso, 85
Gluconato de cálcio, 86
   dose, 86
   uso, 86
Granisetron, 86
   dose, 86
   precaução, 86
   uso, 86
GTN, 86
   dose, 87
   interações, 86
   uso, 86

H
Haloperidol, 87
   dose, 87
   interações, 87
   precaução, 87
   uso, 87
Hemorragia digestiva alta aguda, 238
   avaliar a gravidade do
     sangramento, 238
   tratamento, 238
Heparina, 87
   como prescrever, 202
   dose, 88

interações, 88
não fracionada, 203
precaução, 88
uso, 87
HHS, 243
  pontos práticos, 243
  tratamento, 244
Hidralazina, 88
  dose, 88
  interações, 88
  precaução, 88
  uso, 88
Hidrocortisona creme/pomada (1%)
  dose, 88
  uso, 88
Hidrocortisona iv/vo, 86
  dose, 89
  interações, 89
  precaução, 89
  uso, 89
Hidroxicarbamida, 89
  dose, 89
  precaução, 89
Hidroxicloroquina, 89
  dose, 89
  interações, 89
  precaução, 89
  uso, 89
Hidróxido de alumínio, 89
  dose, 90
  interações, 90
  uso, 89
Hidroxocobalamina, 90
  dose, 90
  interações, 90
  uso, 90
Hipercalcemia, 258
  tratamento, 258
Hiperpotassemia, 256
  pontos práticos, 256
  tratamento, 257
Hipertensão
  e hipertensão acelerada, 225, 228
    pontos práticos, 227, 228
    quando tratar, 225
Hipoglicemia, 240
Hipopotassemia, 257
  tratamento, 257
Hipromelose 0,3% colírio, 90
  dose, 90
Hordéolo externo, 275
Humalog, 90
Humulin, 90

I

Ibuprofeno, 91
  dose, 91
  interações, 91
  precaução, 91
  uso, 91
Indapamida, 91
  dose, 92
  interações, 92
  precaução, 92
  uso, 91
Indometacina, 92
  dose, 92
  interações, 92
  precaução, 92
  uso, 92
Infecções
  do trato urinário, 253
    indícios, 253
    tratamento, 253
  ENT, 273
  GI, 254
  oculares, 274
  ortopédicas, 272
    de ossos e articulações, 272
Infliximab, 92

dose, 93
interações, 92
precaução, 92
uso, 92
Insulatard, 93
Insulina, 93, tipos de, 198
Integrilin, 93
Intoxicações exógenas, 261
adrenoceptores, 263
benzodiazepinas, 269
citocromo P450, 265
colinoceptores, 262
dopamina, 263
efeitos cerebelares, 264
efeitos extrapiramidais, 264
medidas gerais, 2261
opiáceos, 269
paracetamol, 265
   tratamento inicial, 265
perfis de efeitos colaterais, 262
salicilato/aspirina, 268
   tratamento inicial, 268
serotonina, 263
Iodo, 93
Ipocol, 93
Ipratrópio, 93
dose, 93
precaução, 93
uso, 93
Irbesartana, 93
dose, 93
interações, 93
precaução, 93
uso, 93
ISMN, *ver* Mononitrato de isossorbida
Isoniazida, 94
advertência, 94
dose, 94
interações, 94
precaução, 94
uso, 94
Itraconazol, 94
dose, 95
interações, 94
precaução, 94
uso, 94
Ivabradina, 95
advertência, 95
dose, 95
interações, 95
precaução, 95
uso, 95

L
Labetalol, 96
dose, 96
interações, 96
precaução, 96
uso, 96
Lactulose, 96
dose, 96
precaução, 96
uso, 96
Lamotrigina, 97
dose, 97
interações, 97
precaução, 97
uso, 97
Lansoprazol, 97
dose, 97
Lasix, *ver* Furosemida
Latanoprost, 97
dose, 98
precaução, 97
uso, 97
Leflunomida, 98
dose, 98
interações, 98

precaução, 98
uso, 98
Levobunolol, 98
　dose, 98
　interações, 98
　precaução, 98
　uso, 99
Levodopa, 99
　dose, 99
　interações, 99
　precaução, 99
　uso, 99
Levomepromazina, 99
　dose, 99
　interações, 99
　precaução, 99
　uso, 99
Levotireoxina, 100
　dose, 100
　interações, 100
　precaução, 100
　uso, 100
Lidocaína 100
　dose, 100
　interações, 100
　precaução, 100
　uso, 100
Liotireonina, 100
　dose, 101
　interações, 100
　precaução, 100
　uso, 100
Lisinopril, 101
　dose, 101
　interações, 101
　precaução, 101
　uso, 101
Lítio, 101
　dose, 102
　interações, 102
　precaução, 101
　uso, 101
Loferamina, 102
　dose, 102
　interações, 102
　precaução, 102
　uso, 102
Loperamida, 102
　agente, 102
　dose, 102
　uso, 102
Loratadina, 103
　dose, 103
Lorazepam, 103
　dose, 103
　interações, 103
　precaução, 103
　uso, 103
Losartana, 103
　dose, 104
　interações, 103
　precaução, 103
　uso, 103
Lymecycline, 104
　dose, 104
　interações, 104
　precaução, 104
　uso, 104
LVF aguda, 225
　indícios, 225

M
Magnésio
　sulfato de, 151
Malária, 255
　pontos práticos, 255
　tratamento, 255
Manitol, 104
　dose, 104

uso, 104
Maxolon, *ver* Metoclopramida
Mebevirina, 104
   dose, 104
   uso, 104
Mefloquina, 104
   dose, 105
   interações, 105
   precaução, 105
   uso, 105
Meningite, 247
   tratamento, 247
Meropenem, 105
   dose, 105
   uso, 105
Mesalazina, 105
   dose, 106
   interações, 106
   precaução, 106
   uso, 105
Mesna, 106
Metadona, 106
   dose, 106
   interações, 106
   precaução, 106
   uso, 106
Metformina, 107
   dose, 107
   uso, 107
Metildopa, 107
   dose, 108
   interações, 108
   precaução, 107
   uso, 107
Metilprednisolona, 108
   dose, 108
   interações, 108
   precaução, 108
   uso, 108
Metionina, 108
   dose, 108
   interações, 108
   precaução, 108
   uso, 108
Metoclopramida, 108
   dose, 109
   interações, 109
   uso, 108
Metolazona, 109
   dose, 109
   interações, 109
   precaução, 109
   uso, 109
Metoprolol, 109
   dose, 109
   interações, 109
   precaução, 109
   uso, 109
Metotrexato, 109
   dose, 110
   interações, 110
   precaução, 110
   uso, 109
Metotrimeprazina, *ver*
   Levomeprazina
Metronidazol, 110
   dose, 111
   interações, 111
   precaução, 110
   uso, 110
Micofenolato mofetil, 111
   dose, 111
   interações, 111
   precaução, 111
   uso, 111
Miconazol, 111
   dose, 111
   interações, 111
   precaução, 111

uso, 111
Midazolam, 112
   dose, 112
   interações, 112
   precaução, 112
   uso, 112
Mineralocorticoides, 212
Miniexame de Estado Mental, 279
Minociclina, 112
   dose, 112
   interações, 112
   precaução, 112
   uso, 112
Minoxidil, 112
   dose, 113
   precaução, 112
   uso, 112
Mirtazapina, 113
   advertência, 113
   dose, 113
   interações, 113
   precaução, 113
   uso, 113
Misoprostol, 113
   advertência, 113
   dose, 113
   precaução, 113
   uso, 113
MMF, *ver* Micofenolato mofetil, 114
Mometasona creme ou pomada, 114
   dose, 114
   uso, 114
Mononitrato de isossorbida, 114
   dose, 114
   interações, 114
   precaução, 114
   uso, 114
Montelukast, 114
   dose, 114
   precaução, 114
   uso, 114
Morfina, 114
   dose, 115
   interações, 115
   precaução, 115
   uso, 114
Morphgesic SR, 115
Mupirocina, 116

N

N-acetilcisteína, *ver* Acetilcisteína
Naloxona, 116
   dose, 116
   precaução, 116
Naltrexona, 116
   dose, 117
   precaução, 116
   uso, 116
Naproxeno, 117
   dose, 117
   interações, 117
   precaução, 117
   uso, 117
Naratriptano, 117
   dose, 117
   interações, 117
   precaução, 117
Narcan, 117
Neutropenia febril, 253
   indícios, 253
Nicorandil, 117
   dose, 118
   interações, 118
   precaução, 117
   uso, 117
Nifedipina, 118
   dose, 118
   interações, 118
   precaução, 118
   uso, 118

Nistatina, 118
   dose, 118
   uso, 118
Nitrofurantoína, 119
   dose, 119
   precaução, 119
   uso, 119
Nomograma ácido-base, 280
Noradrenalina, 119
   dose, 119
   interações, 119
   precauções, 119
   uso, 119
Noretisterona, 119
   dose, 120
   precaução, 120
   uso, 119
Nurofen, *ver* Ibuprofeno

O

Ofloxacina 0,3% colírio, 120
   dose, 120
   precaução, 120
Olanzapina, 120
   dose, 121
   interações, 121
   precaução, 120
   uso, 120
Óleo de hortelã-pimenta, 121
   dose, 121
   uso, 121
Olmesartana, 121
   dose, 121
   interações, 121
   precaução, 121
   uso, 121
Omeprazol, 121
   dose, 122
   interações, 122
   uso, 121

Ondansetron, 122
   dose, 122
   interações, 122
   precaução, 122
   uso, 122
Opiáceos, 269
Oramorph, 122
   dose, 122
Osteomielite, 273
Otite
   externa, 274
   média, 274
Otosporina, 123
Oxibutinina, 123
   dose, 123
   precaução, 123
   uso, 123
Oxicodona (Cloridrato), 123
   dose, 123
   interações, 123
   precaução, 123
Oxitetraciclina, 123
   dose, 124
   interações, 124
   uso, 124

P

Pabrinex, 124
   precaução, 124
   uso, 124
Pamidronato dissódico, 124
   advertência, 124
   dose, 124
   precaução, 124
   uso, 124
Pancurônio, 125
   advertência, 125
   dose, 125
   interações, 125
   precaução, 125

uso, 125
Pneumonia, 244
    adquirida na comunidade, 244
        tratamento, 244
    adquirida no hospital, 246
        com cavitação, 247
        de aspiração, 247
Pantoprazol, 125
    dose, 125
Paracetamol, 125, 265
    dose, 126
    interações, 126
    precaução, 126
    uso, 126
Paroxetina, 126
    dose, 126
    interações, 126
    precaução, 126
    uso, 126
Parvolex, 126
Penicilamina, 126
    advertência, 127
    dose, 127
    interações, 127
    precaução, 127
    uso, 126
Penicilina G, *ver* Benzilpenicilina
Penicilina V, *ver*
    Fenoximetilpenicilina
Pentasa, *ver* Mesalazina
Peptac, 127
    dose, 127
Perindopril, 127
    dose, 128
    interações, 127
    precaução, 127
    uso, 127
Petidina, 128
    dose, 128
    interações, 128
    precaução, 128
    uso, 128
Picolax, 128
    dose, 128
Pioglitazona, 128
    dose, 129
    interações, 129
    precaução, 129
    uso, 128
Piperacilina, 129
    dose, 129
    interações, 129
    precaução, 129
    uso, 129
Pirazinamida, 129
    dose, 129
    interações, 129
    precaução, 129
    uso, 129
Piridostigmina, 130
    dose, 130
    interações, 130
    precaução, 130
    uso, 130
Piriton, 130
Plavix, *ver* Clopidogrel, 130
Pneumonia
    adquirida na comunidade, 234
        tratamento, 234
    adquirida no hospital, 235
    tuberculosa, 254
        tratamento, 255
Potássio comprimidos, 130
Pramipexol, 130
    dose, 131
    uso, 130
Pravastatina, 131
    dose, 131
    interações, 131
    precaução, 131

uso, 131
Prednisolona, 131
  dose, 131
  interações, 131
  precaução, 131
  uso, 131
Pregabalina, 132
  advertência, 132
  dose, 132
  precaução, 132
  uso, 132
Preparações intestinais, 132
  dose, 132
  SE, 132
Prociclidina, 132
  dose, 133
  precaução, 132
  uso, 132
Proclorperazina, 133
  dose, 133
  interações, 133
  precaução, 133
  uso, 133
Prometazina, 133
  dose, 133
  interações, 133
  precaução, 133
  uso, 133
Propiltiouracil, 133
  advertência, 134
  dose, 134
  uso, 133
Propionato de clobetasol 00,5%
  creme ou pomada, 134
  dose, 134
  uso, 134
Propofol, 134
  dose, 135
  interações, 135
  precaução, 134
  uso, 134
Propranolol, 135
  dose, 136
  interações, 135
  precaução, 135
  uso, 135
Protamina, 136
  dose, 136
  precaução, 136
  uso, 136
Proximetacaína, 136
  dose, 136
  uso, 136
Prozac, *ver* Fluoxetina
Pulmicort, *ver* Budesonida

Q

Quetamina, 137
  advertência, 137
  dose, 137
  interações, 137
  precaução, 137
  uso, 137
Quetiapina, 138
  dose, 138
  uso, 138
Quinina, 138
  dose, 139
  interações, 139
  uso, 138

R

Rabeprazol, 139
  dose, 139
Ramipril, 139
  dose, 139
  uso, 139
Ranelato de estrôncio, 139
  dose, 140

interações, 139
precaução, 139
uso, 139
Ranitidina, 140
   dose, 140
   uso, 140
Ressuscitação cardiopulmonar e cerebral, 217
   quando parar, 217
Reteplase, 140
   dose, 140
   uso, 140
Rifabutina, 140
   dose, 141
   interações, 140
   precaução, 140
   uso, 140
Rifampicina, 141
   dose, 141
   interações, 141
   precaução, 141
   uso, 141
Risedronato, 141
   dose, 142
   interações, 142
   precaução, 142
   uso, 141
Risperidona, 142
   dose, 142
   interações, 142
   precaução, 142
   uso, 142
Rituximab, 143
   advertência, 143
   dose, 143
   precaução, 143
   uso, 143
Rivastigmina, 143
   dose, 144
   precaução, 143
   uso, 143
Rizatriptano, 144
   dose, 144
   interações, 144
   precaução, 144
   uso, 144
Rocurônio, 144
   dose, 144
   interações, 144
   precaução, 144
   uso, 144
Ronipirol, 145
   advertência, 145
   dose, 145
   precaução, 145
   uso, 145
Rosuvastatina, 145
   dose, 145
   interações, 145
   precaução, 145
   uso, 145

S
Salbutamol, 146
   dose, 146
   interações, 146
   precaução, 146
   uso, 146
Salmeterol, 146
   dose, 146
   precaução, 146
   uso, 146
Salofalk, 146
Sandocal, 146
Sando-K, 146
   dose, 147
   uso, 146
Seleção de drogas, 171
   analgesia no ED, 172

anestesia local, 175
  utilização segura, 175
antieméticos no ED, 172
diretriz de infusão de drogas, 179
  utilização segura, 179
indução em sequência rápida, 177
  princípios gerais, 178
regras gerais, 178
sedação e analgesia para
  procedimentos, 176
  princípios gerais, 176
Sena, 147
  dose, 147
  precaução, 147
  uso, 147
Sepse grave
  e choque séptico, 252
    pontos práticos, 252
    tratamento, 252
Septrin, *ver* Co-trimoxazol
Serc, 147
Seretide, 147
Serotonina, 263
Seroxat, 147
Sertralina, 147
  dose, 148
  uso, 147
Sildenafil, 148
  dose, 148
  interações, 148
  precaução, 148
  uso, 148
Síndrome coronariana aguda, 218
  NSTEMI, 218, 224
  STEMI, 218, 221
  todas as ACSs, 218
  trombólise, 221
Sinemet, 148
Sinusite/otite média, 274

Sinvastatina, 148
  dose, 149
  interações, 149
  precaução, 149
  uso, 148
Solução de Hartmann, 149
Solução de Iugol, 149
  dose, 149
  precaução, 149
  uso, 149
Sotalol, 150
  dose, 150
  interações, 150
  precaução, 150
  uso, 150
Spiriva, 150
Stemetil, *ver* Proclorperazina
Sulfasalazina, 150
  dose, 151
  precaução, 150
  uso, 150
Sulfato de magnésio, 151
  dose, 151
  interações, 151
  precaução, 151
  uso, 151
Sulfato ferroso, 151
  dose, 151
  precaução, 151
  uso, 151
Sumatriptano, 152
  dose, 152
  interações, 152
  precaução, 152
  uso, 152
Suxametônio, 152
  dose, 153
  interações, 153
  precaução, 152

uso, 152
Symbicort, 153
Synacthen, 153
   uso, 153

T
Tacrolimo, 153
   dose, 154
   interações, 153
   precaução, 153
   uso, 153
Tadalafil/Cialis, 154
   dose, 154
   uso, 154
Tamoxifeno, 154
   dose, 154
   interações, 154
   precaução, 154
   uso, 154
Tansulosina, 154
   dose, 154
   precaução, 154
   uso, 154
Tazocin, 155
   dose, 155
   interações, 155
   precaução, 155
   uso, 155
Tegretol, 155
Teicoplanina, 155
   dose, 155
   precaução, 155
   uso, 155
Telmisartana, 155
   dose, 155
   uso, 155
Temazepam, 155
   dose, 156
   uso, 155
Tenecteplase, 156
   dose, 156
   precaução, 156
   uso, 156
Teofilina, 156
   dose, 156
   interações, 156
   precaução, 156
   uso, 156
Terazosina, 157
   dose, 157
   uso, 157
Terbinafina, 157
   dose, 157
   uso, 157
Terbutalina, 157
   dose, 157
Terçol, 275
Tetraciclina, 157
   dose, 158
   interações, 158
   precaução, 158
   uso, 157
TIA e AVE, 249
   pontos práticos, 250
   tratamento, 250
      pós-trombólise, 251
Tiamina, 158, 259
   dose, 158
   uso, 158
Timolol, 158
   dose, 158
   interações, 158
   precaução, 158
   uso, 158
Tinzaparina, 158
   dose, 159
   uso, 158
Tiotrópio, 159
   dose, 159
Tireoxina, 159

dose, 159
   interações, 159
   precaução, 159
   uso, 159
Tirofiban, 159
   dose, 160
   precaução, 160
   uso, 160
Tolbutamina, 160
   dose, 160
   uso, 160
Tolterodina, 160
   dose, 160
   interações, 160
   precaução, 160
   uso, 160
Tramadol, 160
   dose, 161
   interações, 161
   precaução, 161
   uso, 160
Trandolapril, 161
   dose, 161
Trato urinário
   infecções do, 253
      tratamento, 253
Travoprost colírio, 161
   dose, 161
   uso, 161
Triantereno, 161
   advertência, 161
   dose, 161
   uso, 161
Tri-iodotireonina, 162
Trimetoprim, 162
   advertência, 162
   dose, 162
   interações, 162
   precaução, 162
   uso, 162

Trinitrato de glicerila, *ver* GTN
Tropicamida colírio, 162
   advertência, 162
   dose, 162
   interações, 162
   precaução, 162
   uso, 162
Trombólise
   indicações, 221

U
Úlcera
   de córnea, 274

V
Valores de referência laboratoriais
   comuns, 283
Valproato (de sódio), 163
   advertência, 163
   dose, 163
   precaução, 163
   uso, 163
Valproato de sódio, 163
Valsartana, 163
   dose, 163
   interações, 163
   precaução, 163
   uso, 163
Vancomicina, 164
   dose, 164
   interações, 164
   precaução, 164
   uso, 164
Vardenafil, 164
   dose, 164
   usos, 164
Vecurônio, 164
   dose, 165
   interações, 165
   precaução, 165

uso, 164
Venlafaxina, 165
   dose, 166
   interações, 165
   precaução, 165
   uso, 165
Verapamil, 166
   dose, 166
   interações, 166
   precaução, 166
   uso, 166
Viagra, *ver* Sildenafil
Vitamina K, *ver* Fitomanadiona

W

Warfarina, 167, 205
   advertência, 167
   dose, 167
   e gestação, 208
   fundamentos, 206
   interrupção, 208
   monitoração, 206
   uso, 167
Wernicke
   encefalopatia de, 260

Z

Zaleplon, 167
   dose, 167
   uso, 167
Zantac, 167
Zestril, 167
Zidovudina, 167
   dose, 168
   interações, 168
   uso, 167
Zirtek, *ver* Cetirizina
Zolmitriptano, 168
   dose, 168
   interações, 168
   precaução, 168
   uso, 168
Zolpidem, 168
   dose, 168
   interações, 168
   precaução, 168
   uso, 168
Zopiclone, 168
   dose, 169
   interações, 169
   precaução, 168
   uso, 168
Zoton, 169
Zybam, *ver* Bupropiona

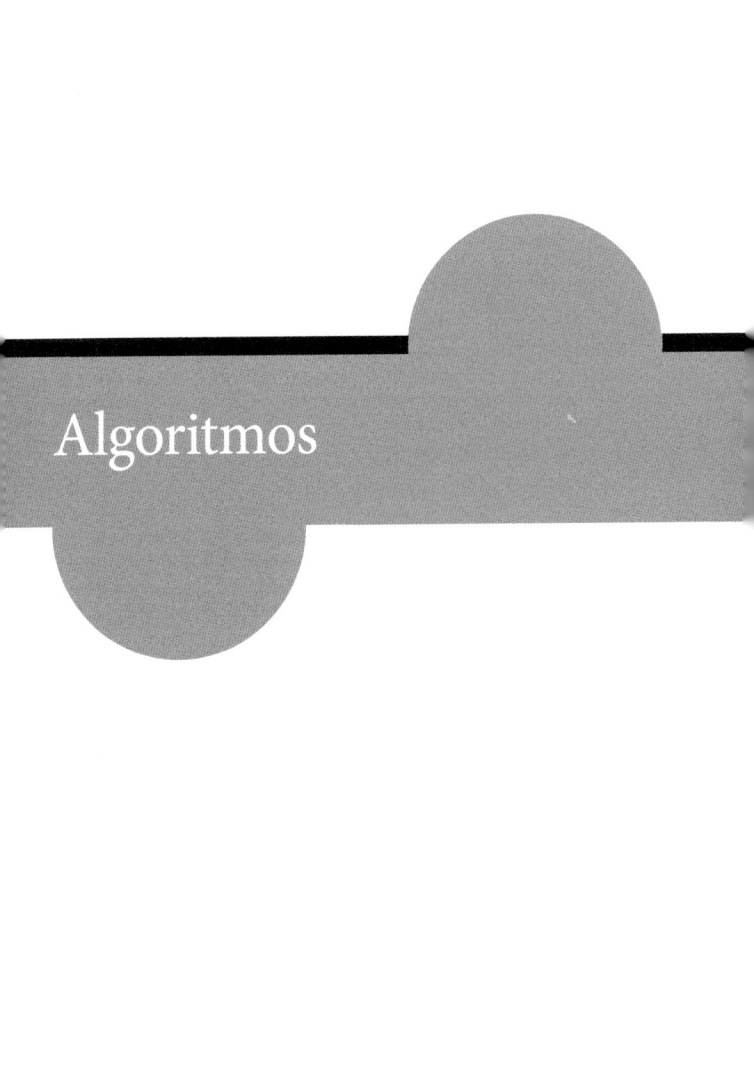

Algoritmos

ALGORITMO 1 (ver pp. 9, 15 e 217)

ACLS (Suporte Avançado da Vida) Adulto — algoritmo de parada cardíaca

Diretrizes 2010 do Conselho Europeu de Ressuscitação

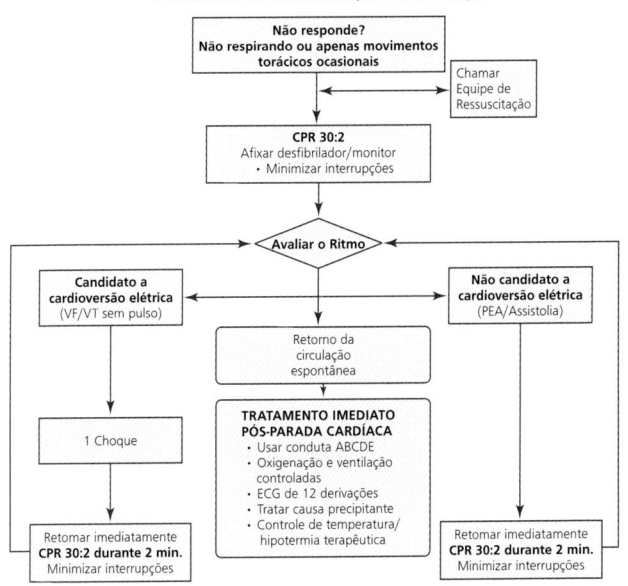

```
            Não responde?
  Não respirando ou apenas movimentos      →  Chamar
         torácicos ocasionais                  Equipe de
                   ↓                           Ressuscitação
              CPR 30:2
      Afixar desfibrilador/monitor
         • Minimizar interrupções
                   ↓
           Avaliar o Ritmo
          ↙               ↘
   Candidato a         Não candidato a
cardioversão elétrica  cardioversão elétrica
   (VF/VT sem pulso)      (PEA/Assistolia)

        Retorno da
        circulação
        espontânea

   TRATAMENTO IMEDIATO
   PÓS-PARADA CARDÍACA
   • Usar conduta ABCDE
   • Oxigenação e ventilação
     controladas
   • ECG de 12 derivações
   • Tratar causa precipitante
   • Controle de temperatura/
     hipotermia terapêutica

        1 Choque

Retomar imediatamente              Retomar imediatamente
CPR 30:2 durante 2 min.            CPR 30:2 durante 2 min.
 Minimizar interrupções             Minimizar interrupções
```

DURANTE CPR
- Assegurar CPR de alta qualidade: frequência, profundidade, recuo
- Planejar ações antes de interromper CPR
- Dar oxigênio
- Considerar via aérea avançada e capnografia
- Acesso vascular (intravenoso, intraósseo)
- Dar adrenalina (epinefrina) cada 3–5 min
- Corrigir causas reversíveis

CAUSAS REVERSÍVEIS
- Hipoxia
- Hipovolemia
- Hipo/hipercalemia /metabólicas
- Hipotermia

- Trombose – coronariana ou pulmonar
- Tamponamento cardíaco
- Toxinas
- Pneumotórax hipertensivo

ALGORITMO 2 (ver pp. 9 e 217)

BLS (Suporte Básico da Vida) Adulto — algoritmo de parada cardíaca intra-hospitalar

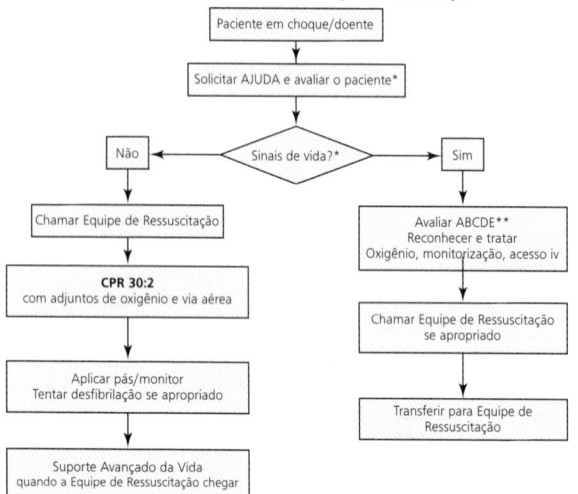

Diretrizes 2010 do Conselho Europeu de Ressuscitação

```
            ┌─────────────────────────────┐
            │ Paciente em choque/doente   │
            └──────────────┬──────────────┘
                           ▼
            ┌─────────────────────────────────┐
            │ Solicitar AJUDA e avaliar o paciente* │
            └──────────────┬──────────────────┘
                           ▼
                   ┌───────────────┐
       ┌── Não ────┤ Sinais de vida?* ├──── Sim ──┐
       │           └───────────────┘              │
       ▼                                          ▼
┌──────────────────────┐            ┌──────────────────────────┐
│ Chamar Equipe de     │            │ Avaliar ABCDE**          │
│ Ressuscitação        │            │ Reconhecer e tratar      │
└──────────┬───────────┘            │ Oxigênio, monitorização, │
           ▼                        │ acesso iv                │
┌──────────────────────┐            └────────────┬─────────────┘
│    CPR 30:2          │                         ▼
│ com adjuntos de      │            ┌──────────────────────────┐
│ oxigênio e via aérea │            │ Chamar Equipe de         │
└──────────┬───────────┘            │ Ressuscitação            │
           ▼                        │ se apropriado            │
┌──────────────────────┐            └────────────┬─────────────┘
│ Aplicar pás/monitor  │                         ▼
│ Tentar desfibrilação │            ┌──────────────────────────┐
│ se apropriado        │            │ Transferir para Equipe de│
└──────────┬───────────┘            │ Ressuscitação            │
           ▼                        └──────────────────────────┘
┌──────────────────────┐
│ Suporte Avançado da  │
│ Vida quando a Equipe │
│ de Ressuscitação     │
│ chegar               │
└──────────────────────┘
```

*Avaliar do seguinte modo (supondo adequadamente treinado):

1. **Checar segurança** da aproximação ao paciente.

2. **Checar resposta:** delicadamente mover ombros e perguntar alto "Tudo bem com você?"
   Se responder, conseguir avaliação médica urgente (p. ex., equipe de ressuscitação se apropriado).
   Enquanto isso dar O_2, afixar monitorização e inserir cânula iv, colhendo amostras de sangue se possível.
   Se ausência de resposta passar para:

3. **Colocar o paciente em decúbito dorsal**

4. **Abrir via aérea:** usando uma inclinação de cabeça levantamento do queixo (se suspeitar lesão cervical usar estender a mandíbula). Olhar a cavidade oral e remover próteses dentárias, corpo estranho/detrito visíveis com pinça ou aspirar conforme apropriado.

5. **Checar respiração:** mantendo aberta via aérea, colocar seu ouvido acima do nariz/boca e olhar na direção do tórax para olhar, ouvir e palpar quanto a respiração normal durante não mais que 10 segundos.

6. **Checar quanto a circulação:** durante não mais que 10 segundos. Pode ser feito simultaneamente com checagem da respiração, por palpação da carótida.
   Se ausência de respiração ou pulsos, chamar equipe de ressuscitação. Se parada cardíaca, iniciar CPR, começando com 30 compressões torácicas (à frequência de 100–120/min e profundidade de 5–6 cm) seguidas por 2 respirações (tempo inspiratório 1 segundo por respiração), continuando nesta relação.
   Se parada respiratória somente (não respirando porém pulso presente), ventilar pulmões e checar circulação cada 10 respirações. Uma vez entubada traqueia, dar 10 respirações/min.

**Airway, Breathing, Circulation, Disability & Exposure (Via aérea, Respiração, Circulação, Incapacidade e Exposição).

ALGORITMO 3 (ver pp. 9 e 217)

Algoritmo de anafilaxia (Resuscitation Council UK 2008)

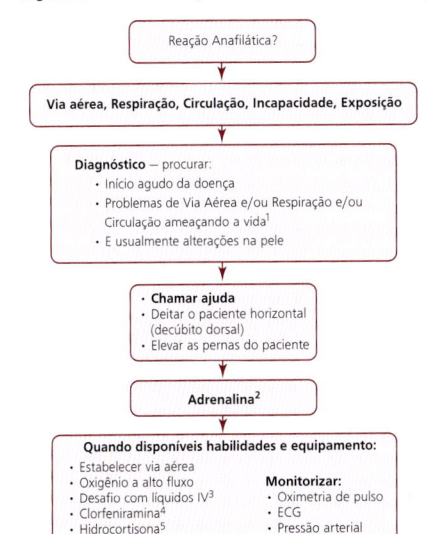

```
Reação Anafilática?
        ↓
Via aérea, Respiração, Circulação, Incapacidade, Exposição
        ↓
Diagnóstico — procurar:
 • Início agudo da doença
 • Problemas de Via Aérea e/ou Respiração e/ou
   Circulação ameaçando a vida[1]
 • E usualmente alterações na pele
        ↓
 • Chamar ajuda
 • Deitar o paciente horizontal
   (decúbito dorsal)
 • Elevar as pernas do paciente
        ↓
Adrenalina[2]
        ↓
Quando disponíveis habilidades e equipamento:
 • Estabelecer via aérea
 • Oxigênio a alto fluxo              Monitorizar:
 • Desafio com líquidos IV[3]          • Oximetria de pulso
 • Clorfeniramina[4]                   • ECG
 • Hidrocortisona[5]                   • Pressão arterial
```

1. Problemas ameaçando a vida:
  Via aérea: edema, rouquidão, estridor
  Respiração: respiração rápida, sibilância, fadiga, cianose, SaO_2 < 92%, confusão.
  Circulação: pálido, pegajoso, baixa pressão arterial, desmaiando, sonolência/coma.

2. Adrenalina (dar IM a não ser que experiente com adrenalina IV)
  • Em adultos ou criança de mais de 12 anos: 500 microgramas IM (0,5 mL de adrenalina 1:1000); repetir após 5 min se não melhorado.
  • Adrenalina IV a ser dada só por especialistas experientes: em adultos titular 50 microgramas.

3. Provocação líquida IV: Adulto: 500–1000 mL. Parar coloide IV se este puder ter sido a causa da anafilaxia.

4. Clorfeniramina (dar IM ou IV lento): Adulto ou criança de mais de 12 anos: 10 mg.

5. Hidrocortisona (dar IV lento): Adulto ou criança de mais de 12 anos: 200 mg.

ALGORITMO 4 (ver pp. 15 e 230)

Algoritmo da taquicardia adulta (com pulso)

Diretrizes 2010 do Conselho Europeu de Ressuscitação

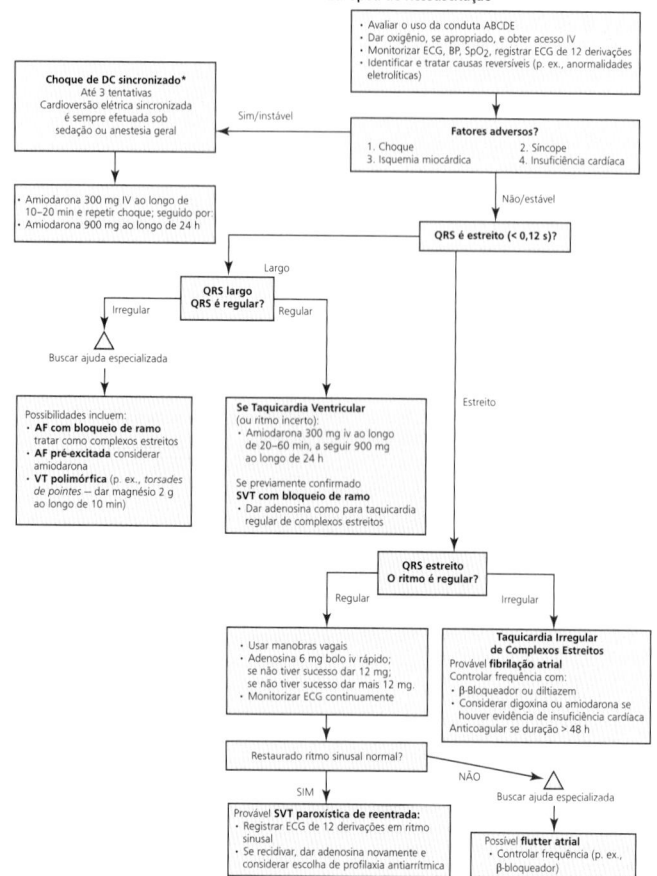

- Avaliar o uso da conduta ABCDE
- Dar oxigênio, se apropriado, e obter acesso IV
- Monitorizar ECG, BP, SpO₂, registrar ECG de 12 derivações
- Identificar e tratar causas reversíveis (p. ex., anormalidades eletrolíticas)

Fatores adversos?
1. Choque
2. Síncope
3. Isquemia miocárdica
4. Insuficiência cardíaca

Sim/instável:

Choque de DC sincronizado*
Até 3 tentativas
Cardioversão elétrica sincronizada é sempre efetuada sob sedação ou anestesia geral

- Amiodarona 300 mg IV ao longo de 10–20 min e repetir choque; seguido por:
- Amiodarona 900 mg ao longo de 24 h

Não/estável:

QRS é estreito (< 0,12 s)?

Largo:

QRS largo
QRS é regular?

Irregular:

Buscar ajuda especializada

Possibilidades incluem:
- **AF com bloqueio de ramo** tratar como complexos estreitos
- **AF pré-excitada** considerar amiodarona
- **VT polimórfica** (p. ex., *torsades de pointes* — dar magnésio 2 g ao longo de 10 min)

Regular:

Se Taquicardia Ventricular
(ou ritmo incerto)
- Amiodarona 300 mg iv ao longo de 20–60 min, a seguir 900 mg ao longo de 24 h

Se previamente confirmado
SVT com bloqueio de ramo
- Dar adenosina como para taquicardia regular de complexos estreitos

Estreito:

QRS estreito
O ritmo é regular?

Regular:

- Usar manobras vagais
- Adenosina 6 mg bolo iv rápido; se não tiver sucesso dar 12 mg; se não tiver sucesso dar mais 12 mg.
- Monitorizar ECG continuamente

Irregular:

Taquicardia Irregular de Complexos Estreitos
Provável fibrilação atrial
Controlar frequência com:
- β-Bloqueador ou diltiazem
- Considerar digoxina ou amiodarona se houver evidência de insuficiência cardíaca
Anticoagular se duração > 48 h

Restaurado ritmo sinusal normal?

SIM:

Provável SVT paroxística de reentrada:
- Registrar ECG de 12 derivações em ritmo sinusal
- Se recidivar, dar adenosina novamente e considerar escolha de profilaxia antiarrítmica

NÃO:

Buscar ajuda especializada

Possível flutter atrial
- Controlar frequência (p. ex., β-bloqueador)

ALGORITMO 5 (ver p. 20)

Algoritmo de bradicardia em adulto

Diretrizes 2010 European Resuscitation Council UK

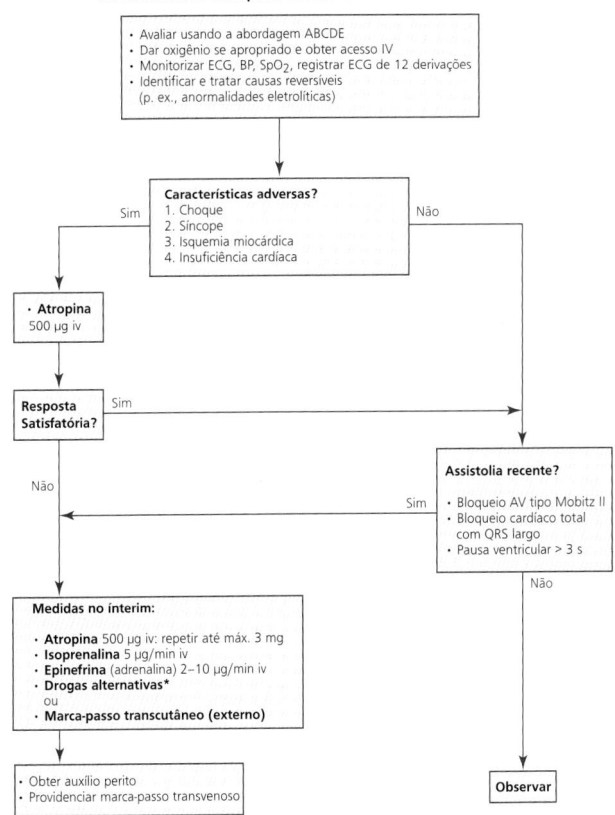

- Avaliar usando a abordagem ABCDE
- Dar oxigênio se apropriado e obter acesso IV
- Monitorizar ECG, BP, SpO$_2$, registrar ECG de 12 derivações
- Identificar e tratar causas reversíveis
  (p. ex., anormalidades eletrolíticas)

Características adversas?
1. Choque
2. Síncope
3. Isquemia miocárdica
4. Insuficiência cardíaca

Sim →

- **Atropina**
  500 µg iv

Resposta Satisfatória?

Não ↓

Assistolia recente?
- Bloqueio AV tipo Mobitz II
- Bloqueio cardíaco total com QRS largo
- Pausa ventricular > 3 s

Medidas no ínterim:
- **Atropina** 500 µg iv: repetir até máx. 3 mg
- **Isoprenalina** 5 µg/min iv
- **Epinefrina** (adrenalina) 2–10 µg/min iv
- **Drogas alternativas***
  ou
- **Marca-passo transcutâneo (externo)**

- Obter auxílio perito
- Providenciar marca-passo transvenoso

Observar

*Alternativas incluem: Aminofilina, Dopamina, Glucagon (se superdose de β-bloqueador dos canais de Ca^{2+}) ou Glicopirrolato (pode ser usado em lugar de atropina).

ALGORITMO 6 (ver p. 249)

Algoritmo de AVE do NICE 2008

Suspeita de AVE:
- Excluir hipoglicemia
- Usar o Teste de Face Braço Fala (TFBF/FAST) para triagem de diagnóstico de AVE

↓ Triagem negativa → Considerar diagnóstico alternativo (AVE permanece um diagnóstico possível)

↓ Triagem positiva

Estabelecer diagnóstico rapidamente usando uma ferramenta validada, p. ex., ROSIER

↓

Avaliação para *scanning* cerebral

- Indicações para *scanning* imediato → Escanear imediatamente (idealmente dentro do tempo seguinte ou definitivamente dentro de 1 h) → Trombólise se indicada* (< 3 h desde o início dos sintomas)
- Sem indicações imediatas para *scanning* → Scan tão cedo seja possível (dentro de 24 h)

↓

Admitir em unidade de AVE agudo para monitoramento e tratamento especialista

↓

Triagem dos pacientes à admissão quanto a desnutrição usando uma ferramenta validada, p. ex., MUST. Triagem para avaliação da deglutição antes de dar alimentos orais, líquido ou medicação oral

Suplementação nutricional de rotina à admissão não é recomendada para pacientes adequadamente nutridos

↓

Triagem indica problemas com a deglutição?

- **Não** → O paciente é capaz de tomar por via oral nutrição e líquidos adequados?
  - Não → Iniciar alimentação iv/tubo NG
  - Sim → (continua)
- **Sim** → Avaliação especialista → Estratégia de alimentação

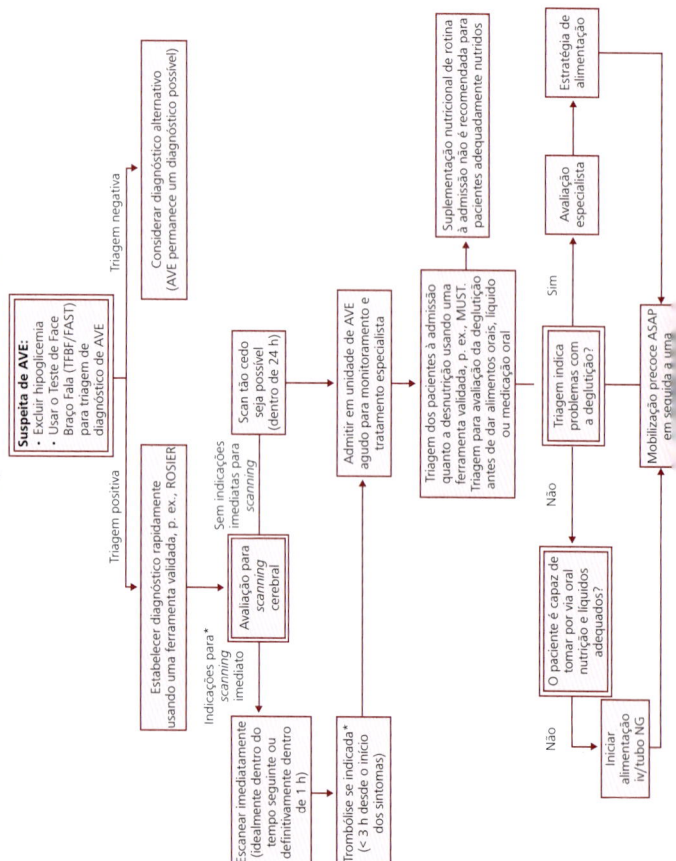

Mobilização precoce ASAP em seguida à uma

ALGORITMO 7 (ver p. 249)

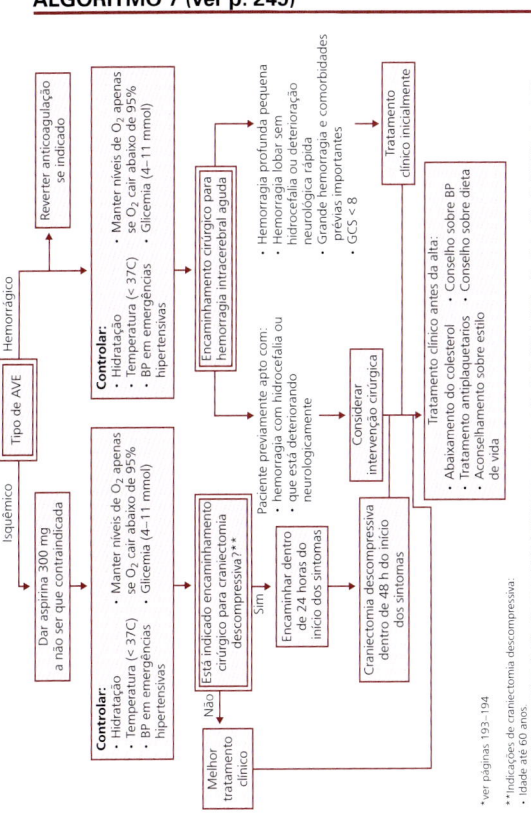

Tipo de AVE

Isquêmico

Dar aspirina 300 mg a não ser que contraindicada

Controlar:
- Hidratação
- Temperatura (< 37C)
- BP em emergências hipertensivas

- Manter níveis de O₂ apenas se O₂ cair abaixo de 95%
- Glicemia (4–11 mmol)

Está indicado encaminhamento cirúrgico para craniectomia descompressiva?**

- **Não** → Melhor tratamento clínico
- **Sim** → Encaminhar dentro de 24 horas do início dos sintomas → Craniectomia descompressiva dentro de 48 h do início dos sintomas

Tratamento clínico antes da alta:
- Abaixamento do colesterol
- Tratamento antiplaquetários
- Aconselhamento sobre estilo de vida
- Conselho sobre BP
- Conselho sobre dieta

Hemorrágico

Reverter anticoagulação se indicado

Controlar:
- Hidratação
- Temperatura (< 37C)
- BP em emergências hipertensivas

- Manter níveis de O₂ apenas se O₂ cair abaixo de 95%
- Glicemia (4–11 mmol)

Encaminhamento cirúrgico para hemorragia intracerebral aguda

Paciente previamente apto com:
- hemorragia com hidrocefalia ou
- que está deteriorando neurologicamente

Considerar intervenção cirúrgica

Tratamento clínico inicialmente:
- Hemorragia profunda pequena
- Hemorragia lobar sem hidrocefalia ou deterioração neurológica rápida
- Grande hemorragia e comorbidades prévias importantes
- GCS < 8

---

*ver páginas 193-194

**Indicações de craniectomia descompressiva:
- Idade até 60 anos.
- Déficits clínicos sugestivos de infecção no território da MCA com um escore na Escala de AVE do National Institute of Health (NIHSS) acima de 15.
- Diminuição do nível de consciência para um escore de 1 ou mais no item 1a do NIHSS.
- Sinais em TC de um infarto de pelo menos 50% do território da MCA com ou sem infarto adicional no território da artéria vertebral anterior ou posterior no mesmo lado, ou volume do infarto maior que 143 cm³ conforme mostrado em IRM com DWI.

ALGORITMO 8 (ver pp. 249 e 250)

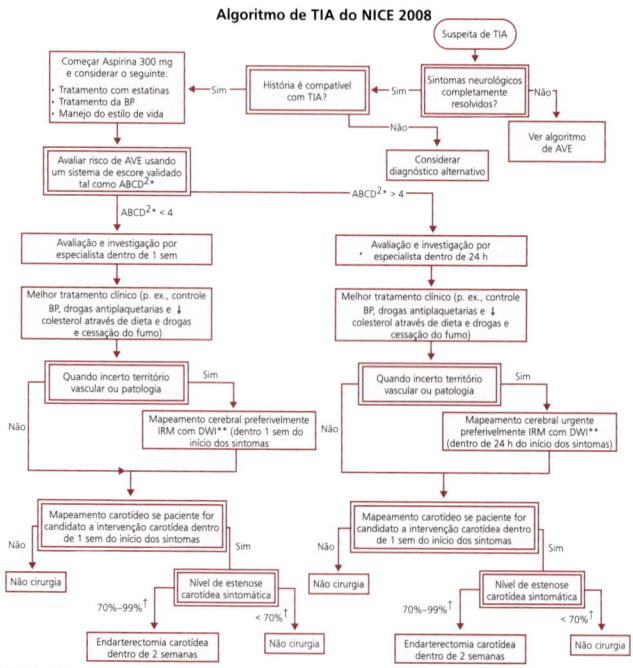

Algoritmo de TIA do NICE 2008

```
Suspeita de TIA
        │
        ▼
Sintomas neurológicos completamente resolvidos?
   │Sim                                    │Não
   ▼                                       ▼
História é compatível com TIA?      Ver algoritmo de AVE
   │Sim                    │Não
   ▼                        ▼
Começar Aspirina 300 mg    Considerar
e considerar o seguinte:   diagnóstico alternativo
• Tratamento com estatinas
• Tratamento da BP
• Manejo do estilo de vida
        │
        ▼
Avaliar risco de AVE usando um sistema de escore validado
tal como ABCD²*
```

Ramo ABCD²* < 4:
- Avaliação e investigação por especialista dentro de 1 sem
- Melhor tratamento clínico (p. ex., controle BP, drogas antiplaquetarias e ↓ colesterol através de dieta e drogas e cessação do fumo)
- Quando incerto território vascular ou patologia
  - Sim → Mapeamento cerebral preferivelmente IRM com DWI** (dentro 1 sem do início dos sintomas)
- Mapeamento carotídeo se paciente for candidato a intervenção carotídea dentro de 1 sem do início dos sintomas
  - Não → Não cirurgia
  - Sim → Nível de estenose carotídea sintomática
    - 70%-99%† → Endarterectomia carotídea dentro de 2 semanas
    - < 70%† → Não cirurgia

Ramo ABCD²* > 4:
- Avaliação e investigação por especialista dentro de 24 h
- Melhor tratamento clínico (p. ex., controle BP, drogas antiplaquetarias e ↓ colesterol através de dieta e drogas e cessação do fumo)
- Quando incerto território vascular ou patologia
  - Sim → Mapeamento cerebral urgente preferivelmente IRM com DWI** (dentro de 24 h do início dos sintomas)
- Mapeamento carotídeo se paciente for candidato a intervenção carotídea dentro de 1 sem do início dos sintomas
  - Não → Não cirurgia
  - Sim → Nível de estenose carotídea sintomática
    - 70%-99%† → Endarterectomia carotídea dentro de 2 semanas
    - < 70%† → Não cirurgia

*ABCD² = Idade ≥ 60 anos = 1 ponto
BP à apresentação ≥140/90 mm Hg = 1 ponto
Características clínicas: fraqueza unilateral = 2 pontos, distúrbio da fala sem fraqueza = 1 ponto
Duração dos sintomas ≥ 60 min = 2 pontos, 10–59 min = 1 ponto
Presença de diabetes = 1 ponto
**exceto quando contraindicado, caso no qual deve ser usada TC
† de acordo com critérios do European Carotid Surgery Trial (ESCT)